改訂新版

おいしく減塩&
低たんぱく

腎臓病の基本の食事

監修　順天堂大学 名誉教授
富野 康日己

料理制作　管理栄養士・料理研究家
牧野 直子

はじめに

血液をろ過して尿をつくるほか、体内の水分を調節する機能などがある腎臓は、「沈黙の臓器」とも呼ばれ、異常があってもなかなか症状が現れません。私たちが生きていくうえで欠かせないはたらきをする腎臓の機能が低下したり、尿の異常が持続したりする病気を、「慢性腎臓病（ＣＫＤ）」といいます。ほうっておくと、体内にたまった老廃物や余分な水分を取り除く透析療法が必要になるだけでなく、心筋梗塞や脳卒中といった心血管病を招くことにもなりかねません。

腎機能の低下や心血管病を防ぐためには、生活習慣を改善すること、特に、食事の改善と、運動に取り組むことが重要です。食生活や運動習慣を見直し、薬物療法とあわせて適切な治療を行えば、症状の進行を防ぎ、生活の質（ＱＯＬ）を維持することができます。

腎臓病の症状を進行させないためには、塩分を減らすこと、たんぱく質を制限すること、適正なエネルギー量を守ることなど、病気の種類や進行度によってさまざまな制限があります。しかし、食事は毎日のことですから、食べる楽しみを感じながら、安心して無理なく続けられるようにすることも重要です。

本書では、腎臓病の食事療法の基本とともに、誰でも簡単に作ることができ、腎臓病の方も安心して食べられる、ふだんの家庭料理のレシピを紹介しています。巻末には、病気にまつわる基礎知識も掲載していますから、あわせてご覧ください。

本書が、患者さんとご家族にとって、日々の食事の一助となれば幸いです。

順天堂大学　名誉教授
富野　康日己

腎臓の機能が低下すると、塩分の排泄がうまくいかなくなったり、たんぱく質が分解されるときにできる老廃物がうまく排泄できずに負担がかかったりして、さらに腎機能を悪化させてしまいます。腎臓病と診断されたら、できるだけ腎臓に負担をかけないよう、エネルギーや塩分、たんぱく質、カリウム、リンなどの栄養管理を行うことが大切です。

けれども、塩分やたんぱく質の摂取を制限されたからといって、単純に使う食材の種類や食べる量を減らしてしまっては、食事の楽しみがなくなり、栄養バランスも崩れてしまいます。何をどれだけ食べることができるのか、制限を守るためには具体的にどのようなことをすればいいのかを、きちんと知りましょう。

料理経験が豊富な人でも、慣れない制限食を作るのは負担が大きいかもしれません。本書では、エネルギーや塩分、たんぱく質、カリウム、リンといった腎臓病の栄養管理に必要な数値をすべてのレシピに掲載しています。また、減塩や低たんぱく質など、腎臓病特有の制限をクリアするための調理のコツも紹介しています。

そして何より、家族でいっしょに楽しめて、簡単でおいしい、だからくり返し作りたくなる……。そんな、家庭料理の基本を大事にしながら、レシピを考えました。

まずは自己流や目分量ではなく、レシピどおりに作ってみましょう。ふだんの料理のボリュームや味つけと比べて、適正な味や量を確認してください。

この本が、毎日の豊かな食生活のお役に立てばうれしいです。

管理栄養士・料理研究家
牧野 直子

楽しく、長く続けるための5つのポイント

腎臓病と診断されて食事療法をはじめてみたものの、慣れない制限食で、毎日の食事作りに悩んでいる人はいませんか？　食事療法を無理せず長く続けるために、また、腎臓病の人が安心しておいしい食事を楽しめるように、この本では、次の5点を重視しています。

調味料が少なくても、しっかり味

ポイント1 「今までどおりのおいしさ」を重視したアイデアレシピ!!

腎臓病の食事では、塩分の摂取量を減らさなければなりませんが、慣れない人にとっては薄味でもの足りなさを感じがち。この本では、少ない調味料でもしっかりした味つけが楽しめる工夫を紹介しています。調味料を使うタイミングなど、ちょっとした工夫で誰でも簡単に実践できます。

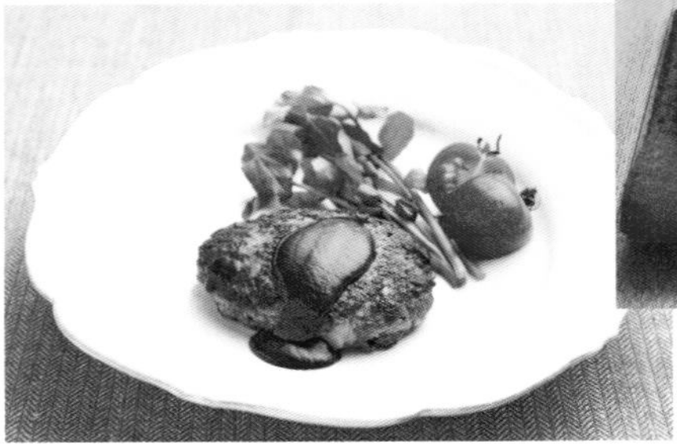

塩で下味をつけなくても、最後にかけるソースだけに調味料を使うことで、しっかりとした味つけに

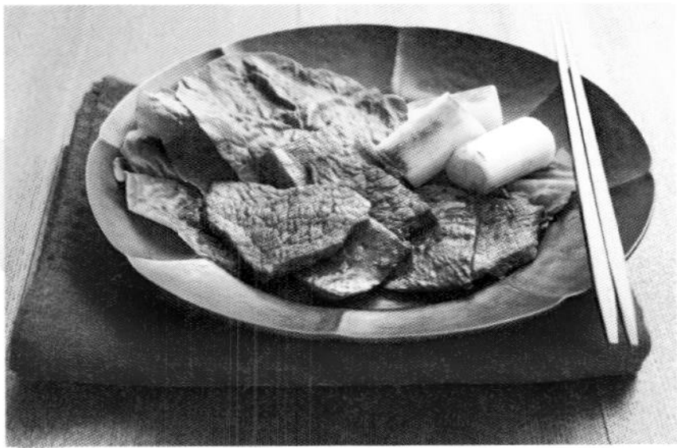

肉を減らす分、下味をしみこませたこんにゃくをプラスして、焼き肉の味と食感をキープ

無理せず長く続けるために必須です

ポイント2 材料も調味料も身近にあるものばかり! 特殊食品の使い方も紹介!

この本のレシピでは、基本的に近所のスーパーで買えるいつもの材料、調味料を使っています。また、制限が厳しくなってきた人のために、治療用特殊食品を使うことで、献立作りの負担を減らし、食事の満足感を保つ方法も紹介。食事療法を長く続けるために必要な情報がそろっています。

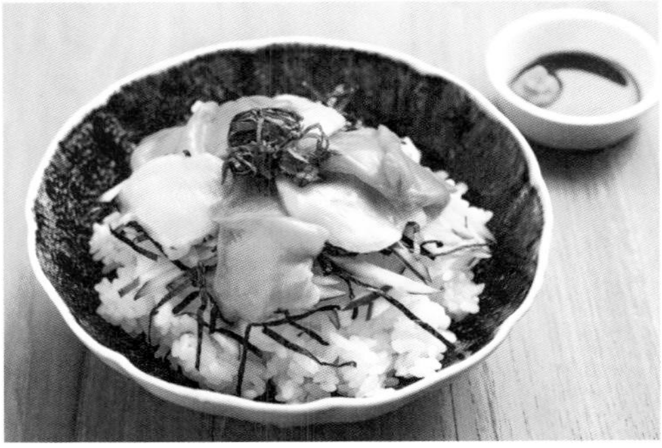

麺・丼・ワンプレートのページ（P107 ～）では、通常の主食と、たんぱく調整タイプの特殊食品を使った２通りのレシピを紹介。たんぱく質の摂取量制限に合わせて選べます

ポイント

外食もできるし、アルコールもOK

3 嗜好品を楽しめる！

ときには晩酌や嗜好品、外食も楽しみたいもの。コラム記事では、エネルギーや塩分、たんぱく質制限を守りながら嗜好品を楽しむコツも紹介しています。自宅で簡単にできて、たんぱく質制限を守りやすいデザートのレシピも紹介！

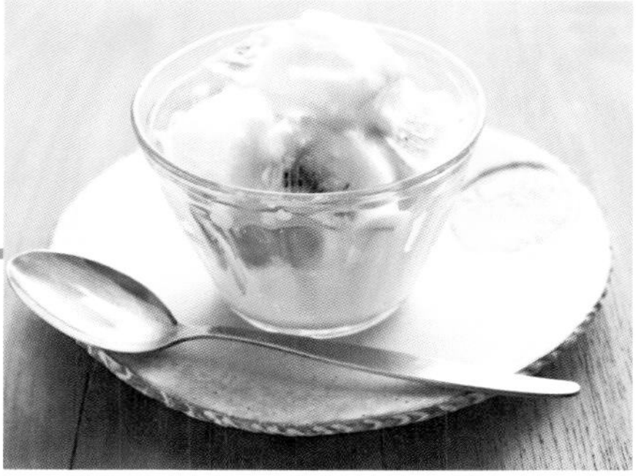

たんぱく質を含むヨーグルトも、少なめの量をマシュマロと合わせれば、低たんぱくでおいしく楽しめます

献立作りの負担を減らします

ポイント

4 「おすすめ献立例」やエネルギー・たんぱく質別の索引で献立が考えやすい！

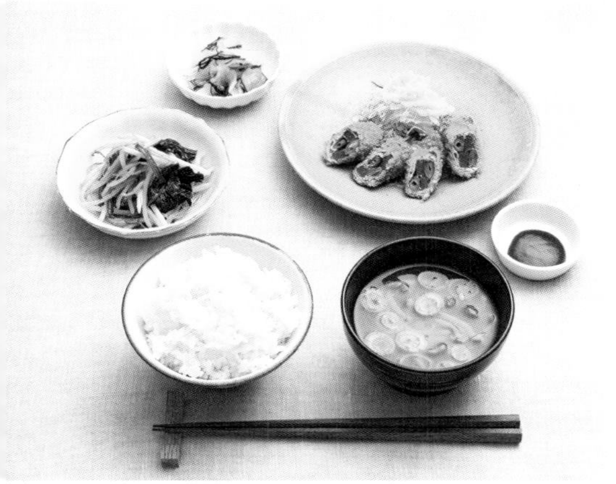

献立例。巻頭では、腎臓病の食事作りで覚えておきたい改善ポイントも紹介しています

エネルギーや塩分、たんぱく質……、それぞれの制限をクリアしながら献立を考えるのは大変！　その負担を減らすために、主菜と、麺・丼・ワンプレートのレシピでは、副菜・汁物のおすすめ献立例を紹介。さらに巻末に、エネルギーとたんぱく質の数値別の索引を掲載しました。

食卓の雰囲気だって大切

ポイント

5 安心・おいしい食事を家族でいっしょに楽しめる！

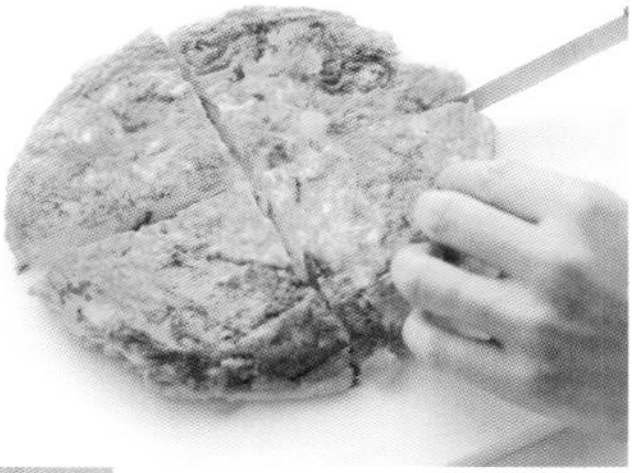

取り分けやすいから、家族でいっしょのメニューを食べられます

紹介しているのは、「ハンバーグ」「しょうが焼き」など、家族みんなが大好きで、くり返し作りたくなる簡単レシピばかり。材料の分量を守り、調理法を少し変えるだけで、家族いっしょのメニューを安心しておいしく食べられます。

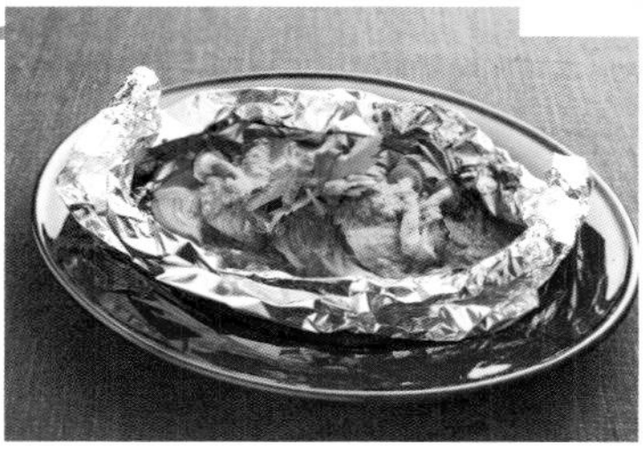

魚料理は野菜と合わせてかさ増しすることで、たんぱく質制限をクリアしながらおいしい一品に

目次

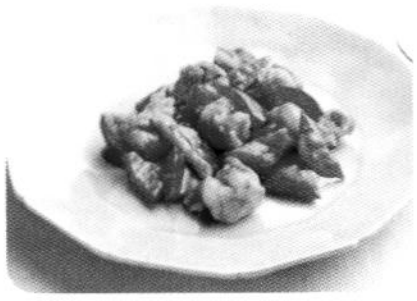

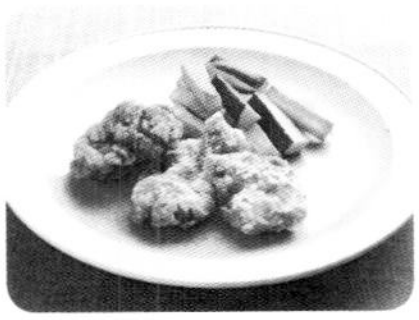

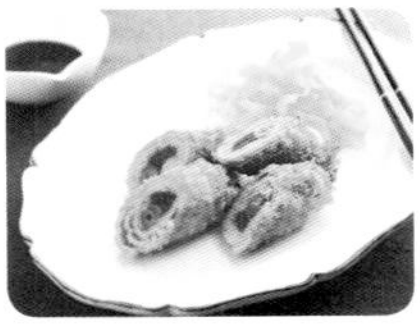

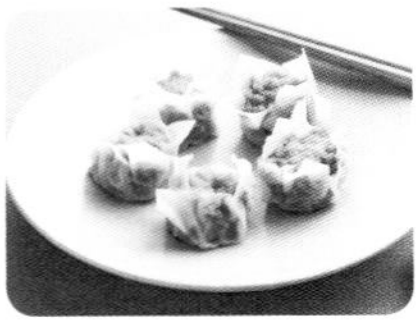

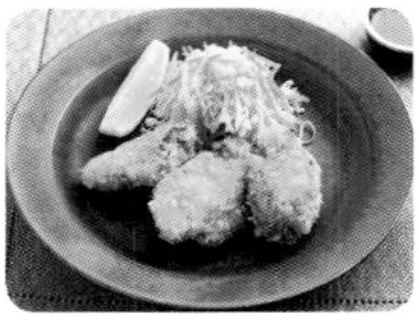

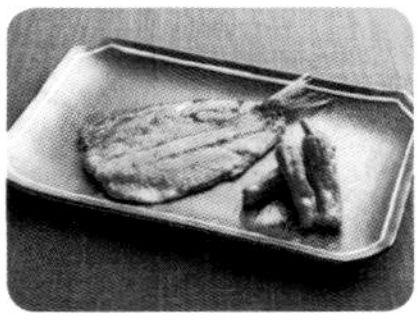

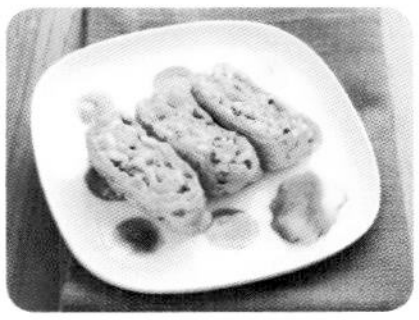

◎副菜レシピ

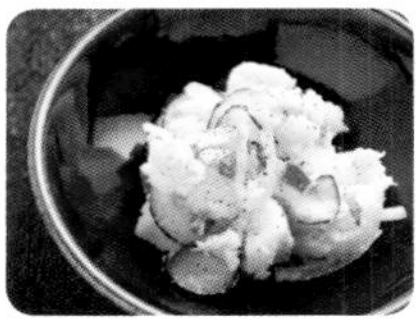

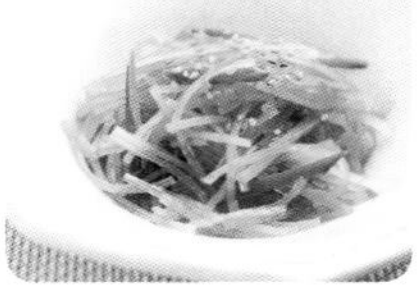

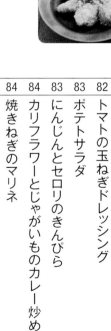

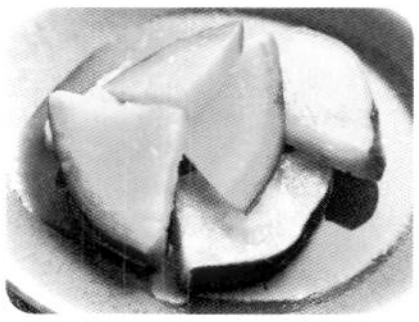

◎汁物・スープレシピ

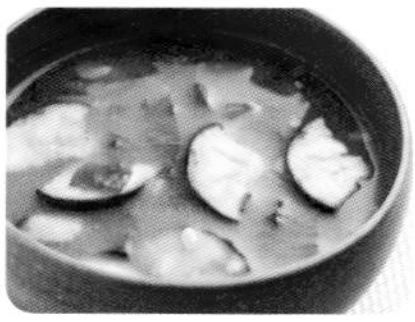

◎麺・丼・ワンプレートレシピ

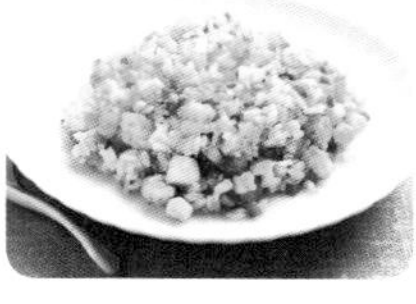

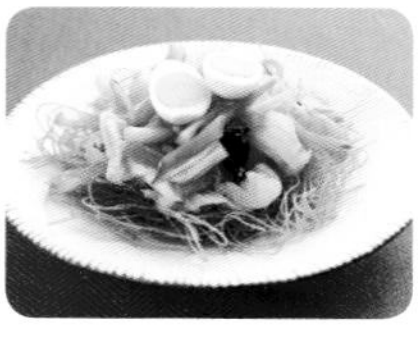

◎もう一品レシピ（低塩・低たんぱく／デザート）

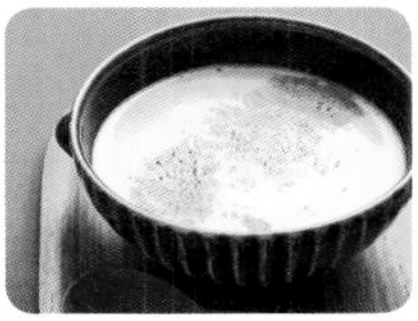
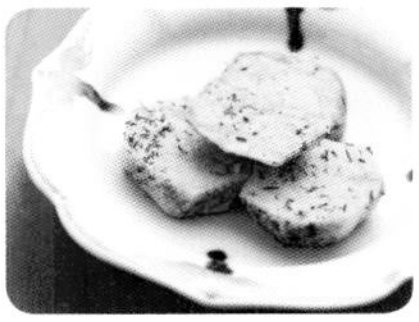
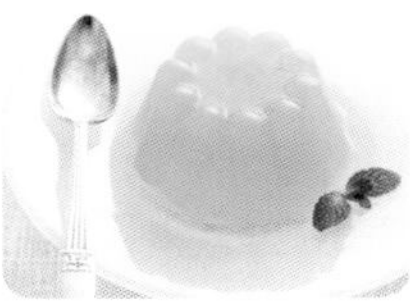

◎腎臓病の基礎知識

参考文献

◎日本腎臓学会編『エビデンスに基づくCKD診療ガイドライン２０１８』（東京医学社）
◎牧野直子監修・データ作成『改訂版 腎臓病の食品早わかり』（女子栄養大学出版部）
◎香川明夫監修『七訂 食品成分表２０２０』（女子栄養大学出版部）

食事内容の見直しが病気の進行を抑えるカギ!!

腎臓病と診断されたときは、すぐに治療をはじめて症状を進行させないようにしましょう。治療は食事療法と生活習慣の改善が基本となります。ポイントを押さえて、自分に合った食事療法を取り入れましょう。

治療の目的は、腎機能の低下や心血管病を防ぐこと

慢性腎臓病と診断されたら、すぐに治療をはじめる必要があります。

治療の目的には、大きく分けて次の2つが挙げられます。

1つめは、腎機能低下の進行を防ぐことです。治療をせずにいると症状が進行して、最終的には腎機能が極端に低下し、末期腎不全になります。ここまで進行すると、定期的に血液をろ過する透析療法が必要となり、生活の質が著しく落ちてしまいます。

2つめの目的は、心筋梗塞や脳卒中などの心血管病、つまり心臓や血管の病気を防ぐことです。これらの病気は命に関わり、介護が必要な生活になってしまうこともあります。

運動や生活習慣の改善と食事療法が治療の基本

食事内容や生活習慣の改善など、腎機能改善のためにできることはたくさんあります。**腎臓病の診断を受けたら、すぐに運動習慣などの生活改善と、食事療法に取り組みましょう。初期であるほど、腎機能の回復も期待できます。**

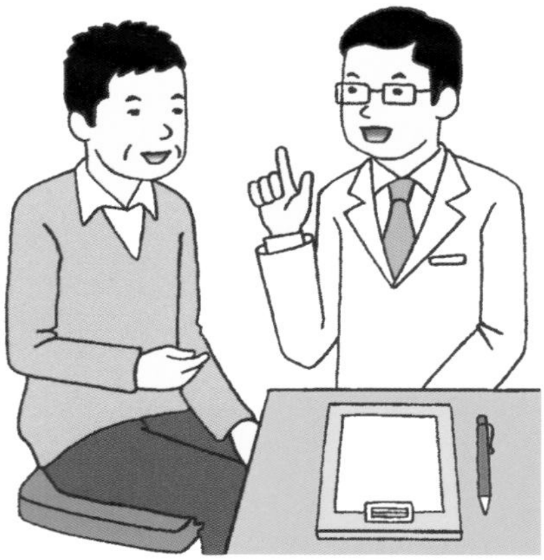

慢性腎臓病と診断されたら

- **病気がわかったらすぐに食事療法をはじめ、生活習慣の改善を目指す**
- **具体的な食事内容は人によって異なる。医師や管理栄養士と相談しながら食事療法を進める**

食事療法は、医師や管理栄養士と相談しながら行う

食事療法は、腎臓の負担を軽くするために行います。**慢性腎臓病の食事療法の基本は、「減塩」「適正エネルギー量の摂取」「低たんぱく質」の3つです。**具体的な食事内容は、その人の症状、もっている生活習慣病や、慢性腎臓病の原因となっている病気などによって異なります。特に、高齢の方が極端なたんぱく制限を実施すると、サルコペニア（筋肉量の低下）やフレイル（虚弱状態）をまねく恐れがあります。

食事療法は自己判断ではじめず、必ず主治医の指示や管理栄養士などの指導に従ってください。医療機関によっては、病気のことや食事療法の内容などを学ぶための「教育入院」を行っているところもありますので、利用するのもよいでしょう。また、食事療法と運動サポートは、治療の両輪です。筋力の低下を防ぐためにも、運動や社会的交わりを通して生活の質を落とさないようにしましょう。

食事療法の基本はこの３つ

1 減塩

（→P14）

塩分は１日6g未満が基本。とりすぎは、むくみや高血圧の原因になり、腎臓病の悪化をまねく

※病状によって、カリウムやリンの制限、水分の制限が加わる（→ P22-23）

2 適正エネルギー量の摂取

（→P16）

摂取エネルギー量が多すぎると、肥満や糖尿病の原因になる。一方、少なすぎると体内のたんぱく質が消費されて老廃物が増え、腎臓に負担がかかるので、適正量を摂取する

3 低たんぱく質

（→P18）

腎機能が低下すると、たんぱく質が消化・吸収される際に出る老廃物を排泄しきれなくなる。腎臓への負担を避けるため、病気の状態に応じた適正量までたんぱく質の摂取を減らす

献立例から見る具体的な改善ポイント

「減塩」「たんぱく質制限」と言われても、実際どのような献立にすればよいのかわかりづらいものです。どうすればどのくらい塩分やたんぱく質が減るのか、献立を考えるときに改善しやすいポイントを紹介します。

改善前の食事

ヒレカツ定食

エネルギー	塩分	たんぱく質	カリウム	リン
608kcal	3.8g	29.6g	1102mg	395mg

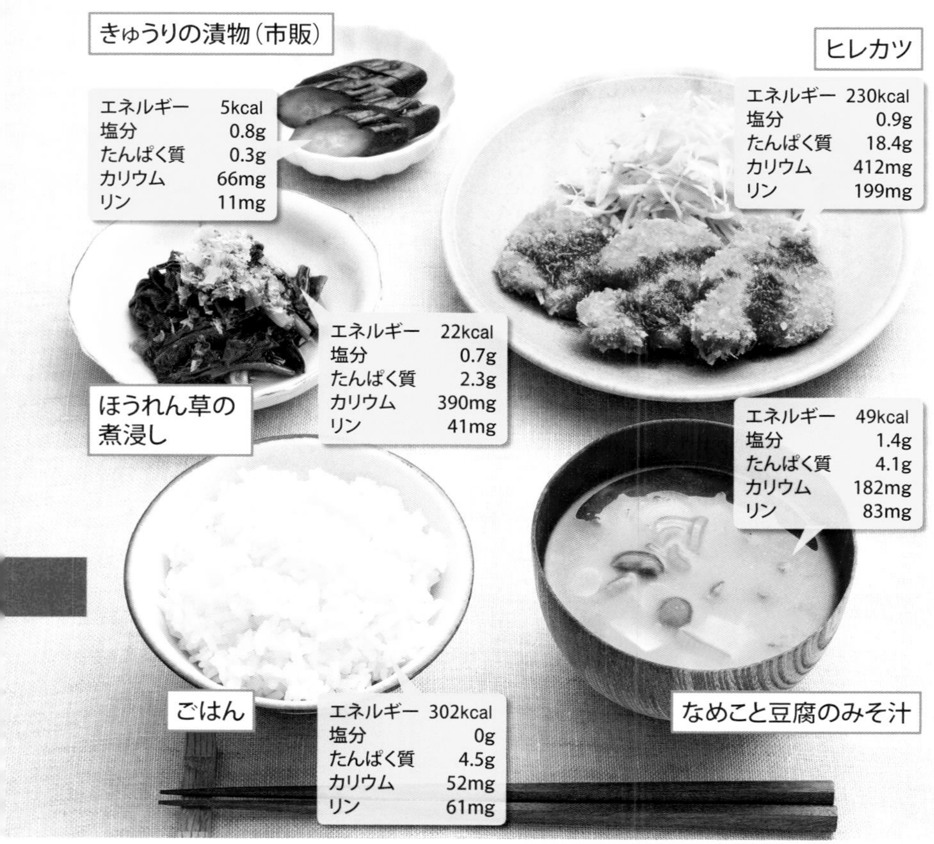

きゅうりの漬物（市販）
エネルギー 5kcal
塩分 0.8g
たんぱく質 0.3g
カリウム 66mg
リン 11mg
ヒレカツ
エネルギー 230kcal
塩分 0.9g
たんぱく質 18.4g
カリウム 412mg
リン 199mg
ほうれん草の煮浸し
エネルギー 22kcal
塩分 0.7g
たんぱく質 2.3g
カリウム 390mg
リン 41mg
なめこと豆腐のみそ汁
エネルギー 49kcal
塩分 1.4g
たんぱく質 4.1g
カリウム 182mg
リン 83mg
ごはん
エネルギー 302kcal
塩分 0g
たんぱく質 4.5g
カリウム 52mg
リン 61mg

改善すべきポイント

いつもの献立の食材や調理法をちょっと変えるだけでOK

●腎臓病の食事では、たんぱく質を制限するため、主菜の肉や魚は量を減らします。ボリュームが少なくなった分、野菜といっしょに調理するなどしてかさ増しをしましょう。

●たんぱく質を減らすとエネルギーも減ってしまうため、揚げ物など油を使う料理でエネルギーアップを図ることもあります。

●汁物や漬物は塩分が多いので控えたいもの。どうしても食べたい場合は、汁物は１日１杯までとし、漬物は市販品ではなく手作りすることで塩分を減らすなどの工夫をしましょう。

改善後の食事

豚肉の野菜巻きフライ定食

エネルギー	塩分	たんぱく質	カリウム	リン
595kcal	2.1g	14.8g	777mg	225mg

- 漬物は塩分が多め。手作りすることで塩分を減らせる

- ソースは減塩タイプを使うと塩分を減らせる。また、「かける」より計量したものを「つける」食べ方のほうがソースの量を減らせる
- 脂身の多い部分にするとエネルギーアップ、たんぱく質・カリウム減につながる
- 野菜はゆでこぼすことでカリウムを減らせる。カリウム制限がある人は、つけ合わせをゆでキャベツに

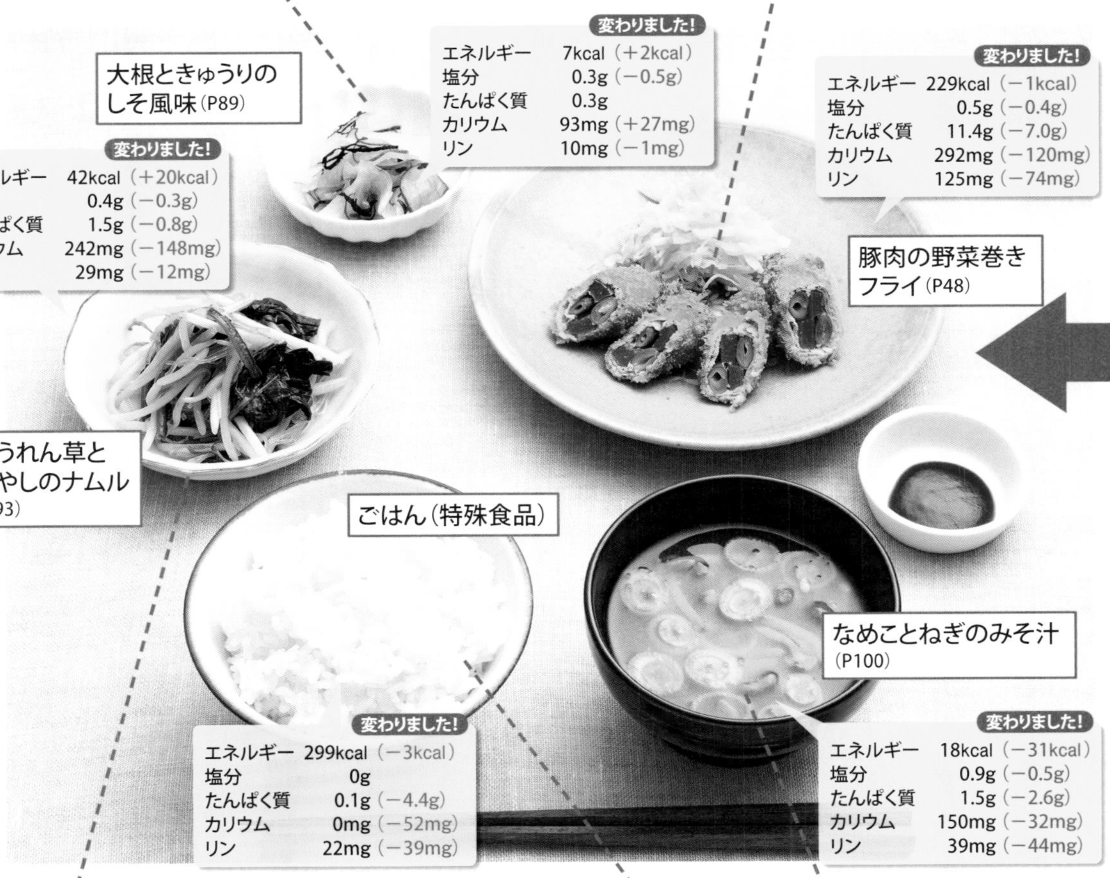

大根ときゅうりのしそ風味（P89）
変わりました!
エネルギー 7kcal（＋2kcal）
塩分 0.3g（－0.5g）
たんぱく質 0.3g
カリウム 93mg（＋27mg）
リン 10mg（－1mg）
豚肉の野菜巻きフライ（P48）
変わりました!
エネルギー 229kcal（－1kcal）
塩分 0.5g（－0.4g）
たんぱく質 11.4g（－7.0g）
カリウム 292mg（－120mg）
リン 125mg（－74mg）
ほうれん草ともやしのナムル（P93）
変わりました!
エネルギー 42kcal（＋20kcal）
塩分 0.4g（－0.3g）
たんぱく質 1.5g（－0.8g）
カリウム 242mg（－148mg）
リン 29mg（－12mg）
ごはん（特殊食品）
変わりました!
エネルギー 299kcal（－3kcal）
塩分 0g
たんぱく質 0.1g（－4.4g）
カリウム 0mg（－52mg）
リン 22mg（－39mg）
なめことねぎのみそ汁（P100）
変わりました!
エネルギー 18kcal（－31kcal）
塩分 0.9g（－0.5g）
たんぱく質 1.5g（－2.6g）
カリウム 150mg（－32mg）
リン 39mg（－44mg）

- 野菜にもたんぱく質が含まれる。ほうれん草は、半量をたんぱく質の少ないもやしに変更
- 和え物にすると煮汁がなくなり、塩分も減らせる

- 通常のごはん 1 杯（180g）のたんぱく質の量は 4.5g
- 厳しいたんぱく質制限がある場合は、治療用特殊食品を使うと、さらにたんぱく質を減らすことができる（→P21）。低たんぱくごはんなら、たんぱく質の量は1g 未満のものもある

- みそ汁は豆腐を入れないことでたんぱく質を減らせる
- だし汁とみその量を控えて、たんぱく質・塩分減につなげる

腎臓病の食事療法の基本①
塩分は1日6g未満

減塩は、腎臓病の食事療法の基本です。塩分を1日6g未満に抑えることが目標となりますが、濃い味つけから急に薄い味つけにすると、もの足りなさを感じてしまうこともあります。おいしく減塩を続けるコツを紹介します。

調味料はきちんと計量すること。栄養成分表示も確認して

腎機能が低下すると、塩分をうまく排泄できず、むくみや高血圧をまねきます。また、高血圧は腎臓病を悪化させ、また、高血圧が原因で腎臓病になるなど、血圧と腎臓には深い関わりがあります。高血圧の予防・改善のためにも、食事の塩分量をきちんとコントロールすること。**塩分の摂取量は、基本的に1日6g未満を目標にします**。日本人の平均的な食塩摂取量は1日約10gなので、半分近くまで抑えることになります。調理の際は、調味料を正確に計量し、食塩以外の調味料や加工食品を使う場合は、栄養成分表示を確認して、1日の塩分摂取量をきちんと把握するようにしましょう。濃い味つけに慣れている人は、急に薄味にするともの足りなく感じるかもしれません。また、**減塩のために食事全体の量を減らしてしまうと、エネルギーやたんぱく質などの栄養素も減らすことになり、食の細い方や高齢者は、栄養失調になってしまう危険性があります**。香辛料や香味野菜で味に変化を出したり、1食の献立の中で濃い味と薄味のメリハリをつけたりして、おいしく食べられる工夫をしましょう。

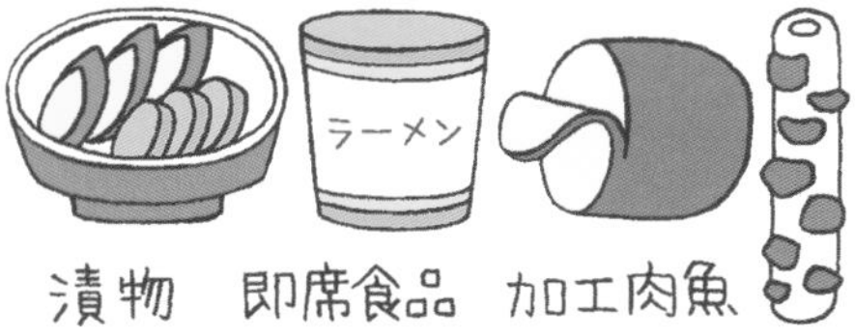

NG 加工食品やインスタント食品は塩分が多いのでとりすぎないようにする

食事で摂取する塩分

食品に含まれる塩分 / **調理で加える塩分**

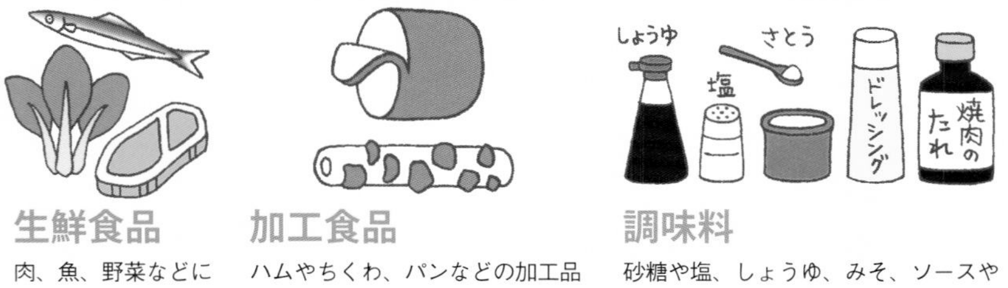

生鮮食品
肉、魚、野菜などには、基本的に塩分はほとんど含まれない

加工食品
ハムやちくわ、パンなどの加工品や、干物や漬物などの塩蔵品は、塩分が多いのでできるだけ避ける

調味料
砂糖や塩、しょうゆ、みそ、ソースやケチャップ、焼き肉のたれやドレッシングなどは、きちんと計量する

減塩のコツ

1 食材・調味料は きちんと計量する

目分量や味見だけでは、どうしても塩分が多くなりがちです。必ず計量スプーンで、できれば0.1 gから量れるスプーンやカップ、デジタル式の計器で計量します。

おもな調味料の塩分量

食品名	大さじ(15ml)の塩分量 ※カッコ内は大さじ1の重さ	小さじ(5ml)の塩分量 ※カッコ内は小さじ1の重さ	ミニスプーン(1ml)の塩分量 ※カッコ内はミニスプーン1の重さ
あら塩(並塩)	—	(5g)塩分4.9g	(1g)塩分1.0g
食塩	—	(6g)塩分6.0g	(1.2g)塩分1.2g
精製塩	—	(6g)塩分6.0g	(1.2g)塩分1.2g
濃口しょうゆ	(18g)塩分2.6g	(6g)塩分0.9g	—
薄口しょうゆ	(18g)塩分2.9g	(6g)塩分1.0g	—
減塩しょうゆ(濃口)	(18g)塩分1.5g	(6g)塩分0.5g	—
米みそ・淡色辛みそ	(18g)塩分2.2g	(6g)塩分0.7g	—
米みそ・だし入り(減塩)	(18g)塩分1.7g	(6g)塩分0.6g	—
ウスターソース	(18g)塩分1.5g	(6g)塩分0.5g	—
トマトケチャップ	(15g)塩分0.5g	(5g)塩分0.2g	—
マヨネーズ	(12g)塩分0.2g	(4g)塩分0.1g	—
有塩バター	(12g)塩分0.2g	(4g)塩分0.1g	—

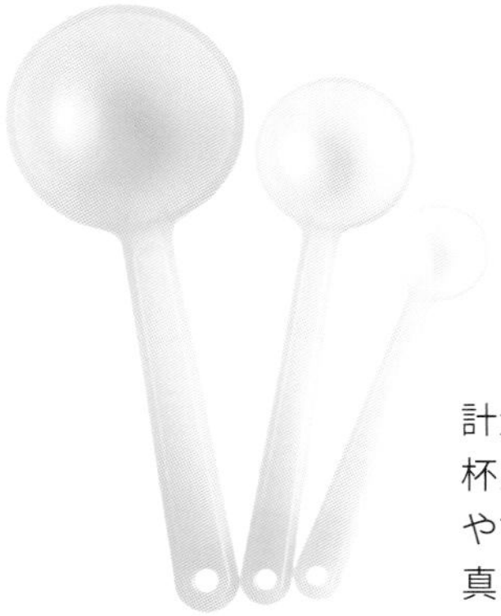

計量スプーンは大さじ、小さじのほかに、1杯が小さじの5分の1、1ml以下の計量がしやすい「ミニスプーン」もあると便利です(写真は女子栄養大学計量スプーンセット)。

2 加工食品は 栄養成分表示を チェック

加工食品、市販品を食べるときは、パッケージなどに書かれている栄養成分表示を見て塩分量(食塩相当量)を確認します。ここでいう塩分や食塩とは、塩化ナトリウム(塩素+ナトリウム)を指します。表示でナトリウム量が書かれている場合は、右の方法で食塩相当量を算出します。

標準栄養成分	
1包装・140g(4本)あたり	
エネルギー	133kcal
たんぱく質	14.8g
脂質	0.6g
炭水化物	17.2g
ナトリウム	1.3g
食塩相当量	3.3g

食塩相当量の記載がある場合は、それを確認する

もし食塩相当量の記載がなくナトリウム量のみの場合は、下の計算式で食塩相当量を計算する

ナトリウム量からは次のように塩分を計算する

ナトリウム □ mg × 2.54 ÷ 1000 = 食塩相当量 □ g

※上の例だと、ナトリウム1300mg × 2.54 ÷ 1000= 食塩相当量 3.302g ≒ 3.3g

腎臓病の食事療法の基本②

適正エネルギー量をとる

食事でとるエネルギー量は、多くても少なくても腎臓に負担をかけます。そのため、腎臓病の治療では適正エネルギー量を摂取することが重要です。1日の必要エネルギー量を知り、腎臓に負担をかけない食べ方をしましょう。

エネルギー量は多すぎても少なすぎても腎臓の負担に

食事から摂取するエネルギー量は、多すぎると肥満をまねいてしまい、腎臓に負担をかけますが、少なすぎてもよくありません。

食事で入ってくるエネルギーが少ないと、体は不足するエネルギーを体内にあるたんぱく質、特に筋肉を分解することで得ようとします。それによって、腎臓でろ過しなくてはならない老廃物の量が増し、筋肉も落ちて、体力が低下してしまいます。

筋肉細胞がこわれると、細胞の中に大量に含まれるカリウムが血液内にあふれ出します。カリウムが血液内に大量に流出すると、心臓に影響して不整脈などをまねき、命に関わることもあります。

1日に必要なエネルギー量を知る

標準体重

身長 [　　] m × 身長 [　　] m × 22

＝ [　　] kg

※「22」という数字は、統計学的にもっとも病気になりにくいといわれているBMI（→P145）の数値

×

身体活動量

[　　] kcal

肥満あり（BMI25以上）
20～25kcal/kg　標準体重/日

肥満なし
25～35kcal/kg　標準体重/日

＝

適正エネルギー [　　] kcal

※適正摂取エネルギー量は人によって異なり、たんぱく質の量とともに医師から具体的な数値を指示されることがほとんどです。上記の数値と指示が異なる場合は、医師の指示に従ってください。

例　身長175cm、肥満がある男性の場合
標準体重は1.75m × 1.75m × 22=67.375kg ≒ 67kg
適正エネルギーは67kg × 20 ～ 25kcal/kg=1340 ～ 1675kcal

必要なエネルギー量を3食に分けて食べる

まずは、自分が必要とする1日のエネルギー量を知りましょう（右ページ参照）。

必要なエネルギー量がわかったら、それを3食に分けてとります。1～2食でまとめてたくさん食べると、食べたものが吸収されやすくなり、肥満につながるからです。

たんぱく質やカリウムなど、コントロールが必要な栄養素の摂取量に気をつけながら、糖質・脂質といったエネルギー源はもちろん、野菜やきのこ・海藻などのビタミン・ミネラル源を偏りなくとりましょう。

なお、エネルギー源となる糖質は、ごはんやパン、麺といった主食に多く含まれます。ただし、通常の主食には、エネルギーだけではなく、たんぱく質も含まれます。たんぱく質の制限量を超えてしまわないよう、主食のエネルギー量とたんぱく質量はあわせて知っておくとよいでしょう（下記参照）。

主食のエネルギー量とたんぱく質量

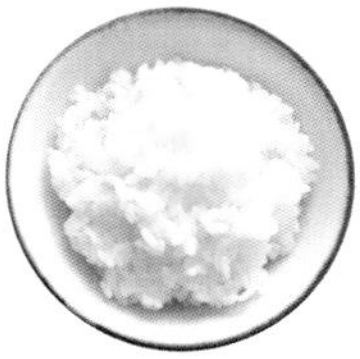

ごはん（茶碗1杯180g）

エネルギー	302kcal
たんぱく質	4.5g

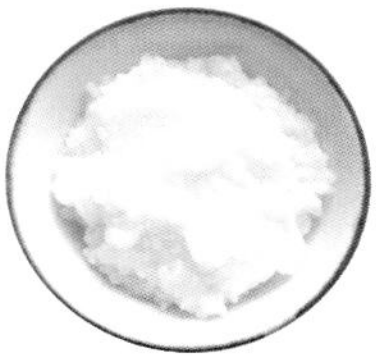

おかゆ（180g）

エネルギー	128kcal
たんぱく質	2.0g

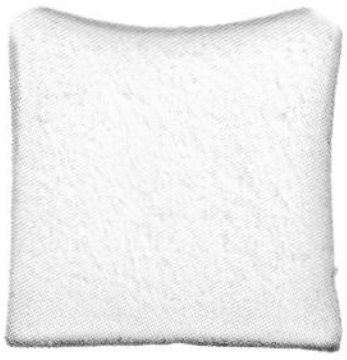

食パン（6枚切り1枚・60g）

エネルギー	156kcal
たんぱく質	5.4g

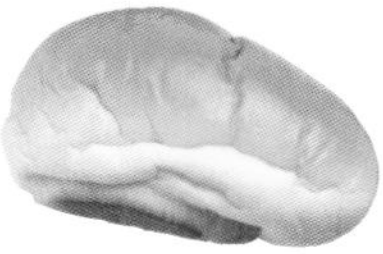

ロールパン（1個30g）

エネルギー	95kcal
たんぱく質	3.0g

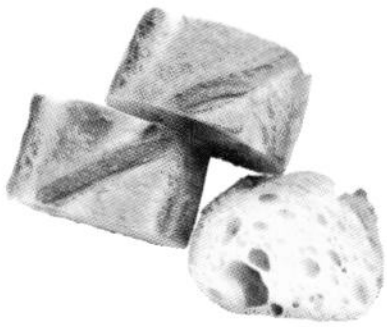

フランスパン（50g）

エネルギー	140kcal
たんぱく質	4.7g

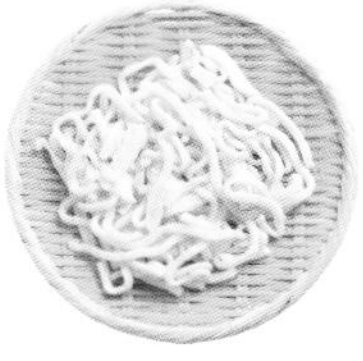

うどん（ゆで・240g）

エネルギー	252kcal
たんぱく質	6.2g

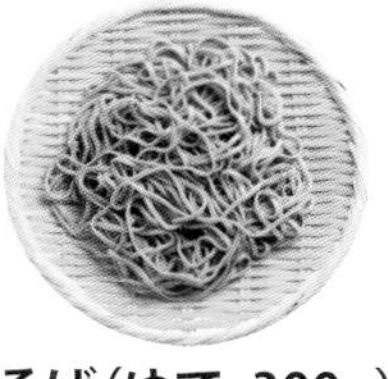

そば（ゆで・300g）

エネルギー	396kcal
たんぱく質	14.4g

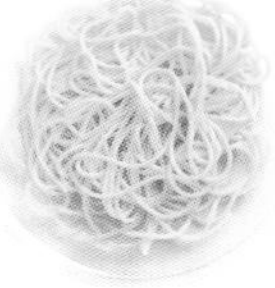

スパゲッティ（ゆで・240g）

エネルギー	401kcal
たんぱく質	13.9g

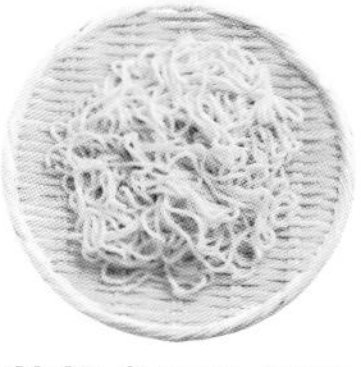

中華麺（ゆで・200g）

エネルギー	298kcal
たんぱく質	9.8g

腎臓病の食事療法の基本③
たんぱく質の量を守る

腎臓病の食事療法では、たんぱく質の量をコントロールすることが重要です。しかし、たんぱく質は、主菜となる肉や魚に多く含まれるため、量を減らすともの足りなく感じることも。調理のコツを活かして、上手に制限しましょう。

たんぱく質が分解されるときの老廃物が問題を引き起こす

体内で、たんぱく質が分解されてエネルギー源として使われる際、尿素やクレアチニンなどの老廃物がつくられます。腎臓は、これらの老廃物を尿として排泄することで、体内にたまらないようにしています。

しかし、**腎機能が低下すると、老廃物がうまく排泄されず、体内に蓄積してしまいます**。すると、さらに腎機能が低下し、ますます症状が進行することに。最終的には尿毒症におちいり、さまざまな症状を引き起こしてしまいます。

そのため、**腎機能が低下している人は、食事で摂取するたんぱく質の量をコントロールして、腎臓への負担を減らす必要があります**。

1日に摂取できるたんぱく質量を知る

標準体重
(→P16)

☐ kg × **標準体重1kgあたりのたんぱく質摂取量** **0.6 ～ 1.2g/kg** ※医師から指示された数値

＝ **1日のたんぱく質摂取量** ☐ g

例 身長175cm・50歳の男性（標準体重67kg）で、
体重1kgあたりのたんぱく質摂取量が0.6gの場合
67kg × 0.6g=40.2g
1日のたんぱく質摂取量は40.2gとなる

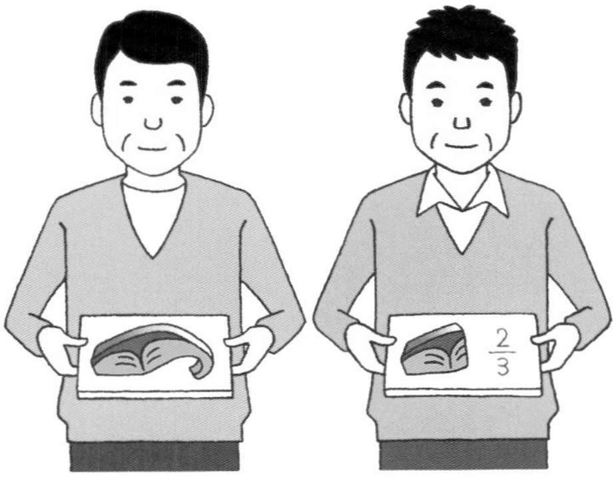

健康な人の1日のたんぱく質摂取推奨量は男性（15～64歳）が65g、男性（65歳以上）が60g、女性（18歳以上）が50gです（「日本人の食事摂取基準2020年」）。上の例の男性なら、健康時の約3分の2のたんぱく質摂取量になります。

たんぱく質は多すぎても少なすぎても腎臓の負担に

たんぱく質は、筋肉や血液などの体をつくるために必要な栄養素です。また、体を動かすエネルギー源でもあるので、摂取量が不足すると、エネルギーを得るために体内のたんぱく質が分解され、かえって腎臓に負担がかかります。ですから、適正な量のたんぱく質を摂取することが重要。症状や体格によって個人差があるので、医師や管理栄養士の指示に従いましょう。**特に75歳以上の高齢の方は、制限しすぎると筋力が低下するおそれがあるので、主治医に相談してください。**

また、たんぱく質は、主菜となる肉や魚介、豆腐などの大豆製品に多く含まれるため、量を減らすことによってもの足りなく感じないよう、ボリュームを出す調理の工夫をするとよいでしょう。なお、**たんぱく質はごはんやパン、麺、野菜にも含まれます。献立を考えるときは、主菜だけでなく、ほかの料理に含まれるたんぱく質も考慮することが大切です。**

おもな食品のたんぱく質の量

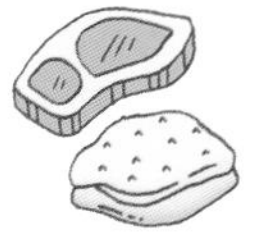

肉類

	たんぱく質
牛ひれステーキ肉（1枚・120g）	25.0g
豚ばら薄切り肉（脂身つき・3枚・60g）	8.6g
鶏むね肉（皮なし・1枚・190g）	44.3g

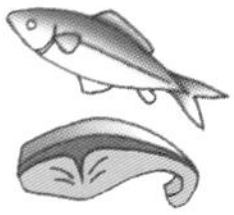

魚類

	たんぱく質
あじ（1尾・180g・正味81g）	16.0g
さけ（切り身1切れ・120g）	26.8g
銀だら（切り身1切れ・120g）	16.3g

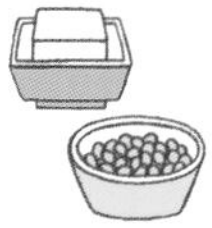

大豆製品

	たんぱく質
豆腐（絹ごし・100g）	5.3g
納豆（1パック・50g）	8.3g
油揚げ（1枚・20g）	4.7g

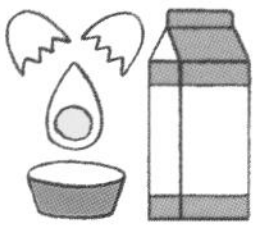

卵・乳製品

	たんぱく質
卵（M玉1個・53g）	6.5g
牛乳（200ml）	6.9g
ヨーグルト（無糖・100g）	3.6g

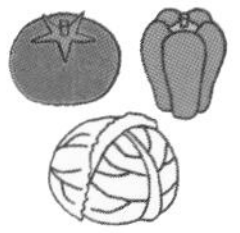

野菜

	たんぱく質
トマト（1個・155g）	1.1g
キャベツ（葉1枚・50g）	0.7g
ピーマン（1個・35g）	0.3g

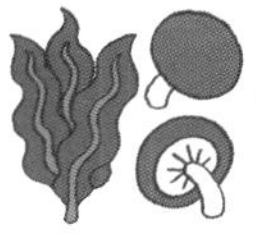

きのこ・海藻

	たんぱく質
生しいたけ（4枚・50g）	1.5g
カットわかめ（5g）	0.9g
焼きのり（全形1枚・3g）	1.2g

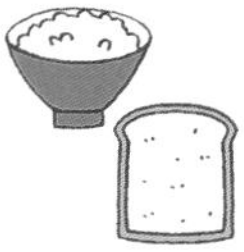

穀類

	たんぱく質
ごはん（茶碗小盛り1杯・150g）	3.8g
食パン（6枚切り1枚・60g）	5.4g
うどん（ゆで・240g）	6.2g

食品交換表について

食品に含まれるたんぱく質量を覚えるのは、なかなか大変な作業です。そこで、たんぱく質３ｇを１単位とし、１単位ごとの食品の重さを示したのが『腎臓病食品交換表』です。医師などから指示された単位数に従って、主食、主菜、野菜など、６つに分かれた食品群から食材を選ぶと、バランスのよい献立が考えやすくなります。

（『第９版　腎臓病食品交換表―治療食の基準―』黒川清監修・中尾俊之ほか編著／医歯薬出版）

エネルギーとたんぱく質を
バランスよくとる工夫

食事療法をはじめると、最初は必要以上にたんぱく質を減らしてしまいがちです。必須アミノ酸やエネルギー量を不足させないため、良質なたんぱく質と必要なエネルギー量を摂取するポイントを紹介します。

アミノ酸スコアを考慮し良質なたんぱく質を選ぶ

腎臓病と診断されると、これまでよりもたんぱく質を減らした食事にしなければいけないことが多く、慣れないと必要以上に量を減らしてしまいがちです。しかし、それでは、必須アミノ酸やエネルギー量まで不足してしまいます。

それを避けるためには、**良質なたんぱく質を含む食材を選ぶことと、必要なたんぱく質量を超えない範囲でエネルギーを補うことが大切です。**

良質なたんぱく質には、多くの種類の必須アミノ酸が含まれています。必須アミノ酸とは、人体の健康に不可欠な9種類のアミノ酸のこと。これらがバランスよく含まれているかどうかを示すものを「アミノ酸スコア」といいます。

たんぱく質量を抑えながらエネルギー量を確保する調理の工夫

1 炒める・揚げる料理を取り入れる

油脂を使って炒めたり、衣をつけて揚げたりすると、エネルギーアップにつながります。ただし、脂質のとりすぎには注意が必要。1日の適正エネルギー量の20～25%程度に抑えます。

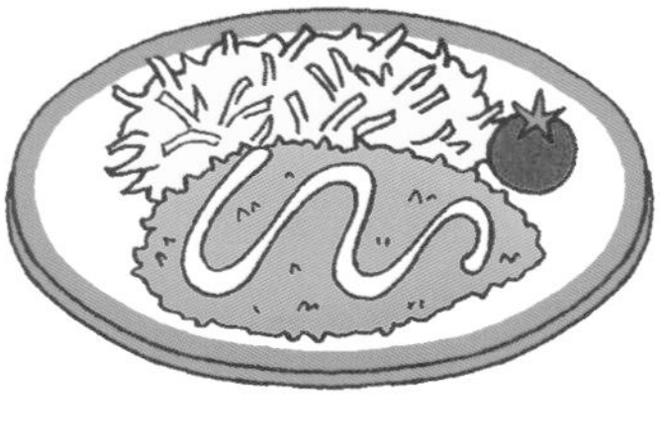

2 砂糖や片栗粉などを上手に使う

ドレッシングやソースに砂糖やはちみつを足したり、片栗粉でとろみをつけたりするとカロリーが上がります。

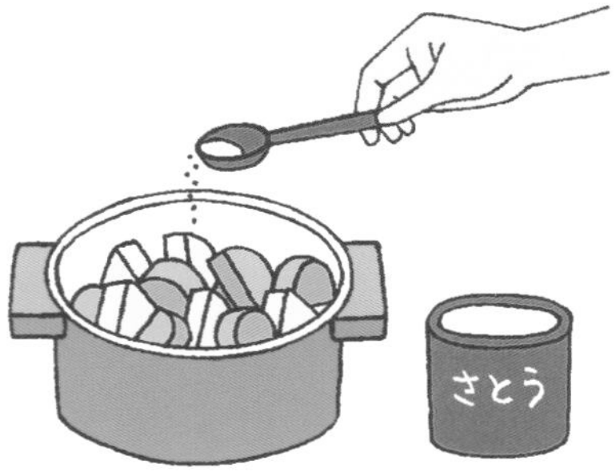

3 主食にひと手間プラス

炊き込みごはんやチャーハンにすると、エネルギーがアップ。味に変化もつけられます。パンにはバターやジャム、はちみつなど、油分や糖分の高いものをプラスするのもひとつの方法です。

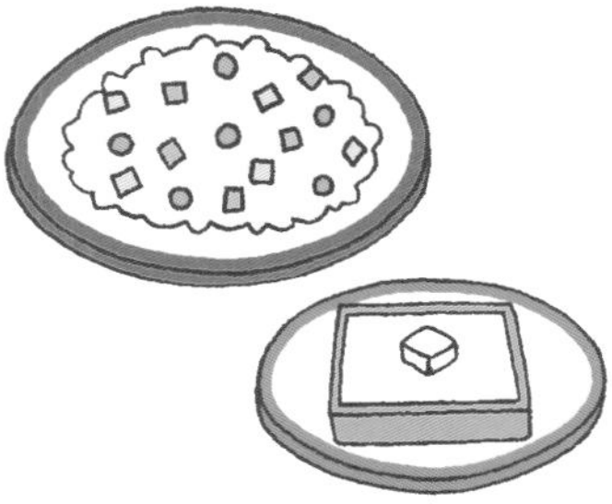

たんぱく質を含む食品には、動物性と植物性がありますが、肉や魚など動物性のたんぱく質のほうが、「アミノ酸スコア」が高くなっています。

肉や魚介を中心に、大豆など植物性の食品も上手に組み合わせ、自分がとるべきたんぱく質量の範囲内で、さまざまな食品から良質なたんぱく質を摂取するよう心がけるとよいでしょう。

治療用特殊食品も活用して たんぱく質量を調整する

たんぱく質の摂取量を減らすと、摂取エネルギー量も減り、料理の見た目や食べごたえも貧弱になってしまいがちです。それを補ってくれる心強い味方が、市販されている「治療用特殊食品」です。

腎臓病の治療用特殊食品には、たんぱく質の量を調整したものや、エネルギー不足を補うもの、減塩食品などがあります。 油脂や砂糖を上手に使うなど、調理法の工夫でエネルギーを確保するとともに、これらの食品をうまく組み合わせて使いましょう。

治療用特殊食品を活用しよう

エネルギー量が通常の主食と同じで、たんぱく質やカリウムの量を減らした食品。店頭ではあまり見かけませんが、インターネットや通信販売で購入できます。

ごはん

たんぱく質量が異なるさまざまなごはんがあります。パック入りは食べる量に合わせて大盛り、標準、小盛りが選べて、炊飯用の米もあります。自分に合った好みのものを探してみましょう。

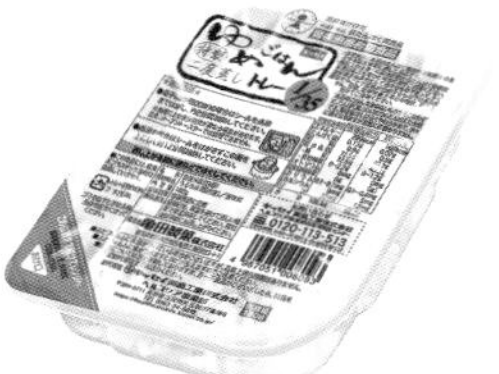

ゆめごはん1/35トレー
（キッセイ薬品工業）
1パック180g

たんぱく質0.13g
通常より－4.4g（※）

麺類

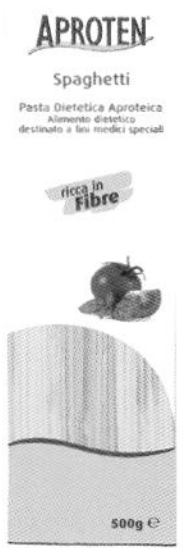

アプロテン
たんぱく調整
スパゲッティタイプ
（ハインツ）

たんぱく質0.4g
（乾麺100g）
通常より－12.5g程度

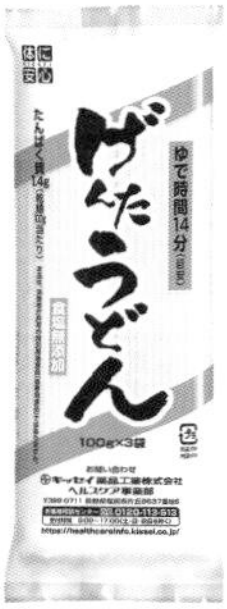

げんたうどん
（キッセイ薬品工業）

たんぱく質1.4g
（乾麺100g）
通常より－7.1g

パン

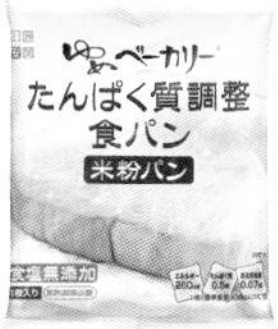

ゆめベーカリー
たんぱく調整食パン
（キッセイ薬品工業）1枚100g

たんぱく質0.5g（1枚）
通常（6枚切り1枚60g）
より－5.1g

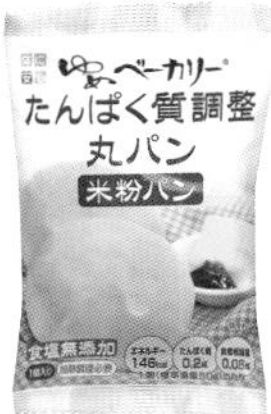

ゆめベーカリー
たんぱく調整ロールパン
（キッセイ薬品工業）1個50g

たんぱく質0.2g
通常より－4.9g

アドバイス そのほかに、低たんぱく・低塩のおかずセットやレトルトのおそうざい、宅配食などのサービスもあります。食事療法を無理せず長く続けるために、上手に活用しましょう

※同量の通常商品との比較。栄養成分は日本食品標準成分表を参照（P21のほかの食品もすべて同様）

腎臓病の食事療法の基本④
カリウム・リンなどのコントロール

カリウムが多いと不整脈を引き起こすことも

腎機能が低下すると、体内で不要になったカリウムが尿として排泄されず、体内に溜まりやすくなります。また、薬の副作用で高カリウム血症となり、不整脈を引き起こすことも考えられます。一般的には、血清カリウム値が5・5mEq／l以上になると、1日1500mg以下の制限が必要です。カリウムの多い野菜や果物を避けるほか、細かく切ってから水にさらしたりゆでたりする調理でカリウムを減らしましょう。

さらに腎機能が低下すると、リンの排泄もできなくなり、高リン血症が生じます。すると、骨粗しょう症や血管の内皮細胞障害につながり、動脈硬化など心血管病の原因にもなります。リンを多く含

カリウムを減らすコツ

1 カリウムがあまり多くない食品を選ぶ

同じ食材でも加工方法によってカリウムの含有量が異なります。たとえば缶詰の果物は、生よりカリウムが少なめです。果物を食べるなら缶詰を選びましょう。ただし、カリウムは水に溶けやすいため、缶詰のシロップにはカリウムがたくさん溶け出していますから飲まないように。

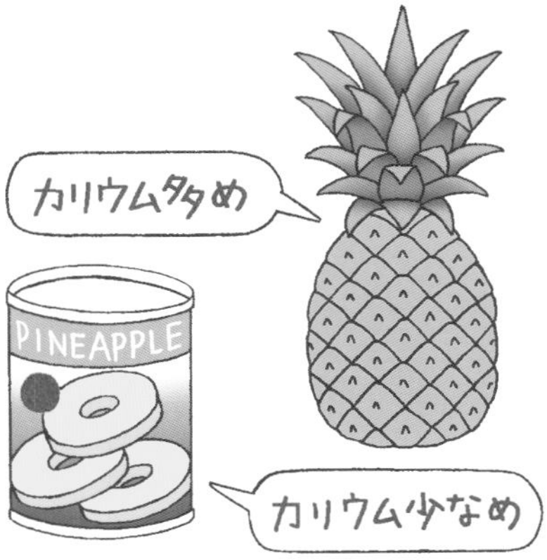

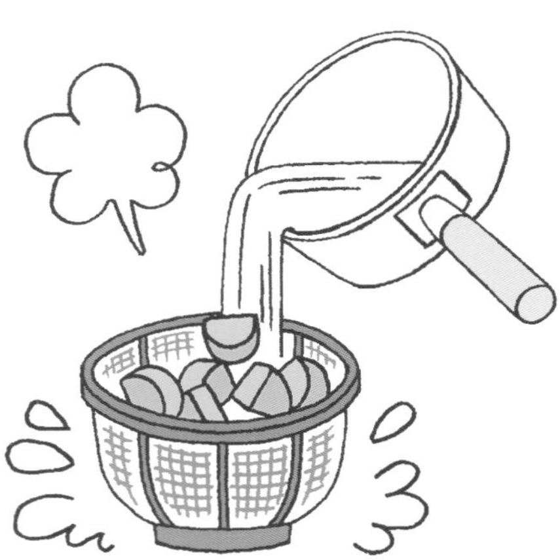

2 調理の工夫でカリウムを減らす

カリウムが多く含まれる食品をまったく食べないと、ほかの大切な栄養素が不足してしまいます。そのため、調理でカリウムを減らす工夫をしましょう。調理の基本は、食品を切ってから水にさらしたり、ゆでたりすること。また、ゆでたものの水けをよくしぼったり、煮汁を食べ残すことでもカリウムを減らせます。

む食品は、たんぱく質量も多いので、たんぱく質の摂取量を守っていれば自然にリンも減らせます。ただし、リンはカルシウムが豊富な食品にも多いので、リンを控えるとカルシウム不足になるおそれも。カルシウム製剤や適度な運動で骨の強化をうながしましょう。

プリン体のとりすぎと、亜鉛の欠乏にも注意

そのほか、プリン体のとりすぎにも注意が必要です。**腎機能が低下すると尿酸値も高くなり、高尿酸血症や血管内皮細胞障害、痛風腎を起こしやすくなります。**プリン体を多く含むビールやレバー類、白子、えびなどには気をつけましょう。

また、**亜鉛が足りないと味覚障害や食欲の低下、貧血をまねきます。**腎臓病になると血液中の赤血球が減るため、貧血になりがちです。高齢者の場合、味覚障害や食欲の低下は、サルコペニアやフレイルにもつながりかねません。かきなどの亜鉛を多く含む食材やサプリメントを上手に活用しましょう。

リン過剰＆カルシウム不足を防ぐコツ

加工食品・ファストフードはリンが多いので避ける

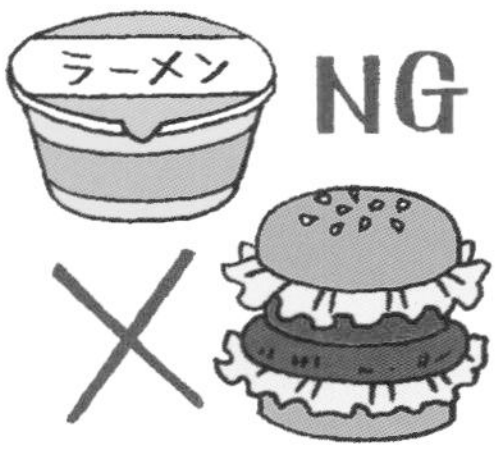

カルシウムは特殊食品や薬で補ってもよい

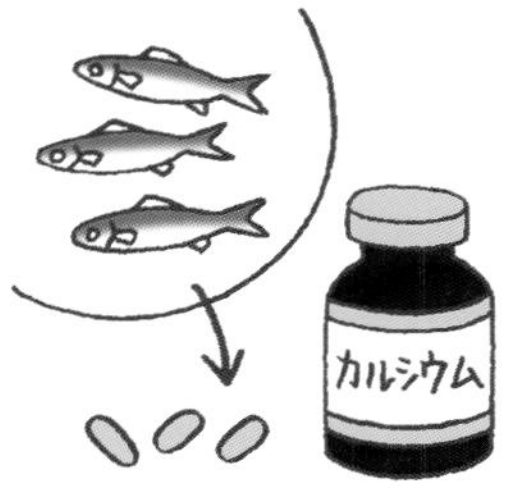

適度な運動を習慣にする

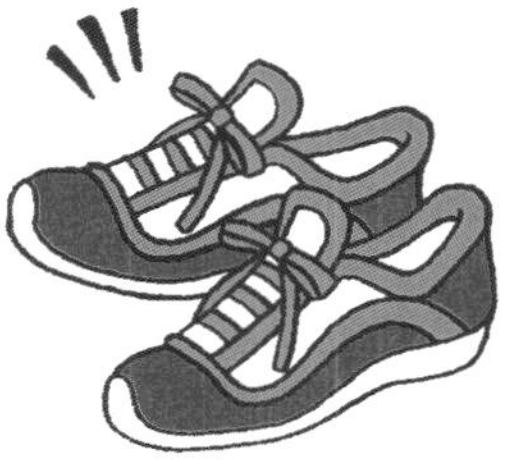

透析療法中の食事

透析療法をはじめる場合、たんぱく質の制限はゆるやかになることがありますが、水分のコントロールが重要になってきます。腎機能の低下とともに尿量は少なくなりますが、水分のとりすぎは心臓に大きな負担がかかるからです。食物中から摂取する水分は、1日3食で1000～1200mlを目指します。鍋料理や汁など水分の多い料理は控えめにしたほうがベター。そのほか、お茶やコーヒー、ジュース、氷、お酒、うがいなどを含む飲料水は、1日500～600mlを習慣づけます。

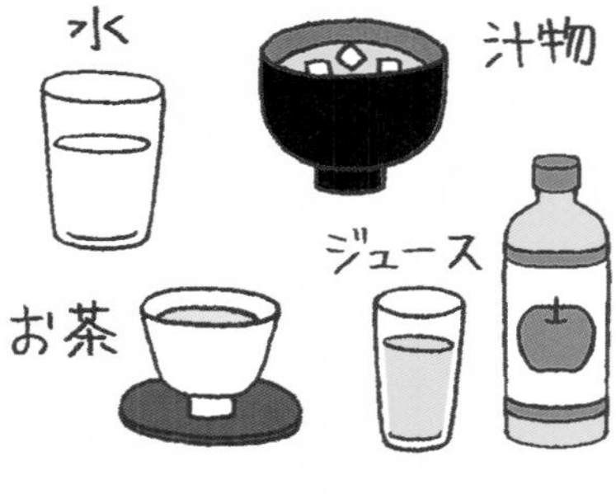

上手な献立の考え方

腎臓病の食事療法でも、献立の基本となるのは主食、主菜、副菜です。この3つを上手に組み合わせて献立を考えましょう。

基本は主食、主菜、副菜。汁物や間食も考慮する

献立は、主食、主菜、副菜を組み合わせることが基本となります。その理由は、主食はエネルギー源となるもの（炭水化物）を、主菜は体をつくるもの（たんぱく質など）を、副菜は体の調子を整えるもの（ビタミンやミネラルなど）をおもに摂取するメニューであり、それらを組み合わせることによってバランスのよい食事ができるためです。

腎臓病の食事療法でも、この3つの組み合わせを基本とします。献立を考えるときは、「主食＋主菜＋副菜」の献立でエネルギー量やたんぱく質、塩分やカリウムの量を確認します。

足りないエネルギーや栄養素分は、副菜をもう一品追加したり、汁物、デザート（間食）をプラスすることで補います。

献立の基本は「主食＋主菜＋副菜」

主食

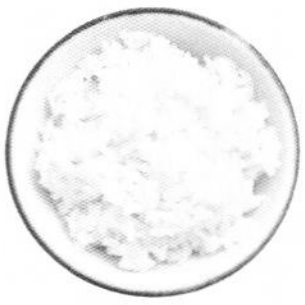

ごはんやパン、麺など。おもにエネルギー源になる

主菜

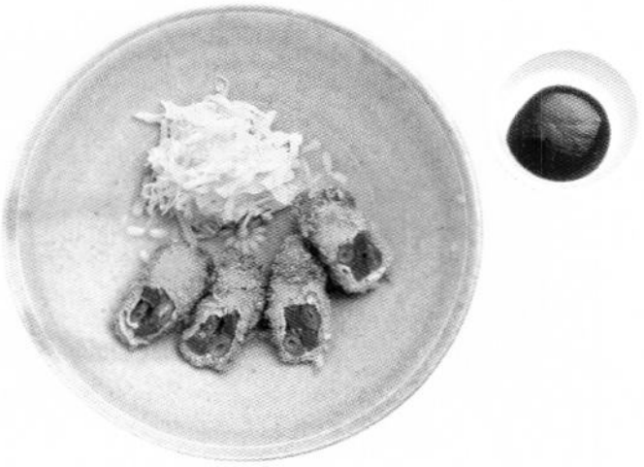

肉や魚、大豆製品や卵料理。おもにたんぱく源になる

副菜

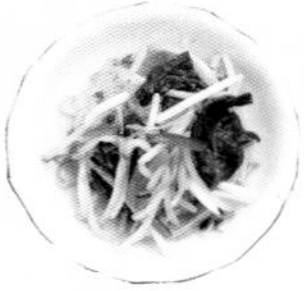

野菜やきのこ、海藻など。おもにビタミンやミネラル源になる

＋

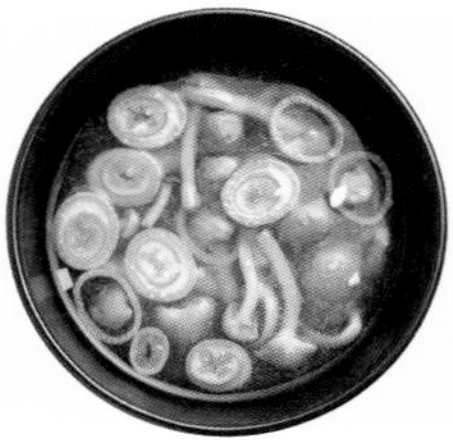

汁物

塩分量が多いので制限を超えないよう注意する

＋

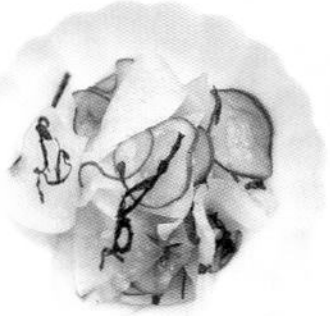

もう一品

低塩分・低たんぱく質でエネルギー量の多いメニューなど

※１食分のエネルギー、たんぱく質量、塩分量を超えなければ、汁物やもう一品副菜を追加する

食事記録でエネルギーやたんぱく質、塩分量を確認

食事療法は、まずは食事記録をつけることからはじめます。記録をつけることによって、毎日の塩分やエネルギー、たんぱく質摂取量が把握できますし、食事内容をどのように変えていけばよいのかもわかってきます。

最初のうちは、栄養計算までこなそうと思わないでＯＫ。きちんとつけることよりも記録をする習慣をつけることが大切です。まずは、食べたもの、飲んだもののすべてを、量、時間とともに記録します。調味料やコーヒーに入れた砂糖、ミルクも忘れずに書き込みましょう。そして塩分やたんぱく質が多く含まれる食品に印をつけ、以降の手がかりにします。

食事記録をつけることに慣れてきたら、市販されている日本食品標準成分表や腎臓病食品交換表（→Ｐ19）、商品の栄養成分表示などを参考にしながら、摂取したエネルギーやたんぱく質、塩分量を記入します。

献立記録のつけ方

	内容	エネルギー（kcal）	たんぱく質（g）	塩分（g）
朝（7時）	トースト：１枚			
	いちごジャム			
	スクランブルエッグ：卵１個、ケチャップ			
	グリーンサラダ			
	コーヒー：１杯、砂糖とクリーム			
	合計			
昼（12時30分）	しょうゆラーメン✓			
	餃子			
	合計			
夕（19時）	ごはん１８０g	302	4.5	0
	豚肉の野菜巻きフライ	241	10.8	0.3
	ほうれん草ともやしのナムル	42	1.5	0.4
	なめことねぎのみそ汁	18	1.6	0.9
	大根ときゅうりのしそ風味	7	0.3	0.2
	合計	610	18.7	1.8
間食				
	合計			
１日の合計				

1 まずは食べたもの、飲んだもののすべてを、量、時間とともに記録

2 塩分やたんぱく質が多く含まれる食品をチェックする

3 慣れてきたら、わかる範囲でエネルギーやたんぱく質、塩分量を記入し計算する

本書の使い方

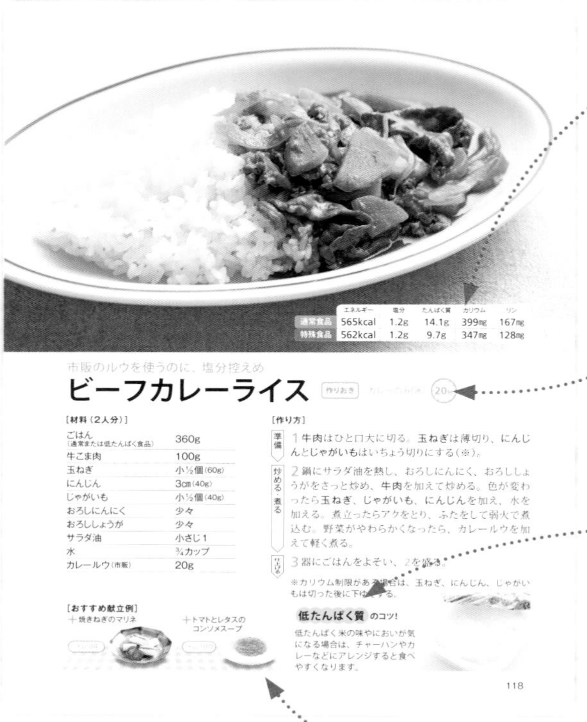

	エネルギー	塩分	たんぱく質	カリウム	リン
通常食品	565kcal	1.2g	14.1g	399mg	167mg
特殊食品	562kcal	1.2g	9.7g	347mg	128mg

市販のルウを使うのに、塩分控えめ

ビーフカレーライス

作りおき　20分

[材料（2人分）]

ごはん（通常または低たんぱく食品）	360g
牛こま肉	100g
玉ねぎ	小½個(60g)
にんじん	3cm(40g)
じゃがいも	小½個(40g)
おろしにんにく	少々
おろししょうが	少々
サラダ油	小さじ1
水	¾カップ
カレールウ(市販)	20g

[作り方]

準備　1 牛肉はひと口大に切る。玉ねぎは薄切り、にんじんとじゃがいもはいちょう切りにする（※）。

炒める・煮る　2 鍋にサラダ油を熱し、おろしにんにく、おろししょうがをさっと炒め、牛肉を加えて炒める。色が変わったら玉ねぎ、じゃがいも、にんじんを加え、水を加える。煮立ったらアクをとり、ふたをして弱火で煮込む。野菜がやわらかくなったら、カレールウを加えて軽く煮る。

仕上げる　3 器にごはんをよそい、2を盛る。

※カリウム制限がある場合は、玉ねぎ、にんじん、じゃがいもは切った後に下ゆでする。

[おすすめ献立例]

＋焼きねぎのマリネ

＋トマトとレタスのコンソメスープ

低たんぱく質のコツ!

低たんぱく米の味やにおいが気になる場合は、チャーハンやカレーなどにアレンジすると食べやすくなります。

118

エネルギー、塩分、たんぱく質、カリウム、リンの数値を表示

それぞれのレシピに、1人分のエネルギー、塩分、たんぱく質、カリウム、リンの数値を表示しています。

アイコンですぐ分かる

「調理時間」の目安がアイコンですぐ分かるようになっています。さらに、調理時間が10分以下のものには「かんたん」マーク、多めに作ってお弁当にしたり、冷蔵または冷凍したりしておくと便利なものには「作りおき」マークが付いています。

制限クリアに役立つ調理のコツを紹介

それぞれのレシピに関して、適正エネルギー、減塩、低たんぱく質、カリウム減をかなえるための調理のコツを紹介しています。他のレシピにも応用できるので、覚えておくと便利です。

主菜、麺・丼・ワンプレートには、副菜、汁物・スープ、もう一品(低塩・低たんぱく)のレシピの中から、調理法や味が異なり、彩りがよくなる、おすすめの組み合わせを紹介しています。
献立を考える際の目安としてエネルギー1800kcal、たんぱく質40g、塩分6g以下、主食は通常のもので設定していますが、腎臓病は制限が人によって異なります。適切な治療のためには、エネルギーやたんぱく質は、多すぎても少なすぎてもいけません。たとえばエネルギーが足りないなら「もう一品」から追加したり、たんぱく質が多すぎるなら低たんぱくごはんを使うなど、各自の制限に合わせてご活用ください。

献立の考え方

① 主菜を1品選ぶ

自分が食べたいものを選びます。

↓

② 副菜・汁物を選ぶ

主菜に合うものを選びます。主菜が肉、魚なら野菜中心の副菜から、豆腐・卵料理ならハムなどを使ったものというように、食材の偏りがないようにします。

↓

③ 余裕があればもう一品

塩分が多すぎたら汁物をやめるなど、制限をオーバーしないように調整します。エネルギーが少なかったら「もう一品(低塩・低たんぱく)」から追加したり、デザートを取り入れましょう。

この本の表記について

●計量単位は、大さじ1＝15ml、小さじ1＝5ml、1カップ＝200mlです。
●ごく少量の調味料を計量するときに使う「ミニスプーン」については、P15を参照してください。
●だしは基本的にかつおだしです。顆粒のものを使う場合は塩分が多いため薄めにします。
●材料の野菜には目安として個数などを入れていますが、食材の分量は産地、季節、個体によってさまざまです。なるべく材料のグラム数で計量しましょう。正確な計量をすることで味が決まりやすくなります。
●みそやしょうゆなどの調味料はとくに減塩タイプのものを使う場合のみ、(減塩)と表記しています。食材のかさが多い場合や、ほかの調味料の塩分が気になる場合は、減塩タイプを使うとよいでしょう。
●電子レンジの加熱時間は、600Wの場合の目安です。500Wの場合、加熱時間は2割増にしてください。

かんたんでおいしい
定番メニューが勢ぞろい!

主菜レシピ

ハンバーグや豚肉のしょうが焼き、
銀だらの煮つけにえびチリなど、
定番の人気メニューを
減塩＆低たんぱくにアレンジしました。
肉料理、魚料理から卵・豆腐料理まで、
52品を紹介します。

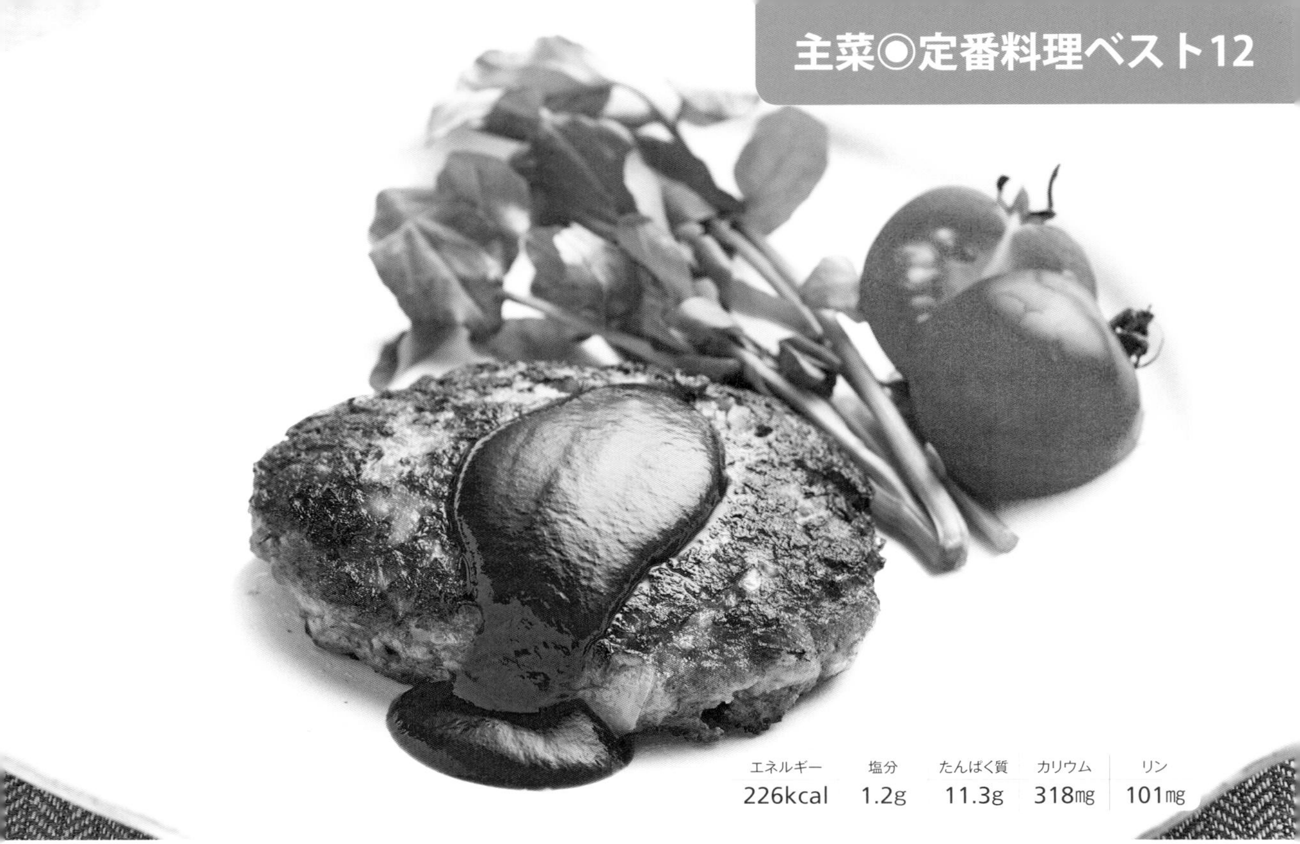

エネルギー	塩分	たんぱく質	カリウム	リン
226kcal	1.2g	11.3g	318㎎	101㎎

タネに塩は使わず、ソースの塩分だけで満足感のある味に

ハンバーグ

作りおき　20分

[材料(2人分)]

合いびき肉	100g
玉ねぎ	小½個(70g)
A パン粉	大さじ2
卵	⅖個
こしょう	少々
サラダ油	小さじ2
B トマトケチャップ	大さじ1
ソース	大さじ1強
クレソン	少々
ミニトマト	2個

[作り方]

準備　**1** 玉ねぎはみじん切りにする(※)。ボウルに合いびき肉と玉ねぎ、Aを加えてよく混ぜ、小判形にする。

焼く　**2** フライパンにサラダ油を熱し、1の両面を中火で焼く。こげ目がついたらふたをして、弱火で中まで火を通す。

仕上げる　**3** 器に2を盛る。クレソン、半分に切ったミニトマトを添え、Bを混ぜてかける。

※カリウム制限がある場合、玉ねぎは下ゆでしてみじん切りにする。

[おすすめ献立例]

＋キャベツとブロッコリーの蒸し煮

→p.82

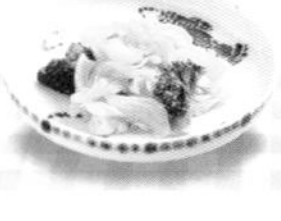

＋ハッシュドポテト

→p.127

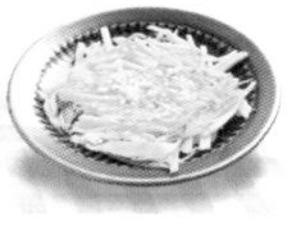

低たんぱく質のコツ!

レシピで使う合いびき肉と卵の1人分の分量は、写真の通り(合いびき肉50g、卵1/5個)。必ず計量して作りましょう。

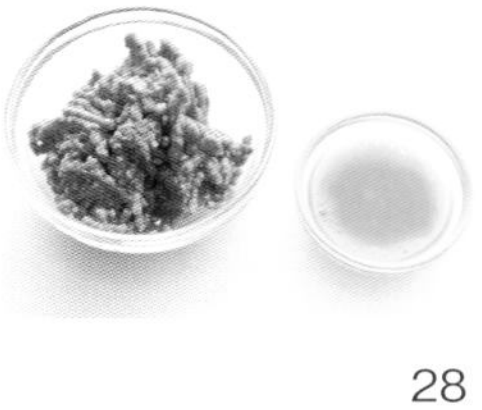

生クリームでたんぱく質減＆リッチなコクの一品に

シーフードグラタン

20分

[材料（2人分）]

シーフードミックス	80g
玉ねぎ	小⅔個（80g）
マッシュルームスライス（缶詰）	20g
バター	小さじ2
小麦粉	大さじ1と½
牛乳	大さじ4
生クリーム	大さじ1と½
塩	ミニスプーン⅔（0.8g）
こしょう	少々
粉チーズ	小さじ1

[作り方]

準備
1 **シーフードミックス**はさっとゆでて解凍する。**玉ねぎ**は薄切りにする（※）。

炒める
2 フライパンに**バター**を入れ弱火で熱し、**シーフードミックス**、**玉ねぎ**、**マッシュルーム**を炒める。**小麦粉**をふり入れなじむように炒め、**牛乳**を少しずつ加えてのばす。なめらかになったら**生クリーム**を合わせ、**塩**、**こしょう**で調味する。

仕上げる
3 グラタン皿に2を入れ、**粉チーズ**をふり、オーブントースターでこげ目がつくまで焼く。

※カリウム制限がある場合、玉ねぎを薄切りにした後、下ゆでする。

[おすすめ献立例]

＋トマトの玉ねぎドレッシング →p.82

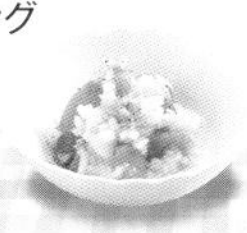

＋ズッキーニとミニトマトのマスタードサラダ →p.91

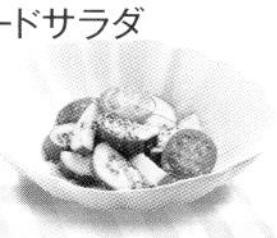

カリウム減のコツ！

カリウムは水に溶けやすい成分。調理の際は、食材をたっぷりの湯でゆでこぼしてから使うと、摂取量を抑えることができます。

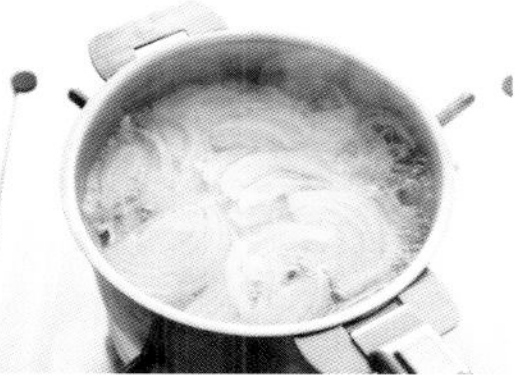

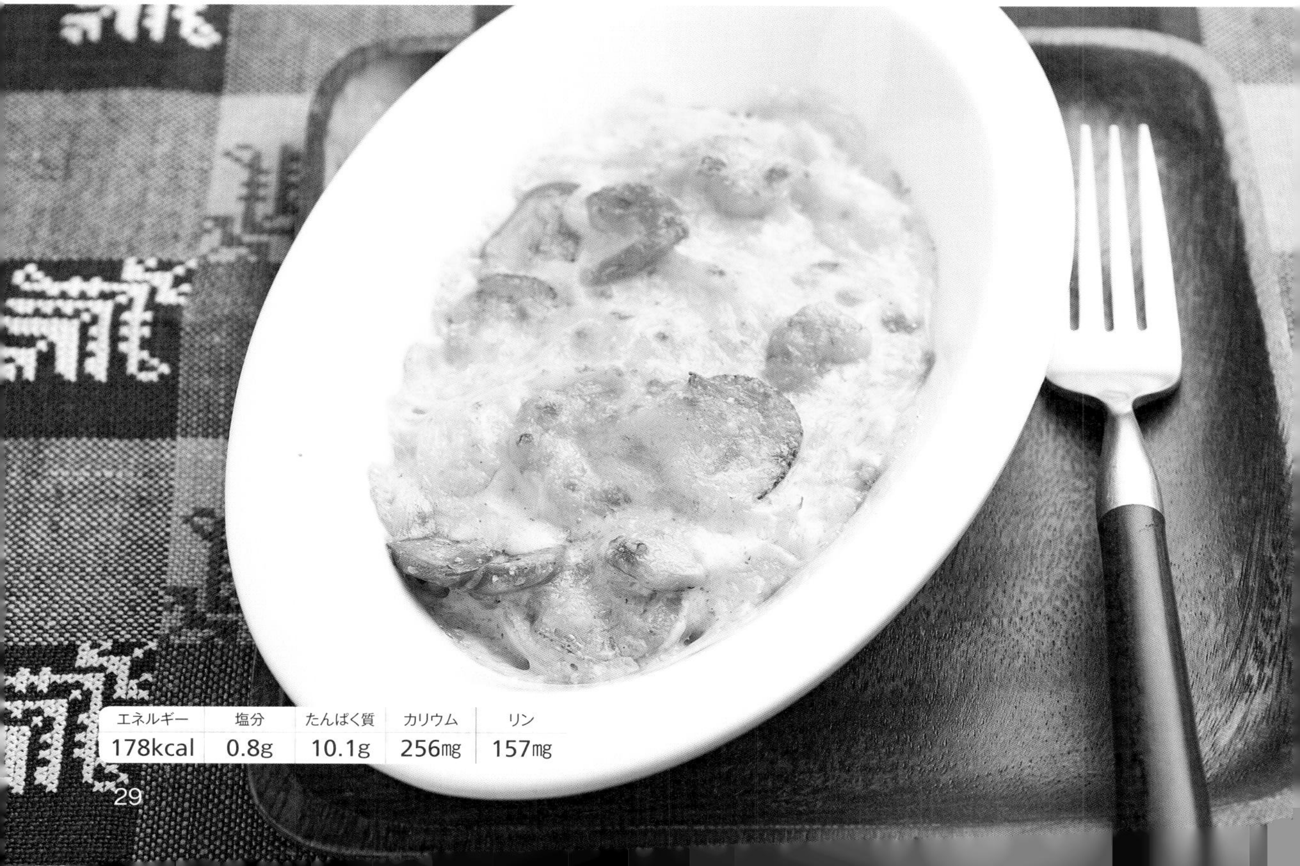

エネルギー	塩分	たんぱく質	カリウム	リン
178kcal	0.8g	10.1g	256mg	157mg

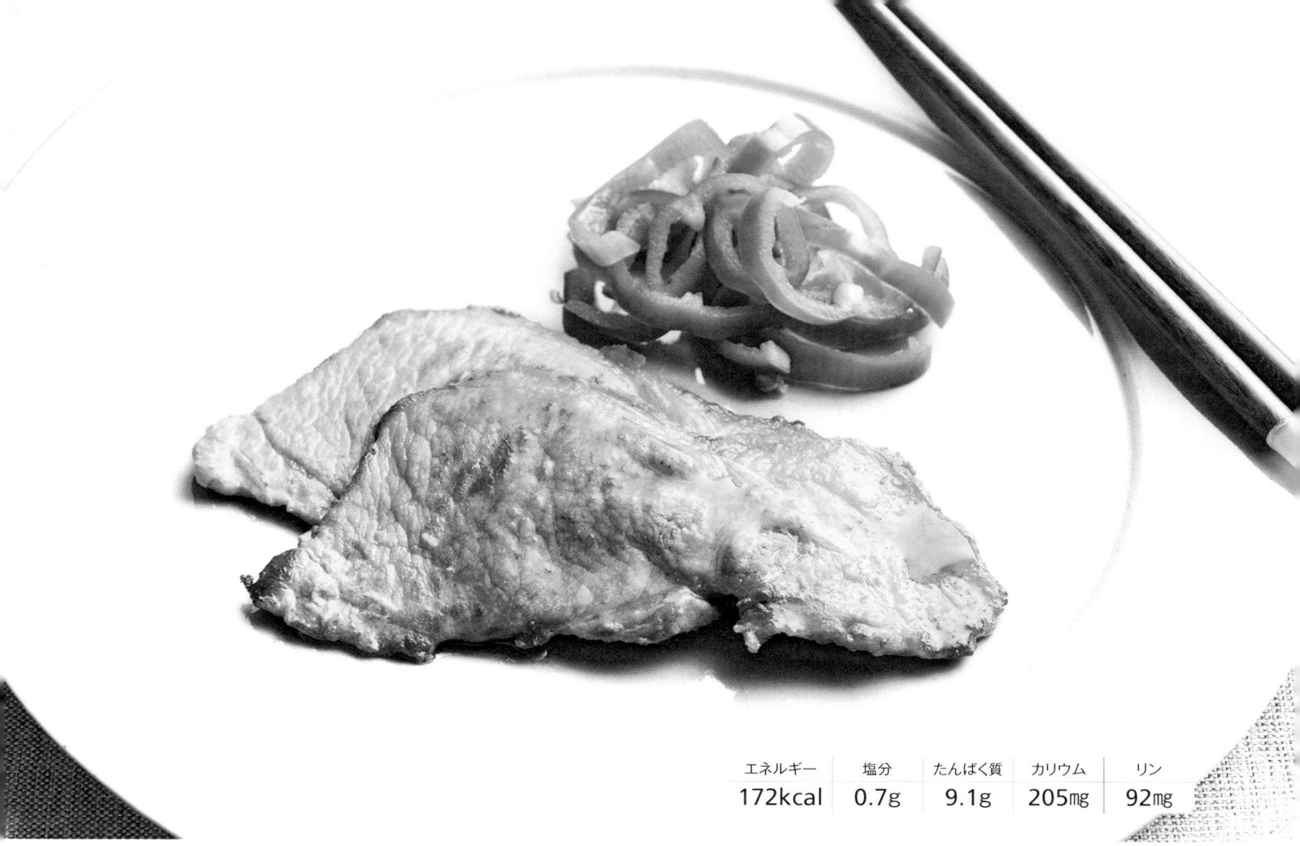

エネルギー	塩分	たんぱく質	カリウム	リン
172kcal	0.7g	9.1g	205㎎	92㎎

しっかり味がからんで大満足。食べごたえ◎

豚肉のしょうが焼き

かんたん　10分

[材料（2人分）]

豚肩ロース肉（しょうが焼き用）	4枚（100g）
A 酒	大さじ1
しょうゆ	大さじ½
しょうがのしぼり汁	小さじ1
ごま油	小さじ2
ピーマン	1個

[作り方]

準備 1 ピーマンは横にせん切りにして、ゆでる。

焼く 2 フライパンにごま油を熱し、豚肉の両面を中火で焼きつける。Aを加えてからめる。

仕上げる 3 器に2の豚肉を盛りつける。1のピーマンを添える。

[おすすめ献立例]

＋麩のみそ汁

→p.105

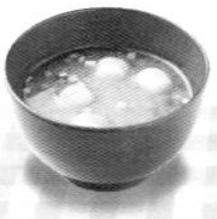

＋白菜としいたけのおかか和え

→p.95

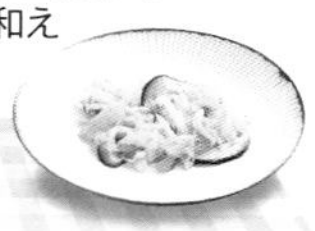

減塩のコツ！

料理歴が長いと、つい目分量で調味料を使いがちですが、計量が減塩の第一歩。きちんと量って、写真のように小皿に用意しておけば、調理もスムーズです。

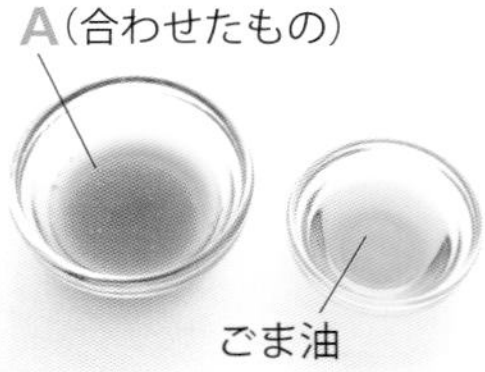

そぎ切りにして、見た目の満足感もかなえます

さけのムニエル

15分

［材料（2人分）］

生さけ	120g
塩	ミニスプーン1（1g）
こしょう	少々
小麦粉	大さじ½
オリーブ油	小さじ2
さやいんげん	4本
レモン（くし切り）	2切れ

［作り方］

準備 **1** さけはそぎ切りにして塩、こしょうをなじませる。

焼く **2** 1のさけに小麦粉をまぶし、オリーブ油を熱したフライパンに入れ、両面を中火で香ばしく焼く。

仕上げる **3** 2のさけを器に盛る。ゆでて食べやすく切ったさやいんげん、レモンを添える。

［おすすめ献立例］

＋カリフラワーとじゃがいものカレー炒め

→p.84

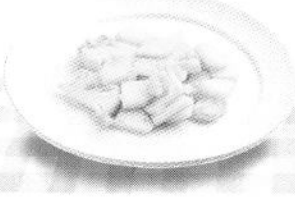

＋キャベツ・にんじん・玉ねぎのザワークラウト風

→p.97

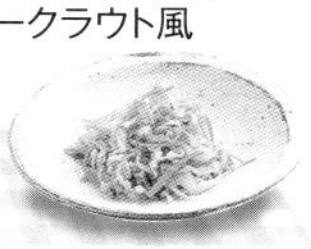

低たんぱく質のコツ！

切り方や盛りつけの工夫で、満足感が得られます。ここではさけをそぎ切りにして、ボリューム感を出しています。

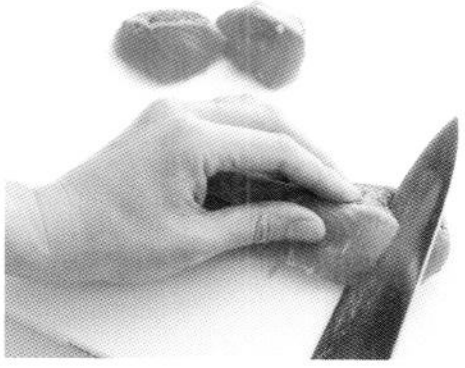

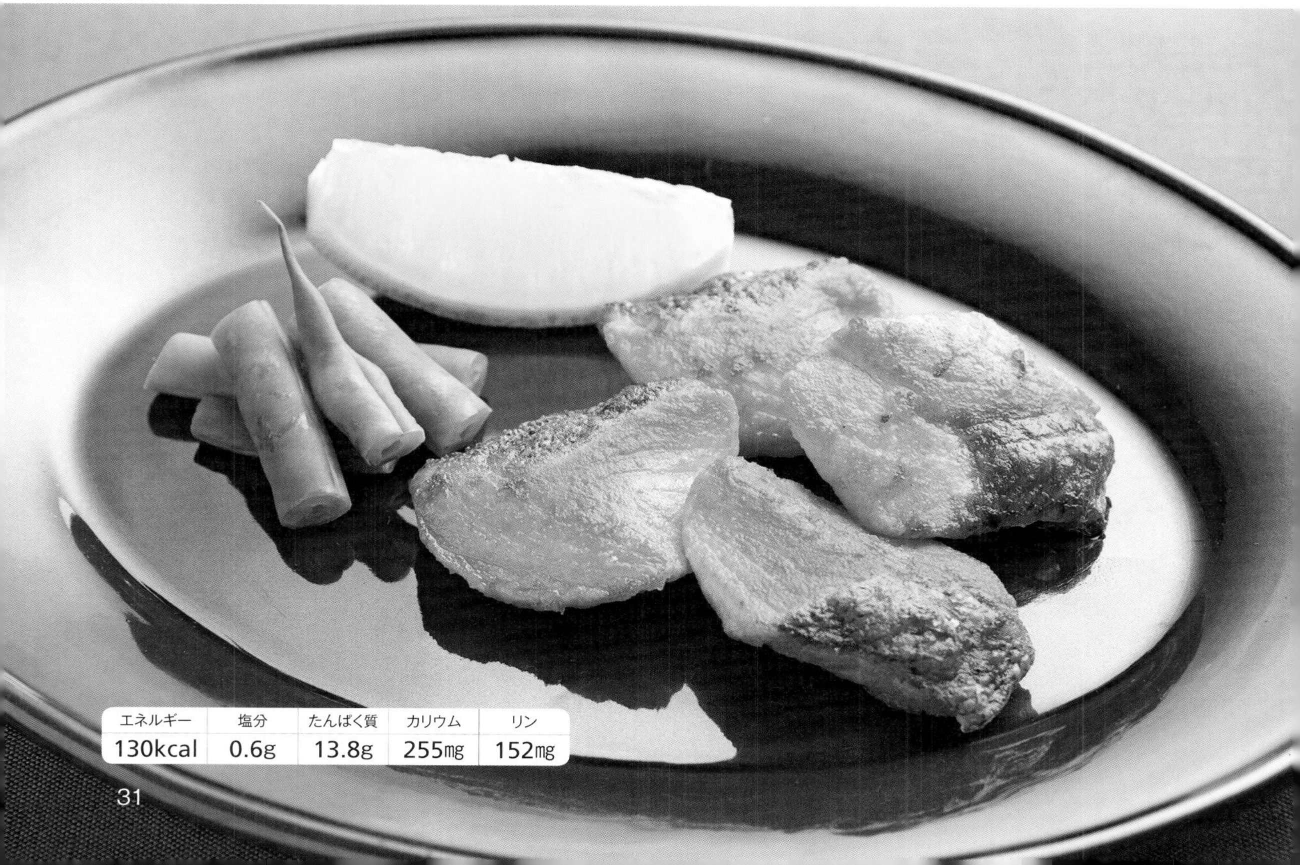

エネルギー	塩分	たんぱく質	カリウム	リン
130kcal	0.6g	13.8g	255mg	152mg

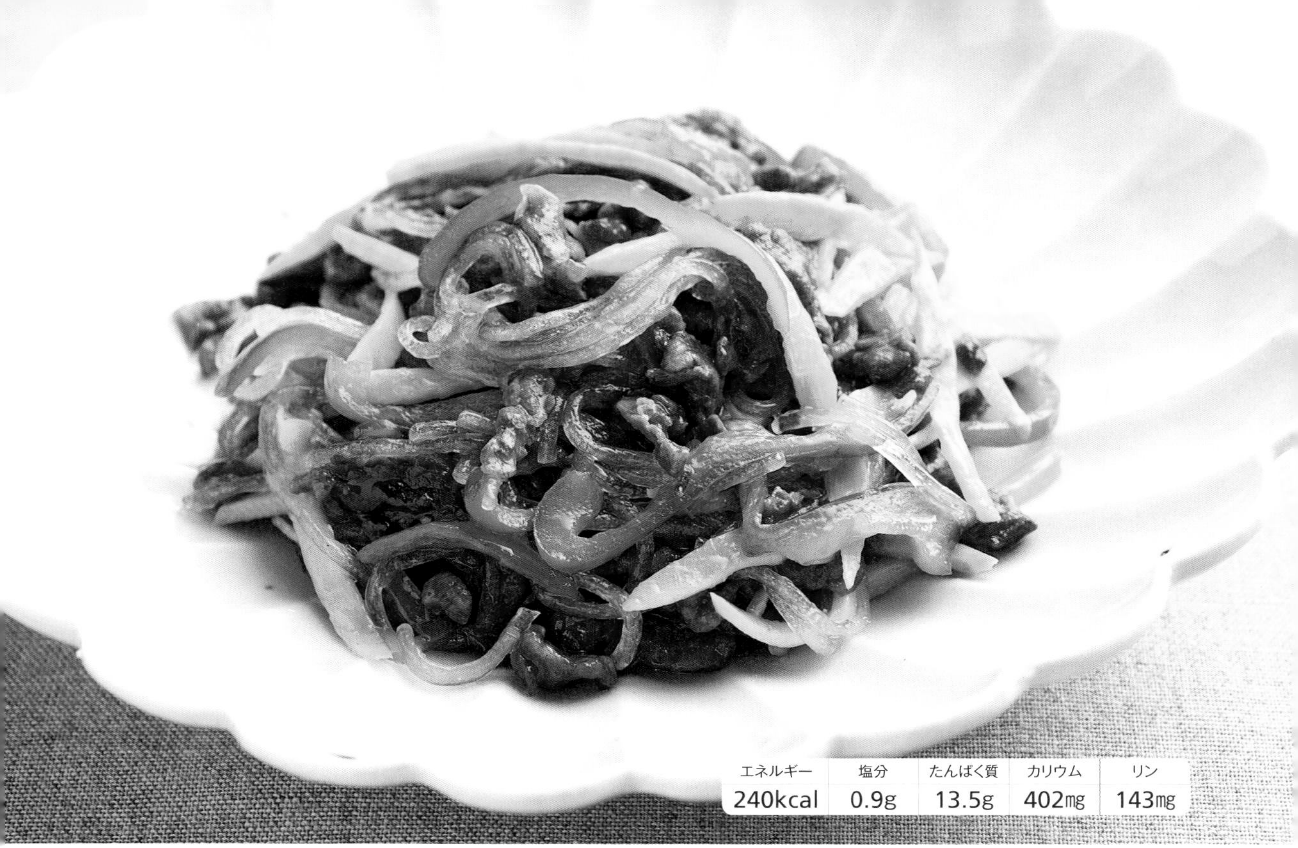

エネルギー	塩分	たんぱく質	カリウム	リン
240kcal	0.9g	13.5g	402mg	143mg

春雨入りでボリュームアップ。ごはんが進むしっかり味です

チンジャオロースー

20分

[材料（2人分）]

牛もも薄切り肉	120g
A 酒	小さじ1
しょうゆ	小さじ1/4
しょうがのしぼり汁	少々
片栗粉	大さじ1強
ピーマン	2個
ゆでたけのこ	50g
春雨（乾物）	10g
サラダ油	大さじ1弱
B オイスターソース·酒	各小さじ2
おろしにんにく	少々
ごま油	小さじ1/2

[作り方]

準備

1 **牛肉**は細切りにする。**A**をなじませ、10分おいて片栗粉をなじませる。**ピーマン**はせん切りにする（※）。**ゆでたけのこ**もせん切りにする。**春雨**は戻して食べやすく切る。

炒める・仕上げる

2 フライパンにサラダ油を熱し、**牛肉**を中火でさっと炒める。肉の色が変わったら**ピーマン**、**ゆでたけのこ**を加えてさっと炒め、**B**を加える。混ざったら**春雨**を加え、味をなじませる。

※カリウム制限がある場合は、ピーマンをせん切りにした後、下ゆでする。

[おすすめ献立例]

＋蒸しなすのしょうがじょうゆ添え

→p.92

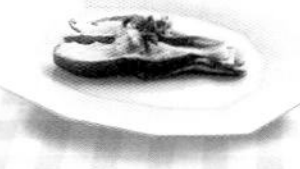

＋こんにゃくのソース炒り煮

→p.97

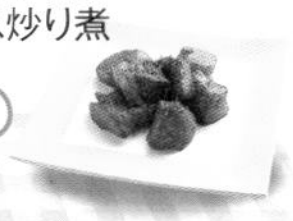

低たんぱく質のコツ！

でんぷん主体の春雨は低たんぱく質。料理のボリュームアップに活用しましょう。普通の麺の代わりに使うのもよいでしょう。

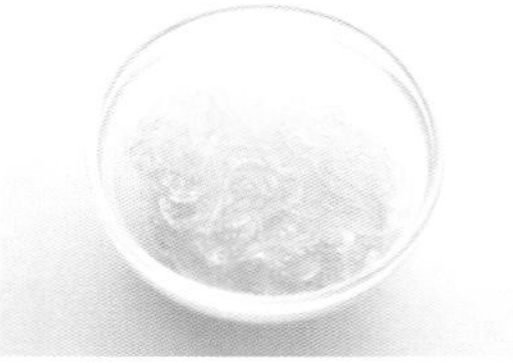

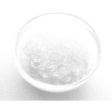

味がからみやすく、食べごたえが増す秘密はえびの切り方

えびチリ

20分

[材料（2人分）]

えび	6尾（正味100g）
長ねぎ	3cm（10g）
しょうが	⅓かけ（5g）
赤パプリカ	½個（60g）
絹さや	6枚
サラダ油	大さじ1
A トマトケチャップ	大さじ2
しょうゆ	小さじ1
酒	小さじ2
豆板醤	少々
B 酒・片栗粉	各小さじ1

[作り方]

準備

1 えびは殻、尾、背ワタを取って、厚みを半分に切る。長ねぎ、しょうがはみじん切りにする。赤パプリカは乱切りにする（※）。絹さやはゆでて斜めに切る。

炒める・仕上げる

2 フライパンにサラダ油を熱し、長ねぎ、しょうがを中火でさっと炒める。えび、赤パプリカを加えてさらに炒め、火が通ったらAを加えて煮立てる。合わせたBを加え、とろみがついたら絹さやを散らす。

※カリウム制限がある場合は、赤パプリカを乱切りにした後、下ゆでする。

[おすすめ献立例]

＋ほうれん草ともやしのナムル

→p.93

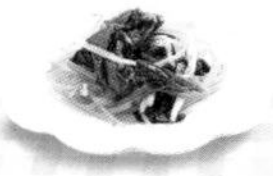

＋春雨とトマトの中華風サラダ

→p.130

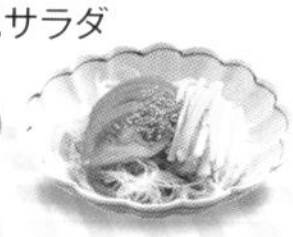

低たんぱく質のコツ！

えびは縦半分に切って使います。量が少なくても見た目が華やかになり、プリッとした食感も楽しめます。

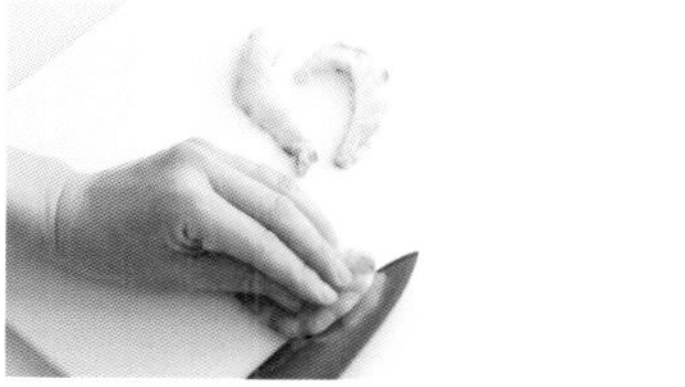

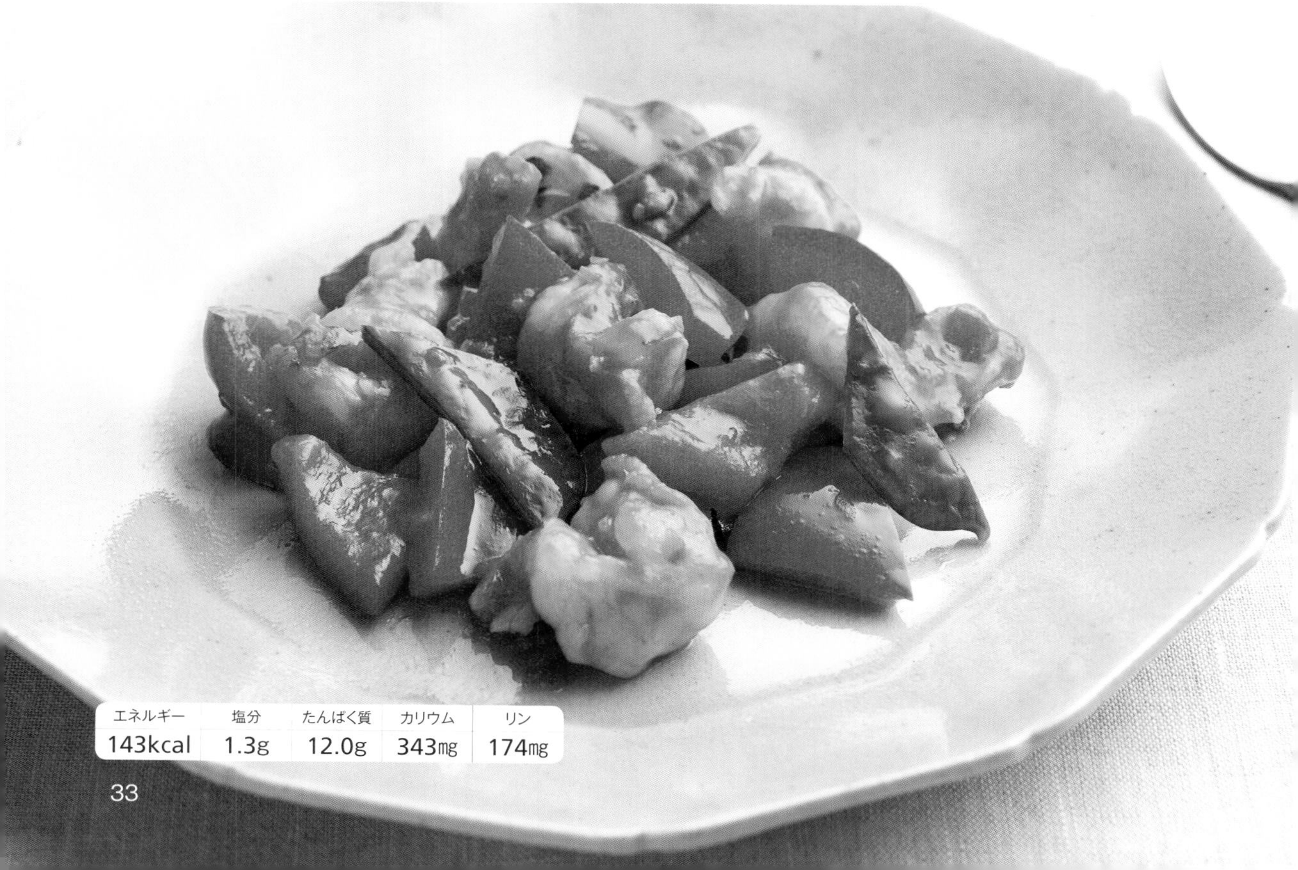

エネルギー	塩分	たんぱく質	カリウム	リン
143kcal	1.3g	12.0g	343mg	174mg

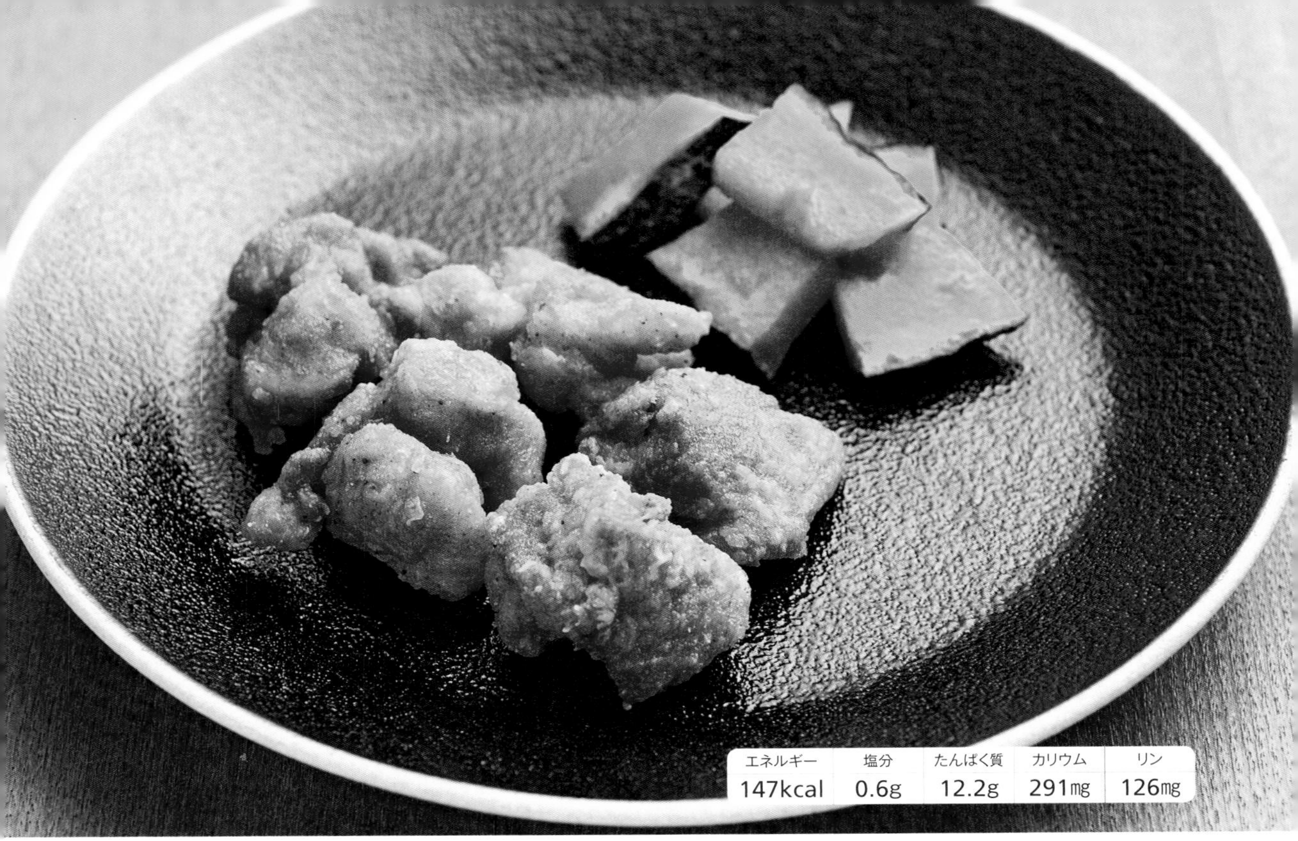

エネルギー	塩分	たんぱく質	カリウム	リン
147kcal	0.6g	12.2g	291mg	126mg

つけ合わせもいっしょに作れるから手間いらず！

フライドチキン

20分

[材料（2人分）]

鶏もも肉（皮なし）		120g
A	塩	ミニスプーン1（1g）
	あらびきこしょう	少々
	カレー粉	ミニスプーン1（0.4g）
小麦粉		大さじ1
揚げ油		適量
かぼちゃ		くし型2cm1枚

[作り方]

準備　**1** **鶏肉**はひと口大に切る。**A**をなじませ、10分くらいおく。**かぼちゃ**は薄切りにする。

揚げる　**2** 鍋に揚げ油を160℃に熱し、**かぼちゃ**を素揚げにする。**鶏肉**に小麦粉をまぶし、170℃の油で揚げる。

仕上げる　**3** 器に**2**の**鶏肉**と**かぼちゃ**を盛り合わせる。

[おすすめ献立例]

＋かぶ・かぶの葉のごまマヨ和え

→p.94

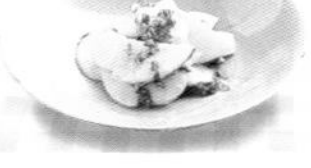

＋ラタトゥイユ

→p.90

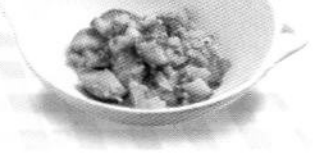

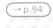

減塩のコツ！

鶏肉はあらかじめ味をなじませておくことで、調味料の量を抑えながら、しっかりした味を楽しむことができます。

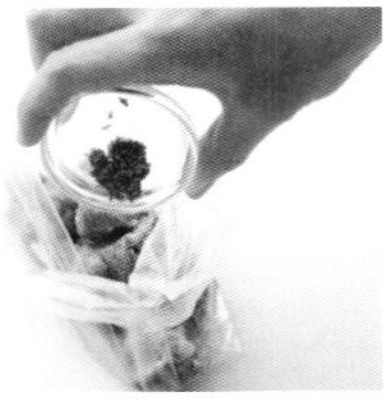

焼いてから切って盛りつけることで、見た目が華やかに

鶏肉の照り焼き

作りおき　15分（漬ける時間を除く）

［材料（2人分）］

鶏もも肉（皮なし）	120g
A みりん	小さじ1
しょうゆ	小さじ1
サラダ油	小さじ2
サラダ菜	小4枚

［作り方］

準備　1 鶏肉をAに漬けて15分くらいおく。

焼く　2 フライパンにサラダ油を熱し、1の鶏肉を中火で両面焼く。焼き色がついたら、ふたをして蒸し焼きにし、中まで火を通す。1の残りの漬け汁をからめる。

仕上げる　3 2の鶏肉をそぎ切りにし、サラダ菜を添えて器に盛る。

［おすすめ献立例］

＋しいたけとかいわれ菜のすまし汁

→p.105

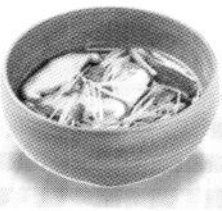

＋かぼちゃのはちみつレモン煮

→p.89

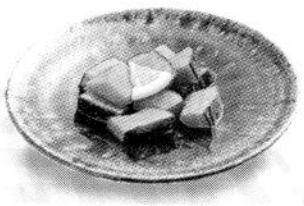

低たんぱく質のコツ！

鶏肉は切ってから盛りつけるようにしましょう（写真右）。同じ量でも、ボリュームアップして見た目が豪華になります。

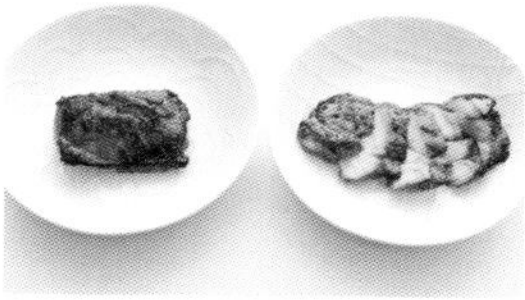

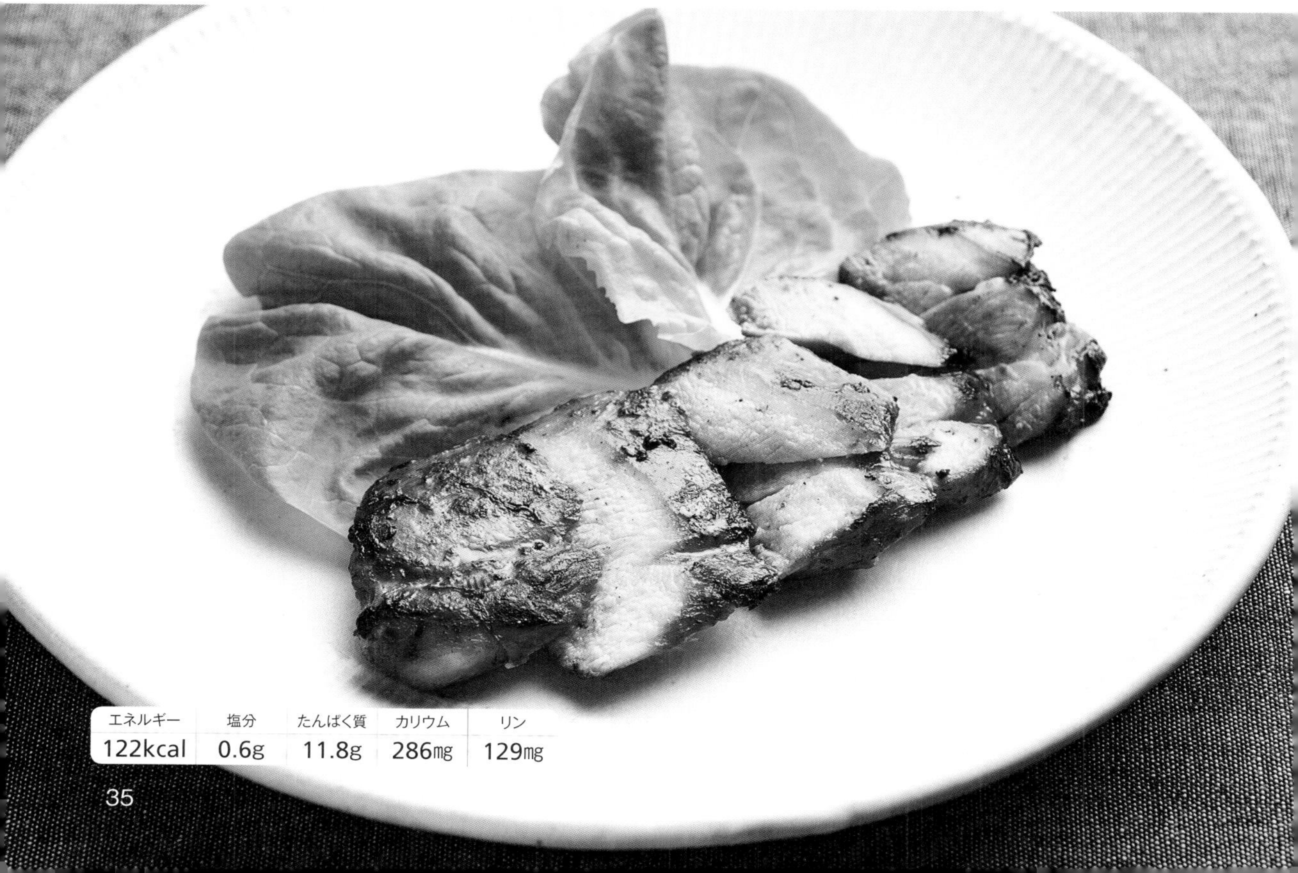

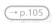

エネルギー	塩分	たんぱく質	カリウム	リン
122kcal	0.6g	11.8g	286mg	129mg

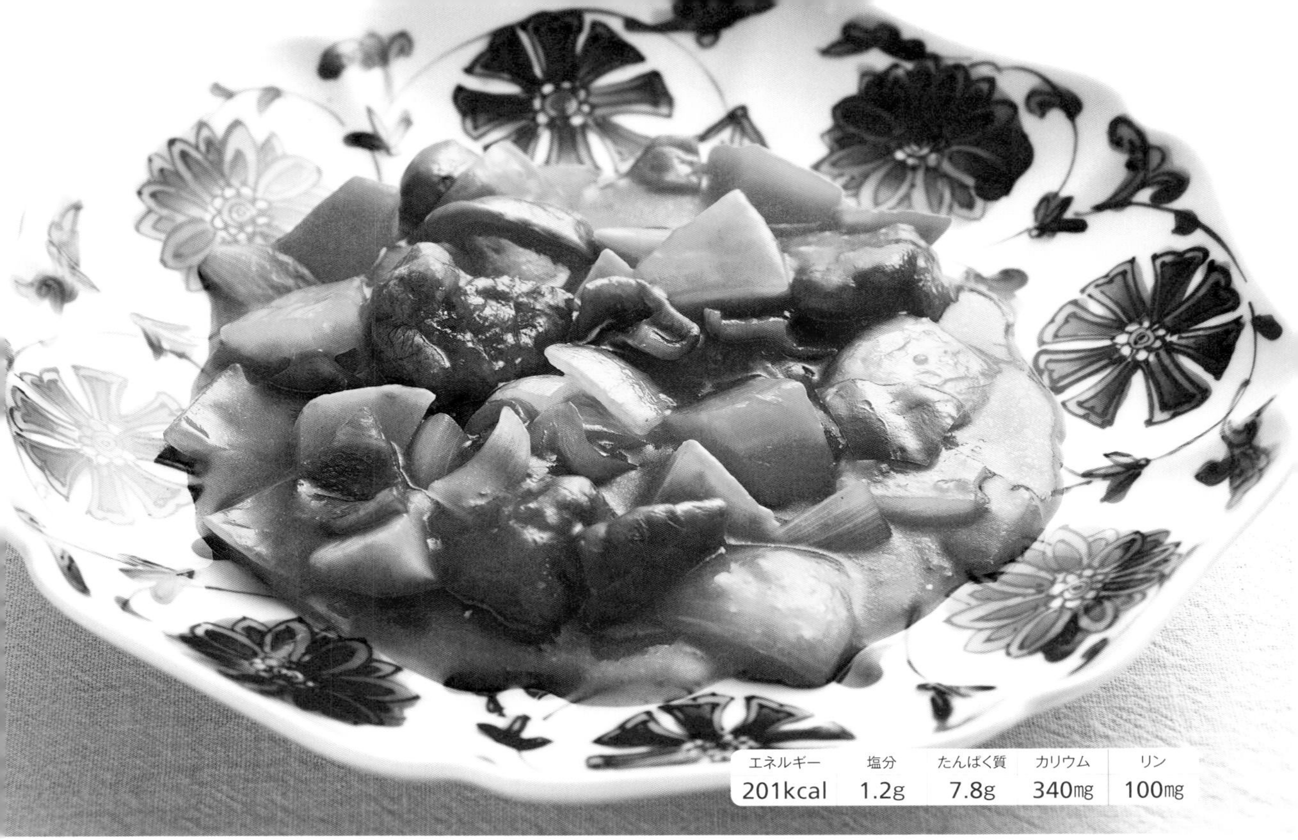

エネルギー	塩分	たんぱく質	カリウム	リン
201kcal	1.2g	7.8g	340mg	100mg

調味料の計量が、減塩とおいしさを両立するコツ

酢豚

25分

[材料(2人分)]

豚もも肉	60g
A 酒	小さじ1
しょうゆ	小さじ⅔
片栗粉	小さじ2
揚げ油	適量
玉ねぎ	小½個(60g)
ピーマン	⅔個(20g)
にんじん	2cm(20g)
ゆでたけのこ	30g
パイナップル(缶詰)	½切れ(20g)
サラダ油	大さじ1
B 湯	½カップ強
鶏がらスープの素	ミニスプーン2(小さじ⅖)
トマトケチャップ	小さじ4
砂糖・酢	各小さじ2
しょうゆ(減塩)	小さじ1
C 片栗粉	小さじ2
水	小さじ4

[作り方]

準備

1 豚肉に**A**をなじませ10分くらいおき、片栗粉をまぶし揚げ油で揚げる。**パイナップル**はひと口大に切る。

2 **玉ねぎ、ピーマン、にんじん、ゆでたけのこ**はひと口大に切る(※)。

炒める・煮る

3 フライパンにサラダ油を熱し、**2**を中火で炒める。火が通ったら**1**の豚肉、**パイナップル**、混ぜ合わせた**B**を加えて煮立てる。合わせた**C**でとろみをつける。

※カリウム制限がある場合、玉ねぎ、ピーマン、にんじんはひと口大に切った後、下ゆでする。

[おすすめ献立例]

＋とうがんとくずきりの煮物 →p.87

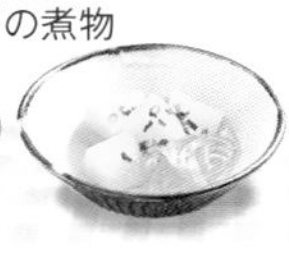

＋キャベツとコーンの中華風スープ →p.102

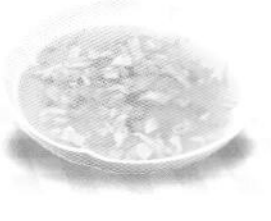

粉山椒の香りが食欲をそそります

麻婆豆腐

20分

[材料(2人分)]

絹ごし豆腐	150g
豚ひき肉	40g
長ねぎ・しょうが(みじん切り)	少々
サラダ油	小さじ2
豆板醤	ミニスプーン2(小さじ2/5)
A しょうゆ・みそ・酒	各小さじ1
砂糖	小さじ1/3
鶏がらスープの素	ミニスプーン2(小さじ2/5)
片栗粉	小さじ2
水	大さじ4
ごま油	小さじ1/2
粉山椒	少々

[作り方]

準備 **1** 豆腐は1.5cm角に切って熱湯でゆでる。

炒める **2** フライパンにサラダ油を熱し、**長ねぎ**、**しょうが**を中火で炒める。香りがたったら**ひき肉**を加えて炒め、色が変わったら、豆板醤を加えてさらに炒める。

煮る **3** **2**に**1**の**豆腐**を入れ、よく混ぜた**A**を加えて煮立てる。とろみがついたら、ごま油を回し入れる。

仕上げる **4** **3**を器に盛り、粉山椒をふる。

[おすすめ献立例]

+とうがんとわかめの中華風スープ

→p.104

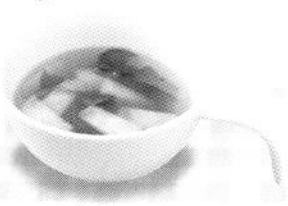

+揚げ春雨のサラダ

→p.131

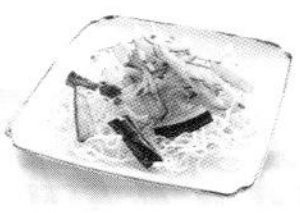

低たんぱく質 **のコツ!**

レシピで使う豚ひき肉と豆腐の1人分の分量は写真の通り(豚ひき肉20g、豆腐75g)。分量を計量しながら作りましょう。

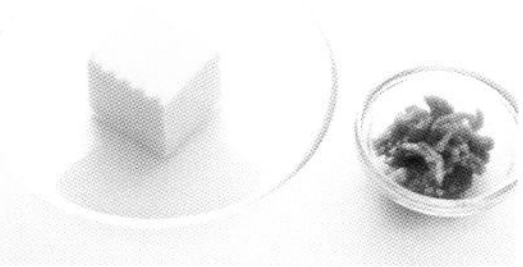

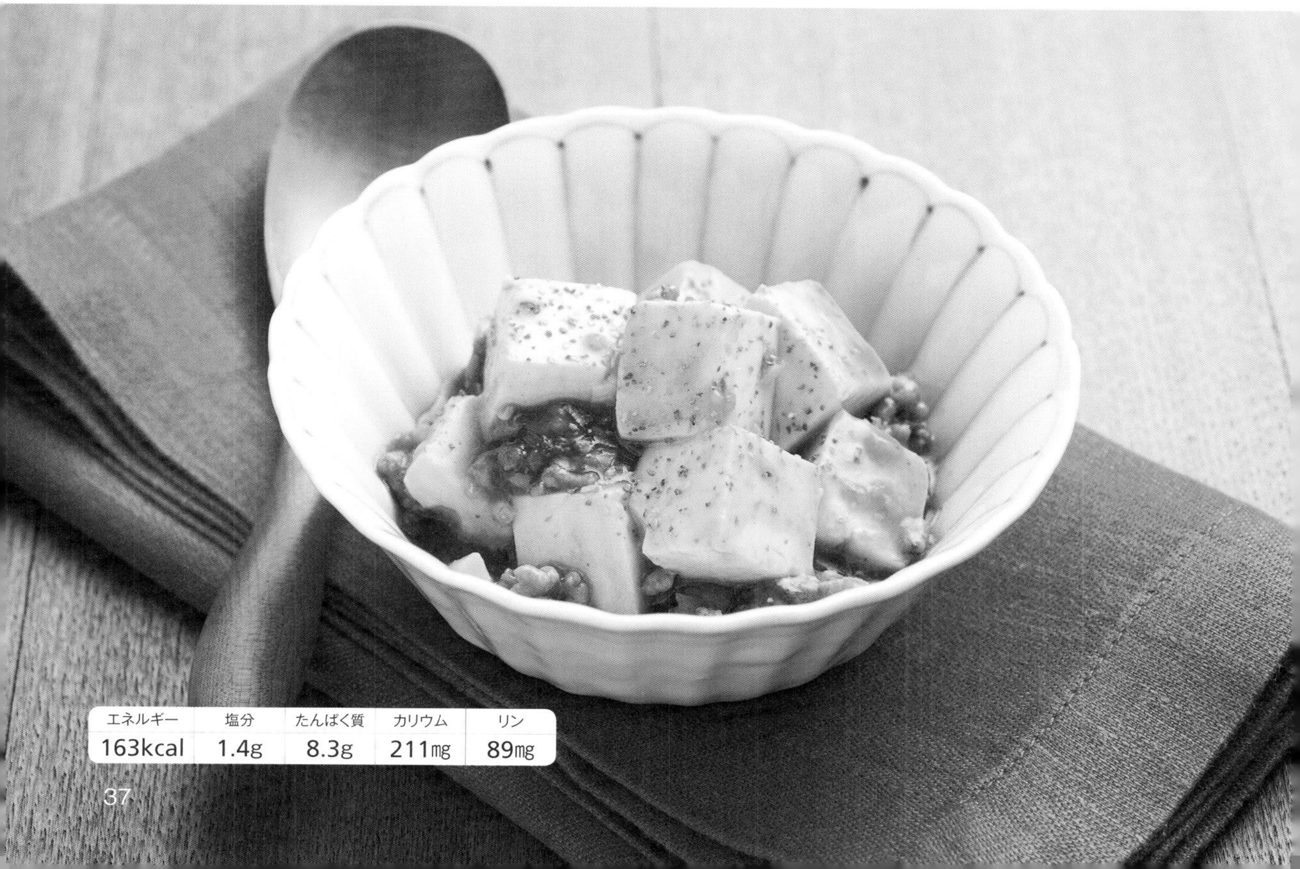

エネルギー	塩分	たんぱく質	カリウム	リン
163kcal	1.4g	8.3g	211mg	89mg

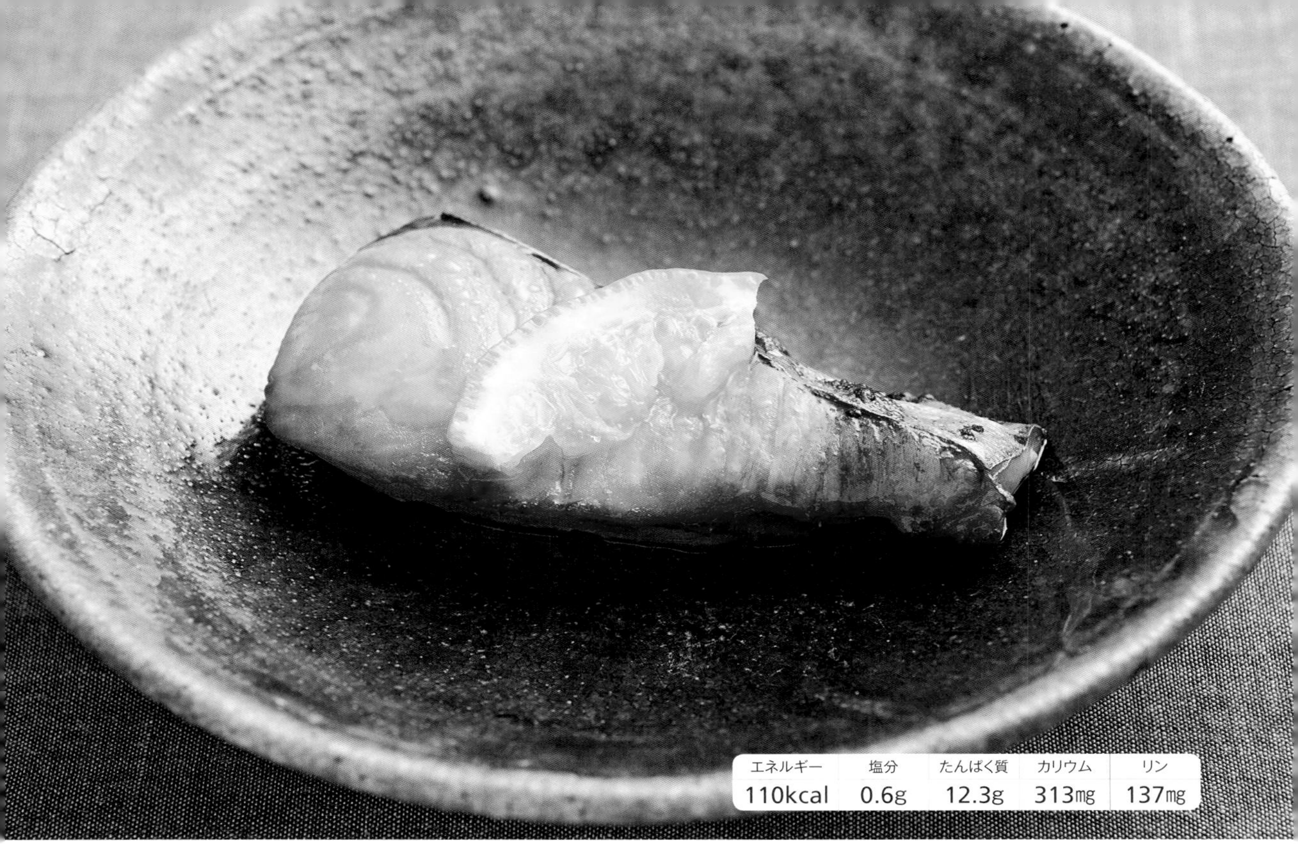

エネルギー	塩分	たんぱく質	カリウム	リン
110kcal	0.6g	12.3g	313mg	137mg

魚の繊細なおいしさを楽しめます

さわらの幽庵焼き

15分（漬ける時間を除く）

[材料（2人分）]

さわら	120g
A 酒	小さじ1
しょうゆ	小さじ1
ゆず果汁	小さじ1
ゆず（輪切り）	1枚

[作り方]

準備

1 **さわら**は**A**に15分くらい漬け、ときどき返して、味をしみこませる。

焼く

2 1の**さわら**の汁けを切り、魚焼きグリルで焼く。途中、漬け汁をぬりながら焼く。

仕上げる

3 器に盛り、**ゆず**を切ってのせる。

[おすすめ献立例]

＋大学いも

→p.129

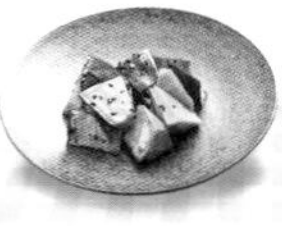

＋揚げもちのおろし和え

→p.130

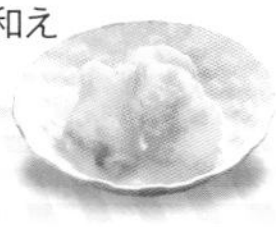

減塩のコツ！

味つけには、かんきつ類や酢などの酸味、ハーブ・スパイスを積極的に使いましょう。素材のうま味を引き立て、薄味でもおいしく仕上がります。

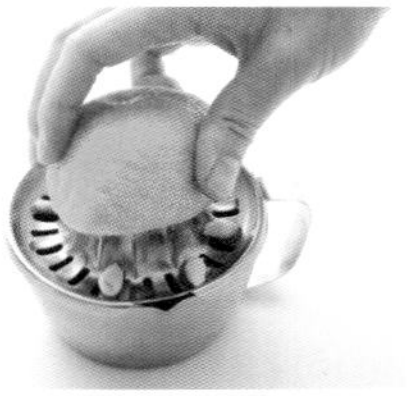

少ない調味料でも、しっかり味がついています

銀だらの煮つけ

20分

[材料（2人分）]

銀だら	120g
A 水	大さじ4
みりん	小さじ1
酒	大さじ½
しょうゆ	大さじ½
かいわれ菜	10g

[作り方]

準備

1 **銀だら**は皮目に切れ目を入れる。**かいわれ菜**はさっとゆでる。

煮る

2 鍋に**A**を入れて煮立て、**1**の**銀だら**を入れる。落としぶたをして10分くらい煮る。

仕上げる

3 器に盛り、**1**の**かいわれ菜**を添える。

[おすすめ献立例]

＋かぼちゃとニラのみそ汁

→p.101

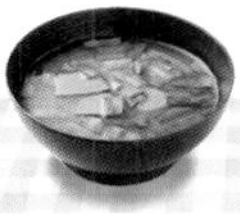

＋なすとオクラのみそ炒め

→p.86

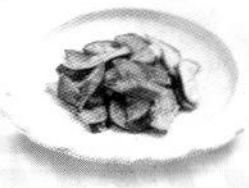

減塩のコツ！

落としぶたをすると、しっかり味がしみこみます。少ない調味料でおいしい料理を仕上げる基本です。

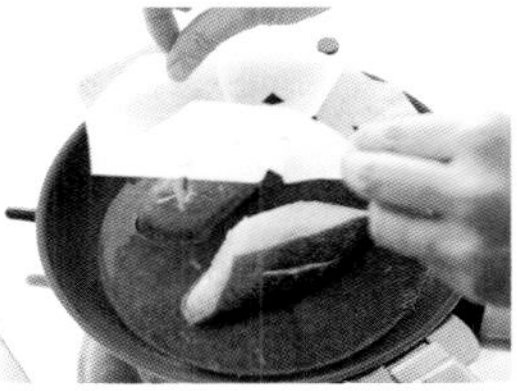

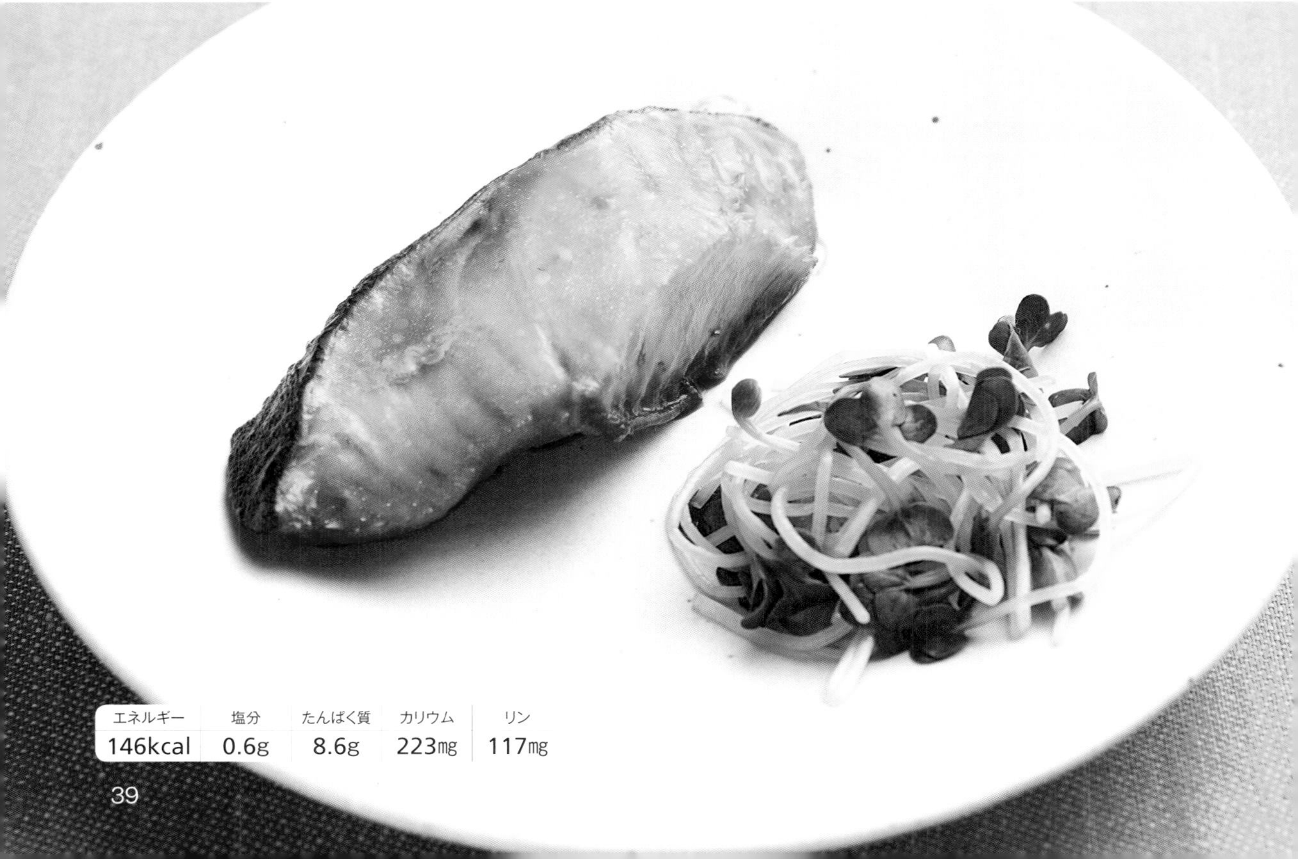

エネルギー	塩分	たんぱく質	カリウム	リン
146kcal	0.6g	8.6g	223mg	117mg

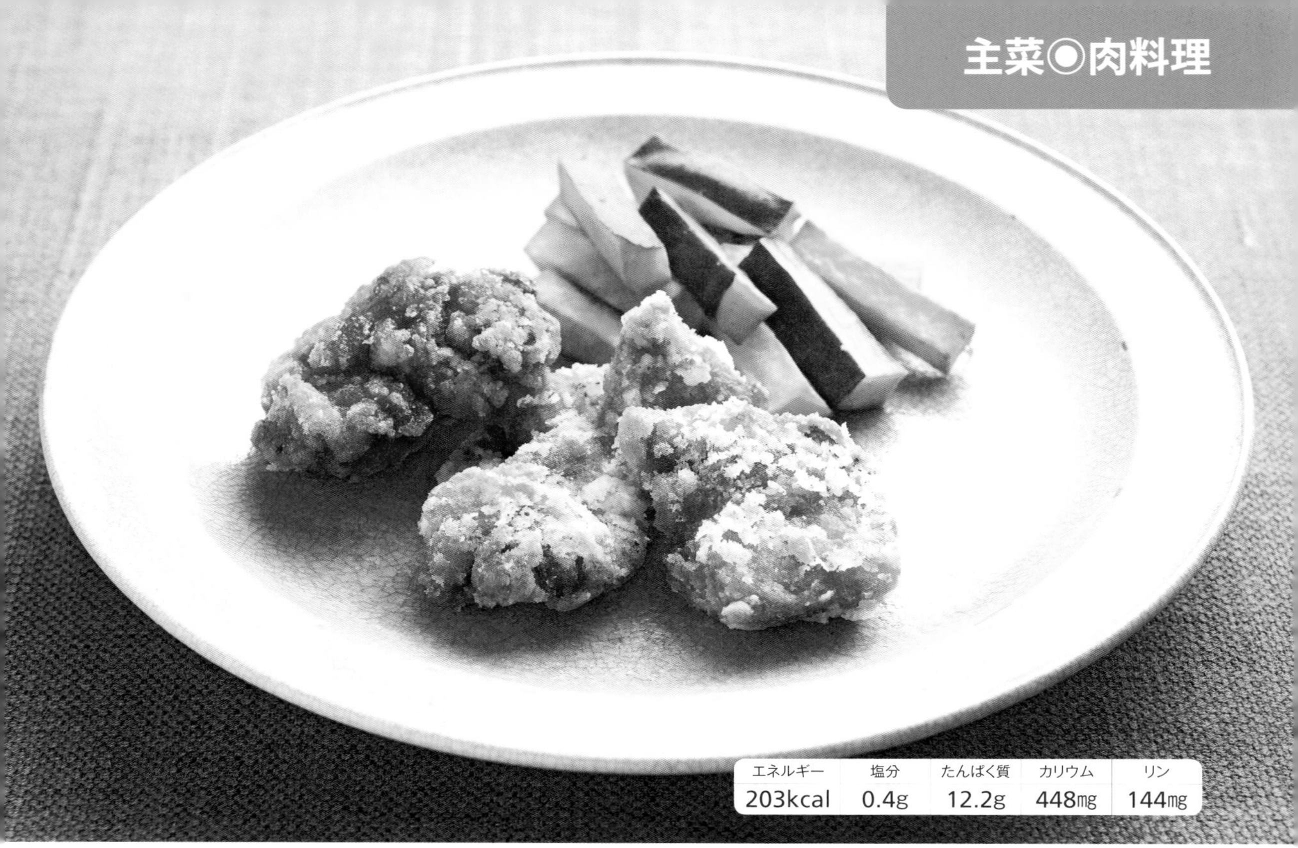

エネルギー	塩分	たんぱく質	カリウム	リン
203kcal	0.4g	12.2g	448mg	144mg

サクサクの衣にジューシーな肉がたまらない

鶏の竜田揚げ

20分

[材料（2人分）]

鶏もも肉（皮なし）	120g
A 酒	小さじ1
しょうゆ	小さじ1
しょうがのしぼり汁	少々
おろしにんにく	少々
片栗粉	大さじ1
揚げ油	適量
さつまいも	5cm（100g）

[作り方]

準備

1 鶏肉はそぎ切りにして、Aに10分くらい漬ける。さつまいもは棒状に切る。

揚げる

2 鍋に揚げ油を160℃に熱し、さつまいもを素揚げする。鶏肉は汁けをふいて片栗粉をまぶし、170℃の油で揚げる。

仕上げる

3 器に2の鶏肉とさつまいもを盛る。

[おすすめ献立例]

＋春菊の葉のサラダ

→p.85

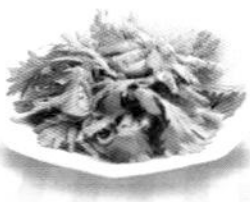

＋大根とにんじんの炒めなます

→p.94

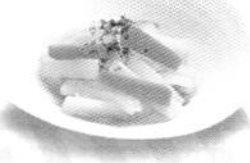

低たんぱく質のコツ!

うま味と塩けのきいた鶏肉に、甘みのあるさつまいもをつけ合わせにすることで、食事の満足感が高まります。

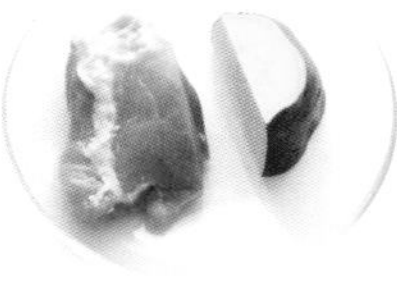

白菜の甘みと豚肉のコクが好相性!

豚ばらと白菜の重ね煮

25分

[材料(2人分)]

豚ばら肉	120g
白菜	2枚半(240g)
しょうが(せん切り)	少々
酒	¼カップ
水	¼カップ
ゆずこしょう	小さじ1

[作り方]

準備

1 **白菜**はざく切りにする。**豚ばら肉**は食べやすい大きさに切る。

煮る

2 鍋に**白菜**、**豚ばら肉**を交互に重ねる。**しょうが**を散らし、酒、水を加え、中火にかける。煮立ったら、ふたをして弱火で蒸し煮する。

仕上げる

3 器に盛り、ゆずこしょうを添える。

[おすすめ献立例]

＋さやいんげんとパプリカのごま和え

→p.90

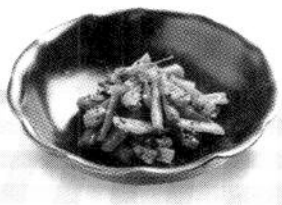

＋にんじんとセロリのきんぴら

→p.83

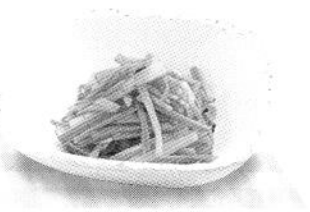

減塩のコツ!

ゆずこしょうは、ゆずと青唐辛子に塩を入れて作られたもの。少量でも、料理のよいアクセントになります。

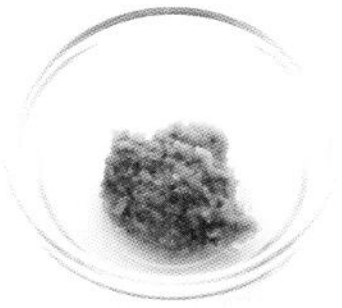

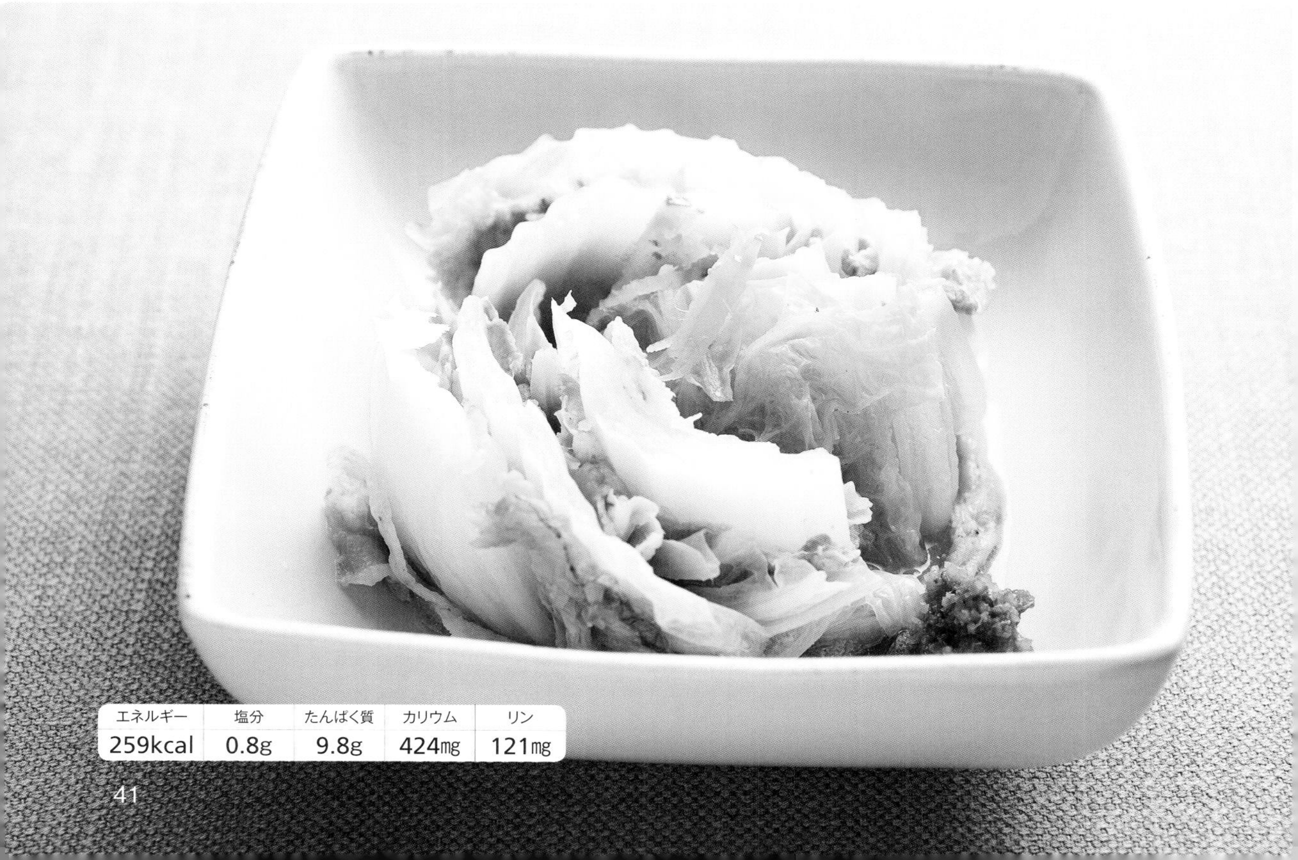

エネルギー	塩分	たんぱく質	カリウム	リン
259kcal	0.8g	9.8g	424mg	121mg

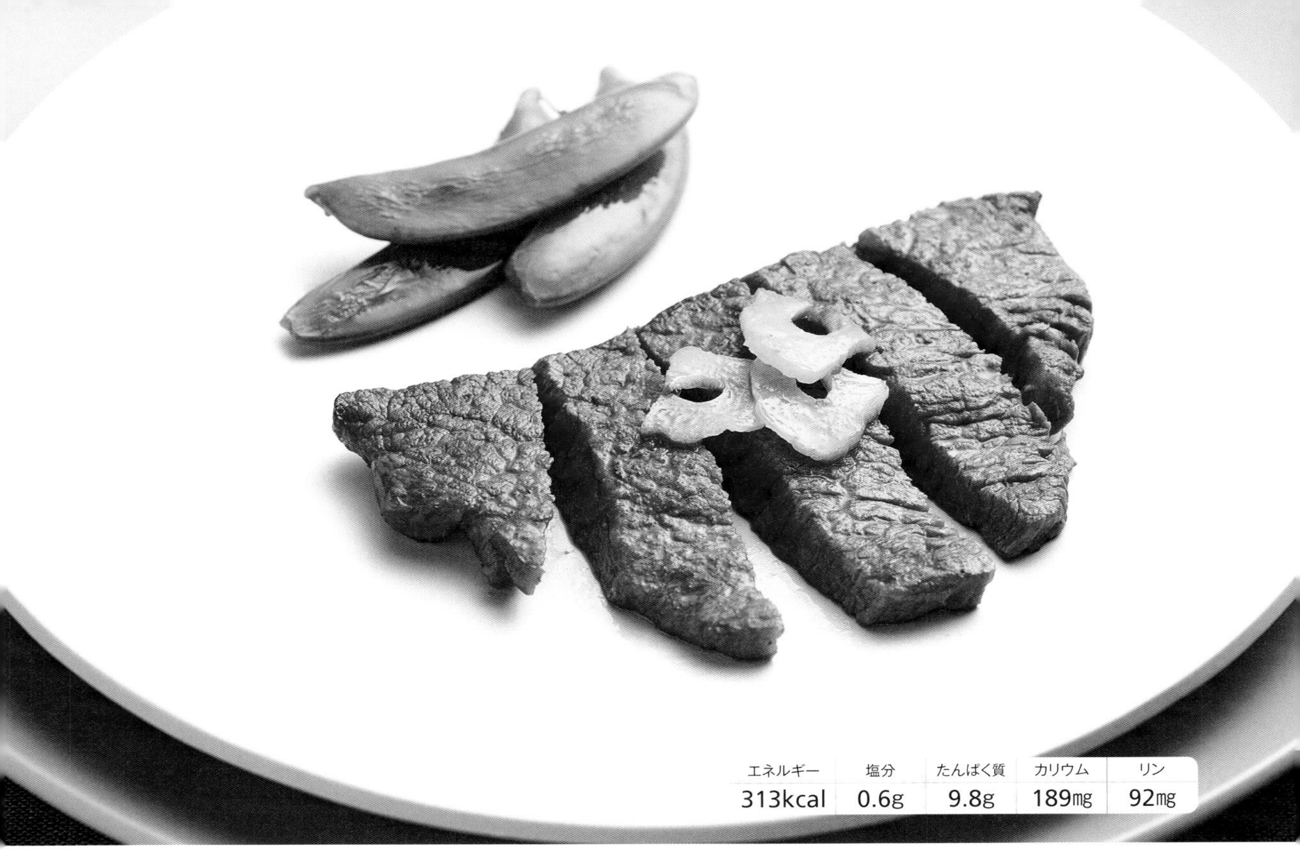

エネルギー	塩分	たんぱく質	カリウム	リン
313kcal	0.6g	9.8g	189mg	92mg

シンプルに塩とこしょうで味つけします

牛リブロース肉のステーキ

20分

[材料（2人分）]

牛リブロース肉	2枚（130g）
塩	ミニスプーン1（1g）
あらびきこしょう	少々
にんにく（薄切り）	6枚
オリーブ油	小さじ2
白ワイン	小さじ1強
スナップえんどう	6個

[作り方]

準備

1 牛肉はたたいて伸ばし、塩、あらびきこしょうをふる。スナップえんどうはゆでる。

焼く

2 フライパンにオリーブ油、にんにくを入れ、弱火にかける。にんにくが色づいたら取り出し、1の牛肉を入れて強火で両面を焼く。白ワインをふり、アルコール分をとばす。

仕上げる

3 2の牛肉を器に盛り、2で取り出したにんにくをのせる。1のスナップえんどうを添える。

[おすすめ献立例]

＋かぶ・かぶの葉のごまマヨ和え

→p.94

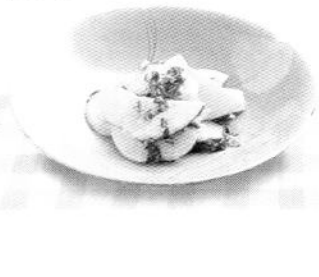

＋かぼちゃのはちみつレモン煮

→p.89

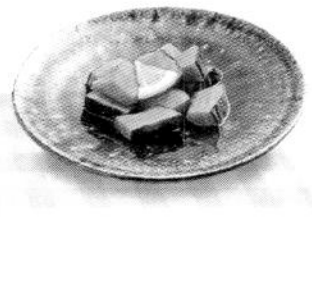

低たんぱく質のコツ！

牛肉は適度に脂のある部位のほうが少し多く食べられ、満足感も得られます。牛肉はたたいてのばしてから調理します。

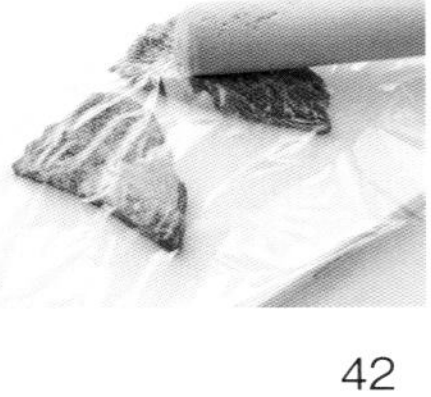

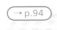

隠し味にしょうゆを入れて、ぐっと親しみやすい味に

ビーフストロガノフ

作りおき　20分

[材料(2人分)]

牛もも薄切り肉	100g
こしょう	少々
小麦粉	小さじ1
玉ねぎ	中¼個(50g)
ごぼう	10cm(50g)
にんじん	3cm(30g)
オリーブ油	小さじ2
A デミグラスソース(市販)	70g
トマトケチャップ	大さじ1
赤ワイン	小さじ2
しょうゆ	小さじ1
パセリ(みじん切り)	少々

[作り方]

準備
1 **牛肉**は細切りにしてこしょうをふり、小麦粉をなじませる。**玉ねぎ**は薄切り、**ごぼう**はささがき、**にんじん**は短冊切りにする(※)。

炒める・煮る
2 フライパンにオリーブ油を熱して1の**牛肉**を炒める。肉の色が変わったら1の**玉ねぎ**、**ごぼう**、**にんじん**を加えてさらに炒め、Aを加える。野菜に火が通るまで煮込む。

仕上げる
3 器に盛り、**パセリ**を散らす。

※カリウム制限がある場合、玉ねぎ、ごぼう、にんじんは切った後に下ゆでする。

[おすすめ献立例]

＋ポテトサラダ

→p.83

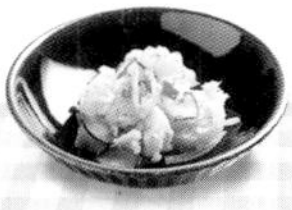

＋焼きねぎのマリネ

→p.84

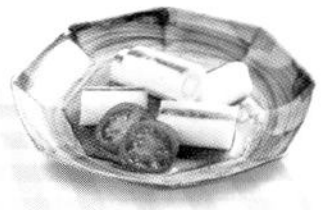

カリウム減のコツ!

切った野菜をゆでこぼすことで、カリウムの摂取量が減らせます。下ゆでせずに煮るとカリウムが煮汁に溶け出るので注意します。

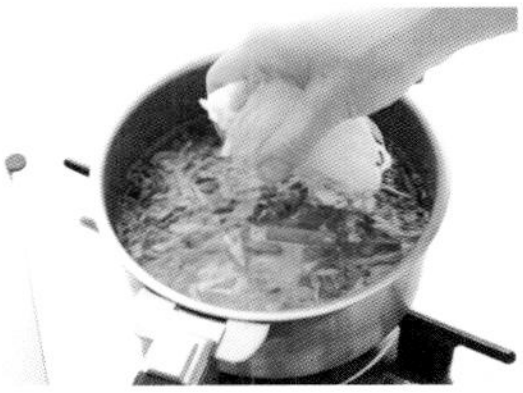

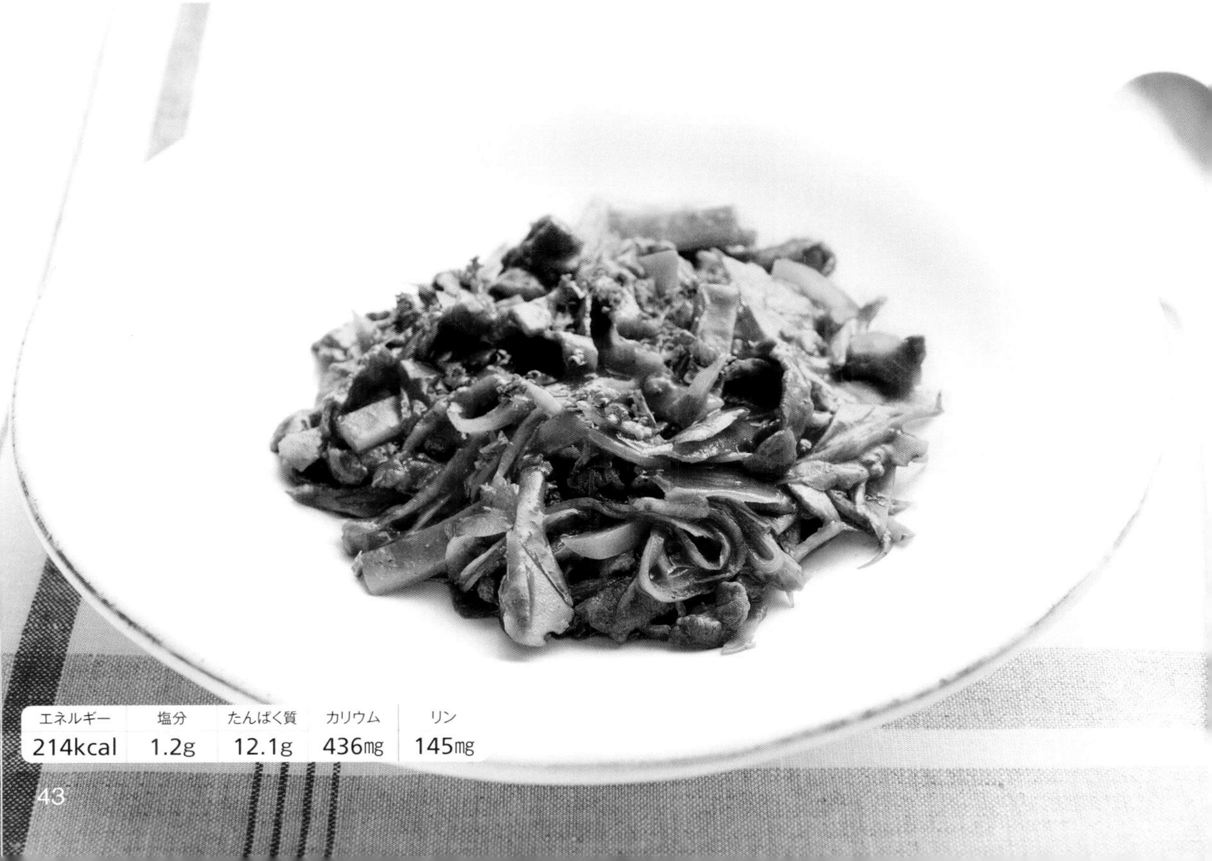

エネルギー	塩分	たんぱく質	カリウム	リン
214kcal	1.2g	12.1g	436mg	145mg

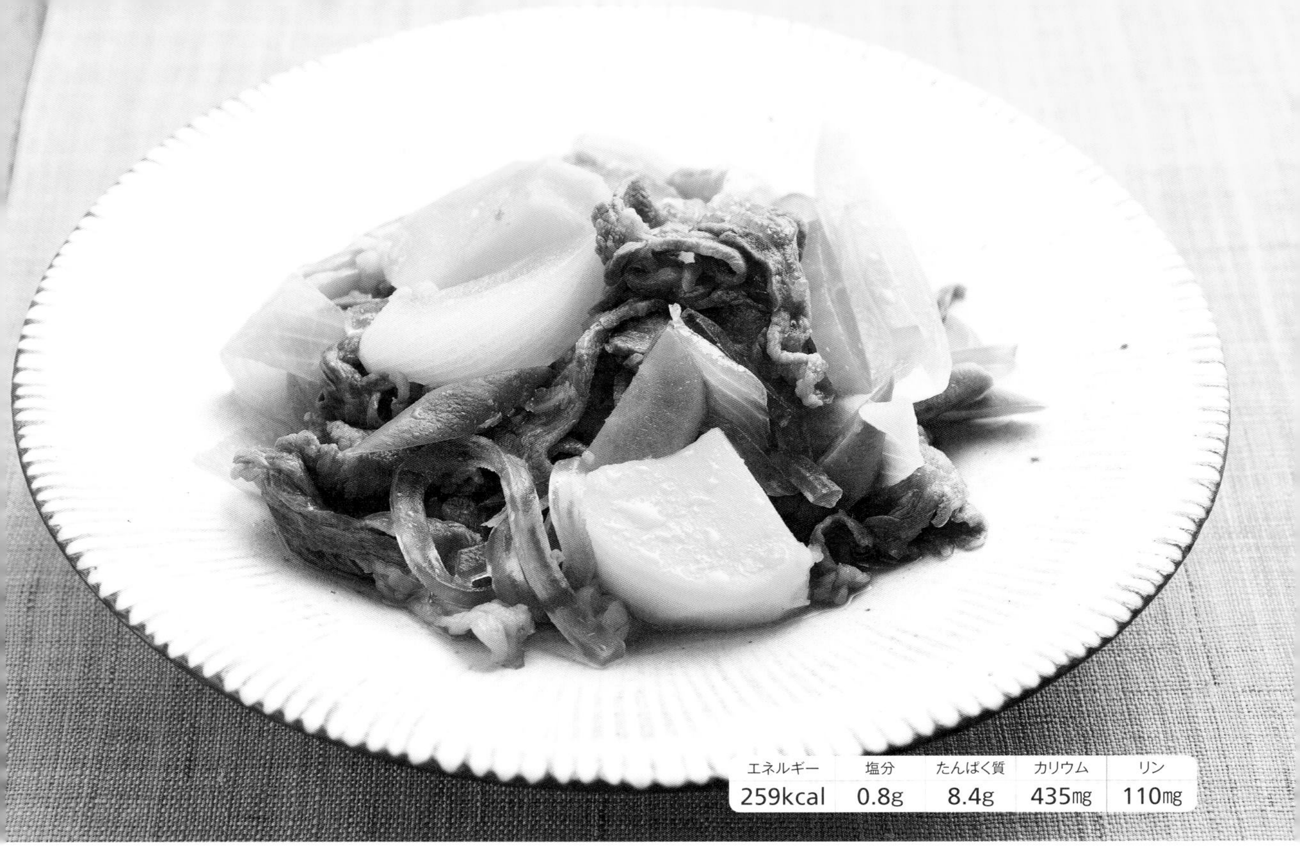

エネルギー	塩分	たんぱく質	カリウム	リン
259kcal	0.8g	8.4g	435mg	110mg

いろいろな野菜を使って、彩りも栄養バランスも◎

牛肉じゃが

作りおき　30分

[材料（2人分）]

牛薄切り肉	80g
じゃがいも	大½個（80g）
玉ねぎ	小½個（60g）
にんじん	2cm（20g）
さやいんげん	4本
くずきり（乾物）	50g
サラダ油	小さじ2
A だし汁	1カップ
砂糖	小さじ2
酒	小さじ2
しょうゆ	小さじ2強

[作り方]

準備

1 **牛肉**はひと口大、**じゃがいも**は乱切りにする。**玉ねぎ**はくし切り、**にんじん**は薄切りにする（※）。**さやいんげん**はゆでて斜めに切る。**くずきり**は戻す。

炒める・煮る

2 鍋にサラダ油を熱し、**1**の**牛肉**をさっと炒める。**1**の**玉ねぎ**、**にんじん**を炒め、**じゃがいも**を加えて炒める。**A**を加えて15分くらい煮て、**くずきり**を入れてひと煮する。**さやいんげん**を散らす。

※カリウム制限がある場合、玉ねぎとにんじんは切った後に下ゆでする。

[おすすめ献立例]

＋蒸しなすのしょうがじょうゆ添え

→p.92

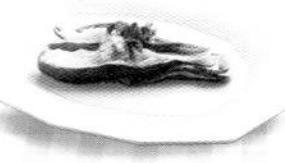

＋大根ときゅうりのしそ風味

→p.89

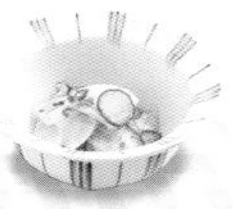

カリウム減のコツ！

いも類にもたんぱく質やカリウムが含まれます。じゃがいもだけでなく、さまざまな野菜を使い、栄養バランスを整えます。

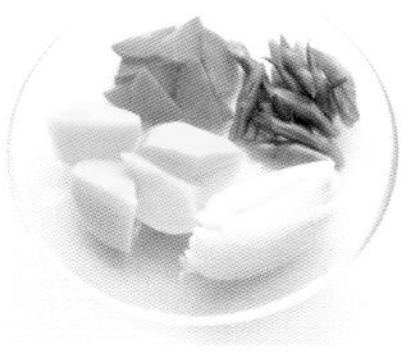

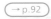

作りおきできて彩りがいいから、お弁当にもおすすめ

炒り鶏

作りおき　35分（干ししいたけの戻し時間は省く）

［材料（2人分）］

鶏むね肉（皮つき）	100g
にんじん	3cm（40g）
ごぼう	10cm（40g）
ゆでたけのこ	40g
こんにゃく	60g
干ししいたけ（乾物）	1枚
絹さや	4枚
サラダ油	小さじ2
だし汁	1カップ
A しょうゆ	小さじ2強
砂糖	小さじ2
酒	小さじ2

［作り方］

準備

1 **鶏肉**、**にんじん**、**ごぼう**、**ゆでたけのこ**はひと口大に切る（※）。**こんにゃく**はひと口大にちぎる。**干ししいたけ**は水で戻して乱切りにする。**絹さや**はゆでて斜めに切る。

炒める・煮る

2 鍋にサラダ油を熱し、**鶏肉**を中火で炒める。色が変わったら、**にんじん**、**ごぼう**、**ゆでたけのこ**、**こんにゃく**、**干ししいたけ**を入れ、さっと炒める。

3 だし汁を加えて10分くらい煮る。**A**を加えて5分くらい煮る。最後に**絹さや**を加えてさっと火を通す。

※カリウム制限がある場合、にんじん、ごぼうは切った後に下ゆでする。

［おすすめ献立例］

＋みつばのからし和え →p.96

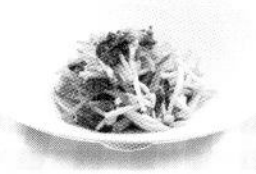

＋刺身こんにゃくの酢みそかけ →p.88

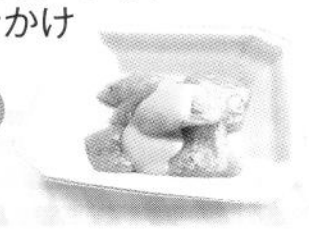

カリウム減のコツ！

きのこ類に豊富な食物繊維は動脈硬化予防になりますが、意外とたんぱく質、カリウムを多く含みます。とり過ぎには注意。

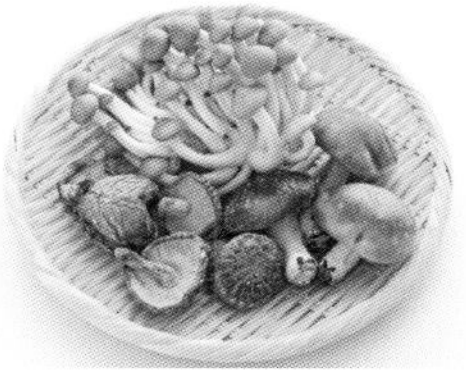

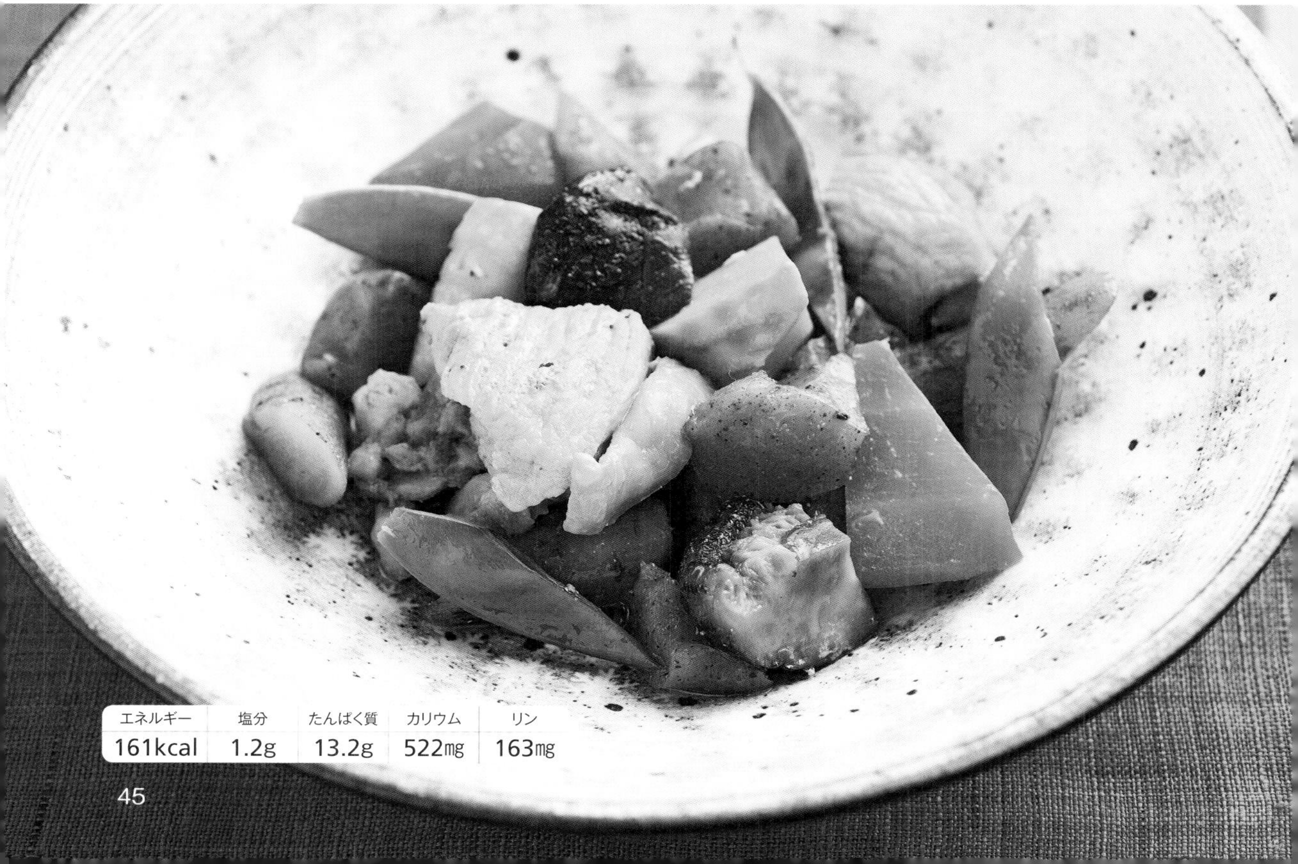

エネルギー	塩分	たんぱく質	カリウム	リン
161kcal	1.2g	13.2g	522mg	163mg

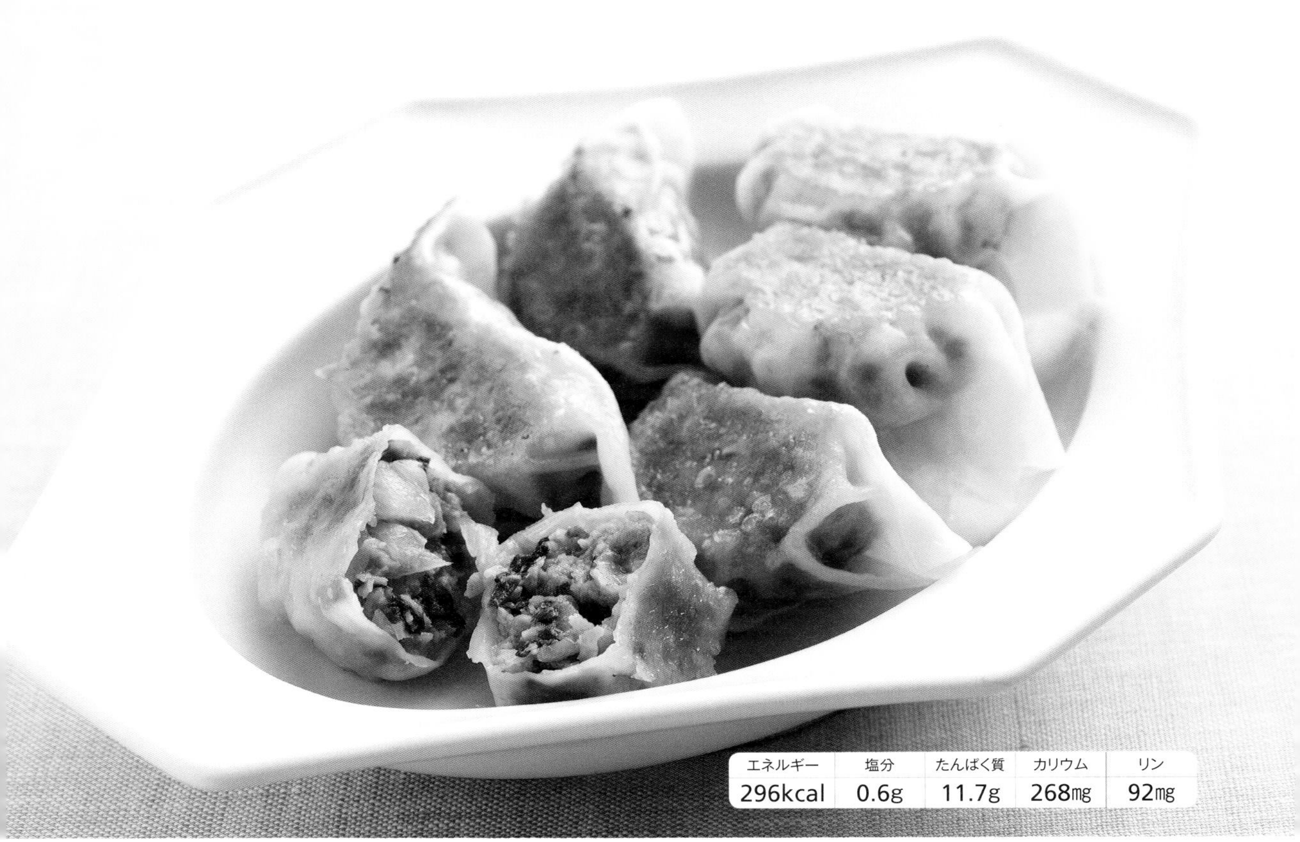

エネルギー	塩分	たんぱく質	カリウム	リン
296kcal	0.6g	11.7g	268mg	92mg

白菜とにらがたっぷり!

餃子

30分

[材料（2人分）]

豚ひき肉	80g
白菜	葉大½枚（50g）
にら	2本（20g）
片栗粉	小さじ1
A しょうゆ	小さじ1
ごま油	小さじ1
オイスターソース	小さじ½
しょうがのしぼり汁	少々
餃子の皮	12枚
サラダ油	小さじ2
ごま油	小さじ½

[作り方]

準備

1 **白菜**、**にら**はゆでて細かく刻み、水けをしぼる。

2 ボウルに**ひき肉**、**A**を入れてよく混ぜ、**白菜**、**にら**、**片栗粉**を加えてさらに混ぜる。等分にして**餃子の皮**で包む。

焼く・仕上げる

3 サラダ油を熱したフライパンに**2**を並べ、焼き目がついたら、餃子の高さの1/3くらいまで湯（分量外）を入れる。ふたをして強めの中火で蒸し焼きにする。水分がなくなったら、ふたを取って汁けをとばす。ごま油を回しかけ、パリッとするまで焼いて、盛りつける。

[おすすめ献立例]

＋春雨とレタスの中華風スープ

→p.101

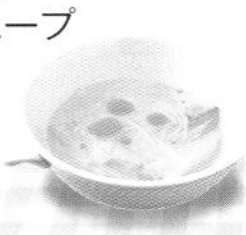

＋白菜としいたけのおかか和え

→p.95

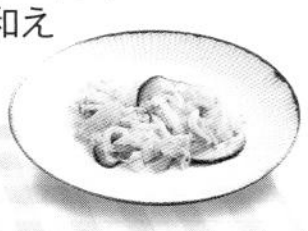

カリウム減のコツ!

白菜やにらは、下ゆですることでカリウムの量を減らすことができます。ゆでてから細かく刻みましょう。

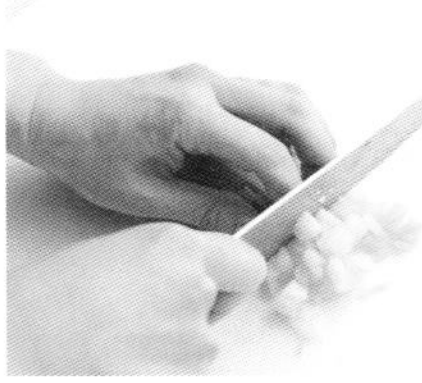

主菜◎肉料理

薬味たっぷりで爽やかな味わい。あっさり食べられます

豚肉の冷しゃぶ

15分

[材料（2人分）]

豚ばら肉（しゃぶしゃぶ用）	80g
A 大根おろし（軽く水気を切る）	100g
小ねぎ（小口切り）	1本
おろししょうが	少々
おろしにんにく	少々
塩	小さじ¼
B ぽん酢しょうゆ	大さじ1
オリーブ油	小さじ1
きゅうり	中½本（40g）
みょうが	4個（40g）

[作り方]

準備

1 **豚肉**は酒少々（分量外）を加えて沸騰させた湯でゆで、冷水に取って冷ます。**きゅうり**はせん切り、**みょうが**は斜め薄切りにする。

和える・仕上げる

2 Aを合わせ、1の**豚肉**と和える。

3 器に**豚肉**、**きゅうり**、**みょうが**を盛り合わせ、合わせたB（つけだれ）を添える。つけだれをかけ、和えて食べる。

[おすすめ献立例]

＋カリフラワーとじゃがいものカレー炒め

→p.84

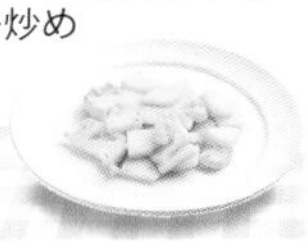

＋さつまいものバター煮

→p.95

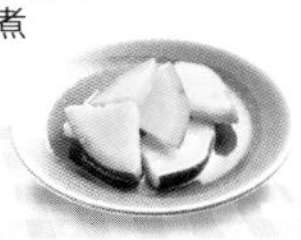

適正エネルギー のコツ！

つけだれはぽん酢しょうゆにオリーブ油を混ぜます。ぽん酢しょうゆの量を減らし減塩しながら、油を使うことでエネルギー摂取にも役立ちます。

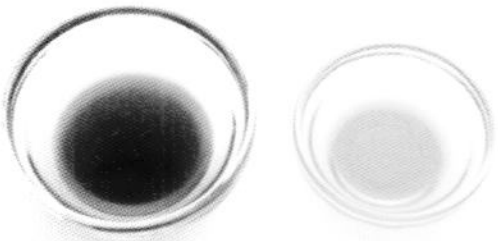

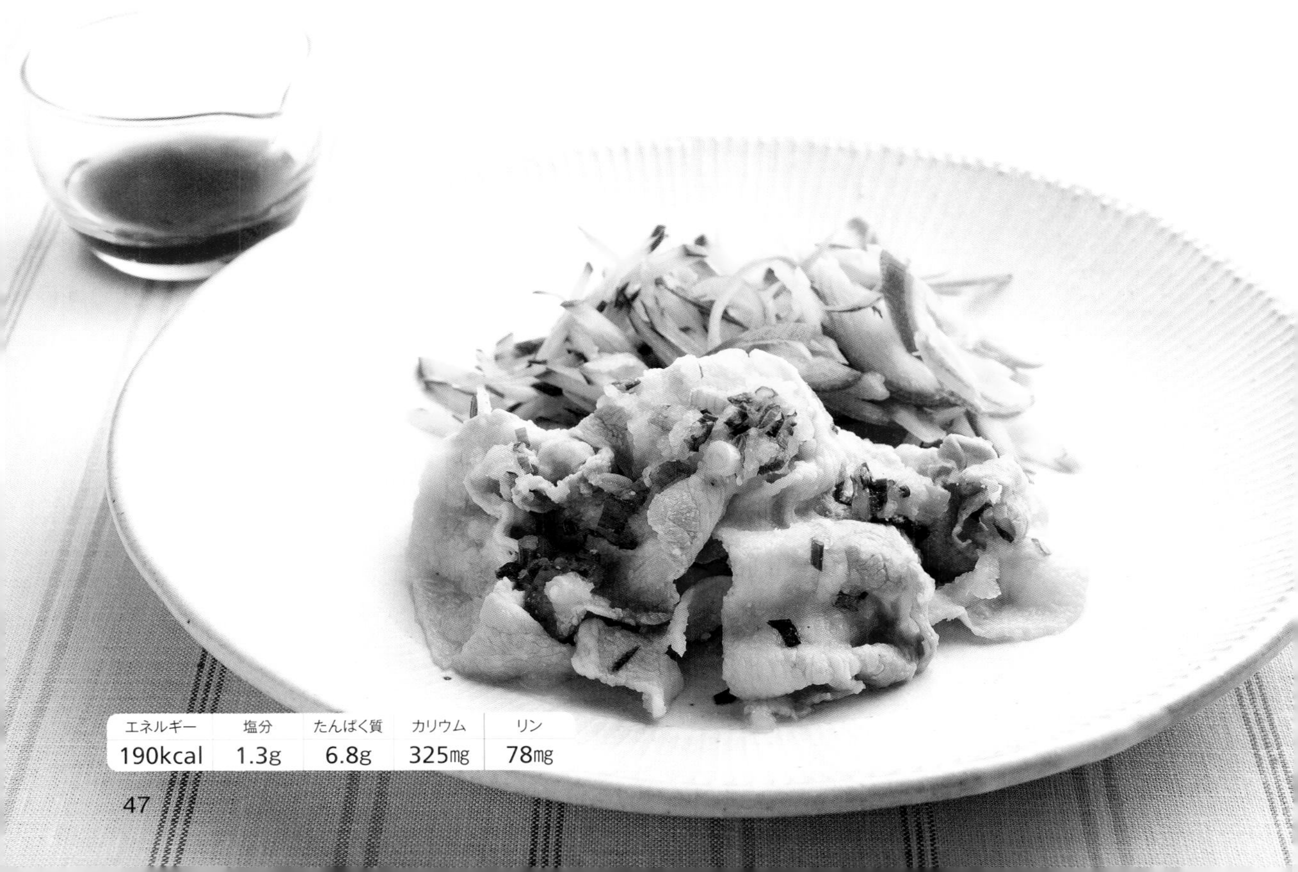

エネルギー	塩分	たんぱく質	カリウム	リン
190kcal	1.3g	6.8g	325mg	78mg

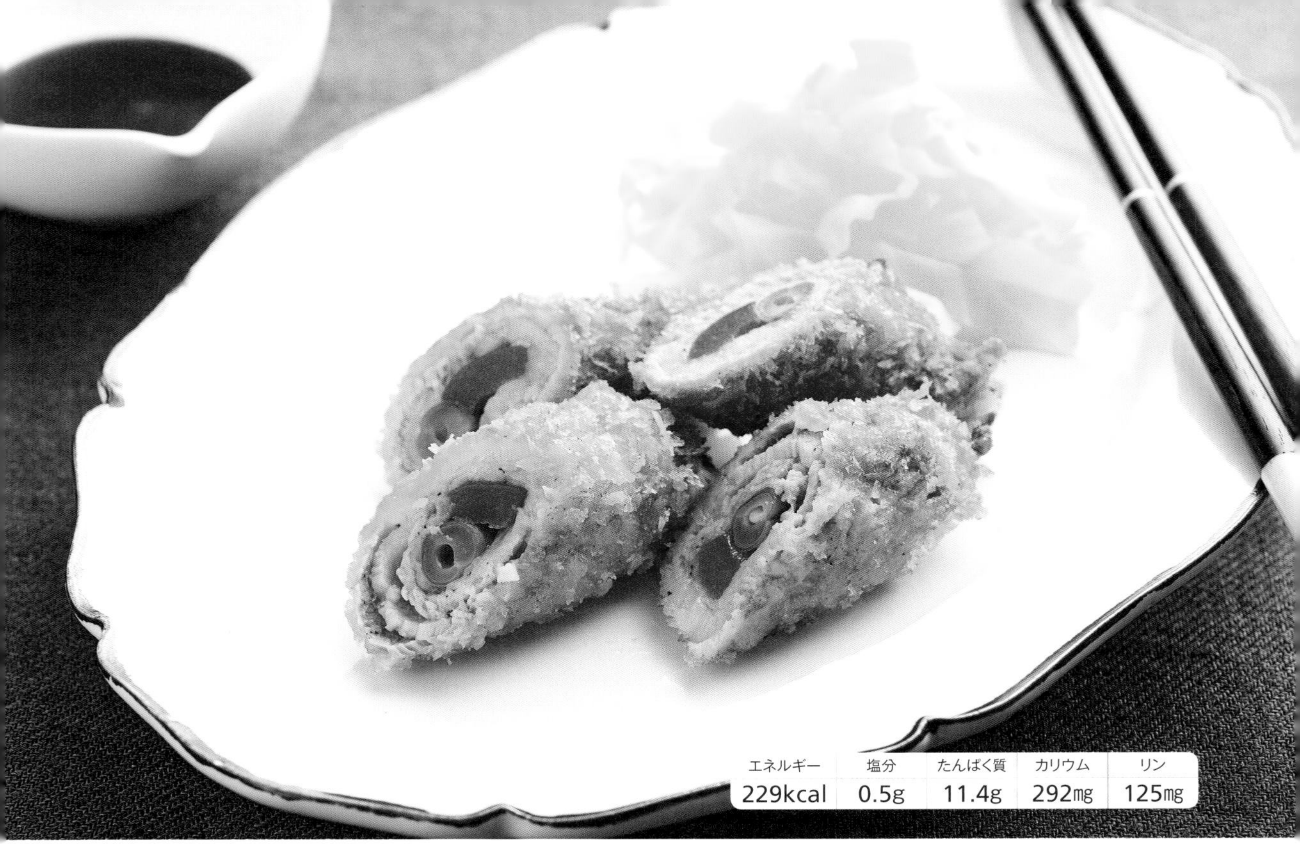

エネルギー	塩分	たんぱく質	カリウム	リン
229kcal	0.5g	11.4g	292mg	125mg

野菜を巻いて、少ない肉をボリュームアップ

豚肉の野菜巻きフライ

20分

[材料（2人分）]

豚もも薄切り肉（しゃぶしゃぶ用）	4枚（80g）
こしょう	少々
赤パプリカ	⅙個（20g）
さやいんげん	3本（20g）
小麦粉	小さじ1
溶き卵	20g
パン粉	15g
揚げ油	適量
A 中濃ソース（低塩）	小さじ4
トマトケチャップ	小さじ1
キャベツ	大1枚（60g）

[作り方]

準備

1 赤パプリカは棒状に切り、キャベツは太めのせん切りにする（※）。さやいんげんはゆでて赤パプリカと同じ長さに切る。

2 豚肉は広げてこしょうをふる。1の赤パプリカ、さやいんげんを4等分にして巻く。

揚げる

3 2に、小麦粉、溶き卵、パン粉の順番で衣をつけ、170℃に熱した揚げ油で揚げる。

仕上げる

4 半分に切った3と、1のキャベツを器に盛る。Aを混ぜて添える。

※カリウム制限がある場合、パプリカ、キャベツは切った後に下ゆでする。

[おすすめ献立例]

＋トマトとレタスのコンソメスープ

→p.100

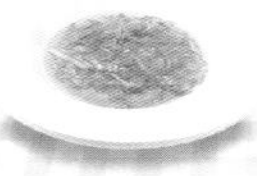

＋くずきりときゅうりのマヨネーズサラダ

→p.128

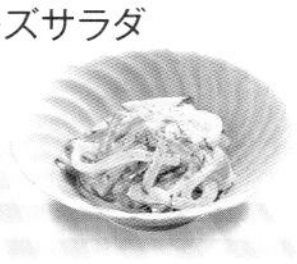

低たんぱく質のコツ！

豚肉の野菜巻きフライで使っているパプリカは、緑黄色野菜の中ではたんぱく質が少なめ。にんじんやピーマンも同様です。

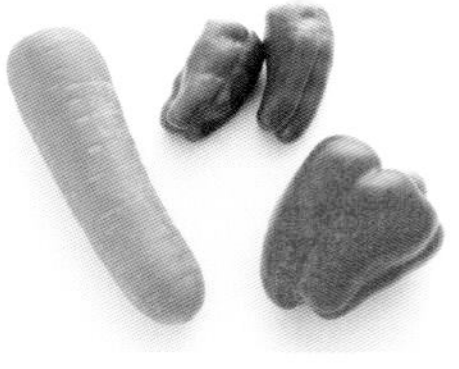

鶏肉と塩の分量を守ることが、おいしく作るコツ

鶏もも肉のソテー

作りおき 15分

[材料（2人分）]

鶏もも肉（皮なし）	120g
塩	ミニスプーン1（1g）
にんにく（薄切り）	6枚
オリーブ油	小さじ2
あらびきこしょう	少々
サニーレタス	1枚
ミニトマト	1個

[作り方]

準備

1 **鶏肉**は包丁で開いて厚みを均一にし、塩をなじませる。

焼く

2 フライパンにオリーブ油、**にんにく**を入れて弱火で炒める。**にんにく**が色づいたら取り出し、**鶏肉**の皮がついていた面を下にして、中火で4～5分焼く。

3 ひっくり返して2～3分焼き、中まで火が通ったら、食べやすく切る。

仕上げる

4 器に盛り、あらびきこしょうをふる。食べやすい大きさにちぎった**サニーレタス**と、4つ割りにした**ミニトマト**を添える。

[おすすめ献立例]

＋長いもとパプリカの素揚げ山椒風味

→p.86

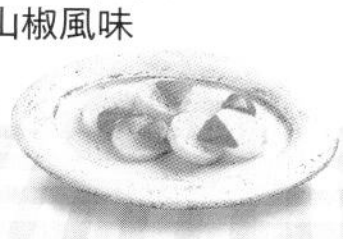

＋さつまいものバター煮

→p.95

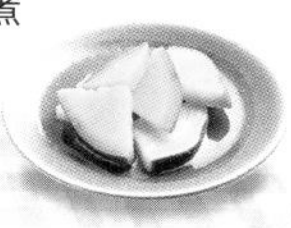

適正エネルギー のコツ！

鶏もも肉は、皮つきと皮なしでエネルギー量が違います。100gにつき、皮つき204kcal、皮なし127kcal。適正エネルギー量に合わせて使い分けましょう。

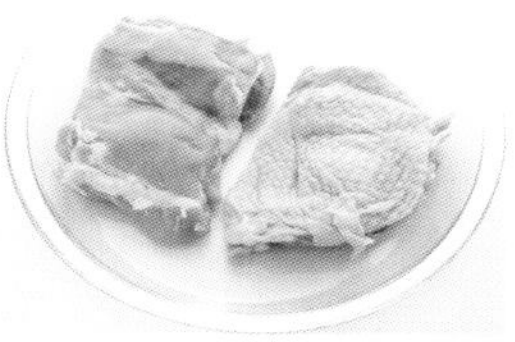

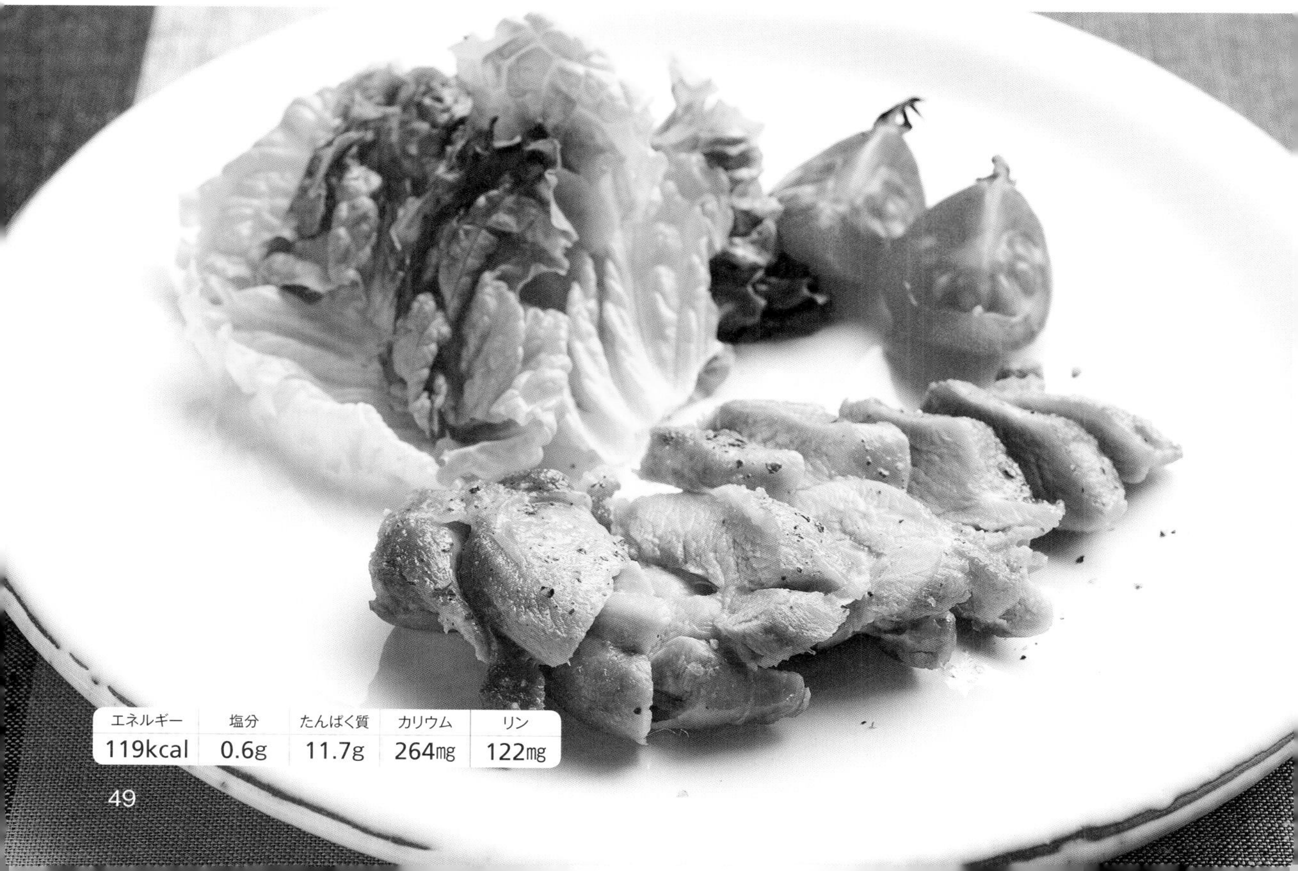

エネルギー	塩分	たんぱく質	カリウム	リン
119kcal	0.6g	11.7g	264mg	122mg

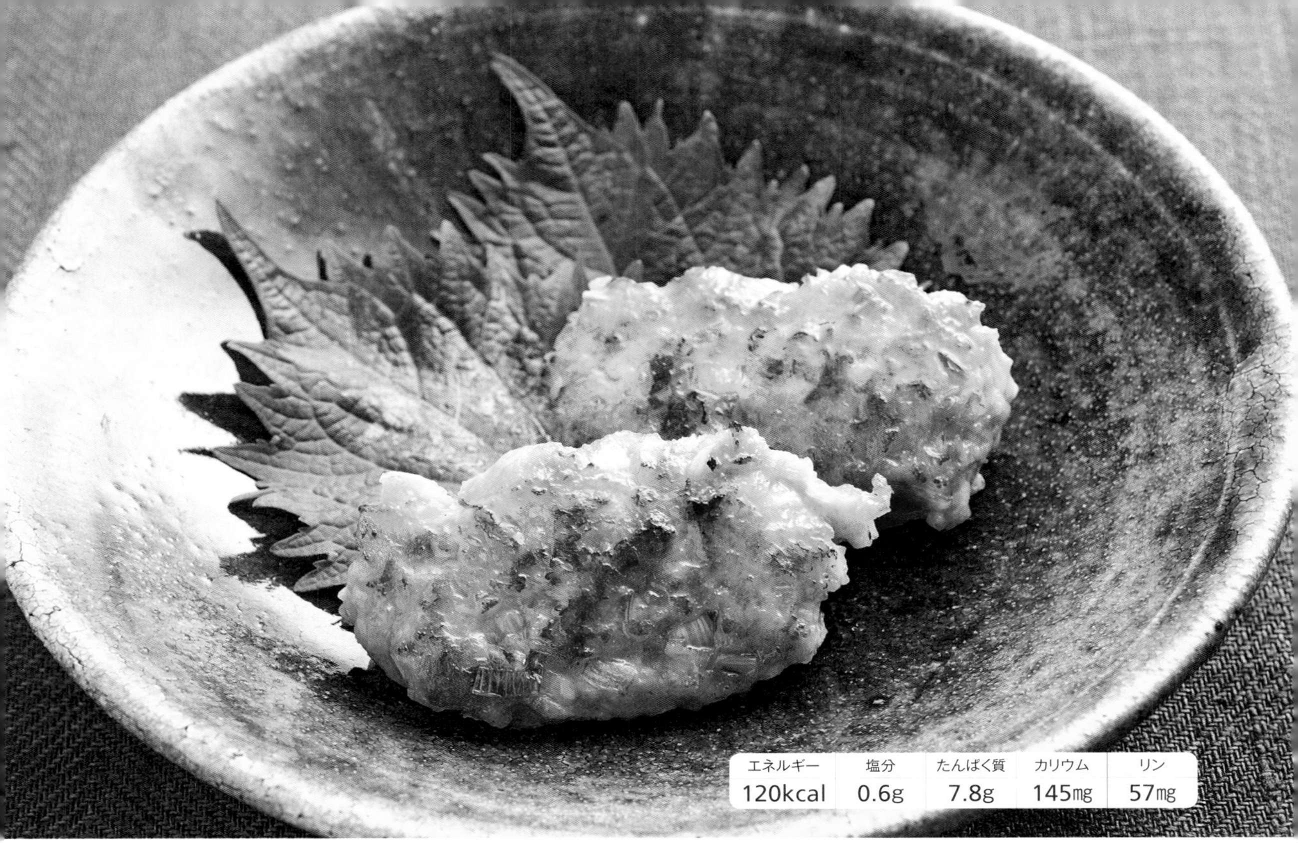

エネルギー	塩分	たんぱく質	カリウム	リン
120kcal	0.6g	7.8g	145mg	57mg

タネがしっかり味つきだから、たれがなくてもおいしい

鶏つくね

作りおき 15分

[材料(2人分)]

鶏ひき肉	80g
長ねぎ	3cm(10g)
A 片栗粉	小さじ1
酒	小さじ1
みそ(低塩)	小さじ2
サラダ油	大さじ½
しその葉	4枚

[作り方]

準備

1 **長ねぎ**はみじん切りにする。

2 ボウルに**ひき肉**、**長ねぎ**、**A**を加えてよく混ぜる。4等分にし、小判形にする。

焼く

3 フライパンにサラダ油を熱し、中火で**2**を焼く。焼き色がついたらひっくり返し、ふたをして弱火で中まで火を通す。

仕上げる

4 器に**しその葉**を敷き、**3**を盛る。

[おすすめ献立例]

＋里いもと玉ねぎの和風ポテトサラダ

→p.96

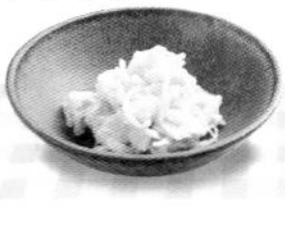

＋ピーマンの揚げ浸し

→p.92

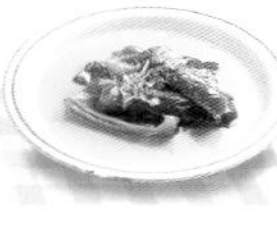

減塩のコツ!

たれをつけないつくねなので、タネを作るときに味つけが決まります。きちんと計量してからみそを入れましょう。

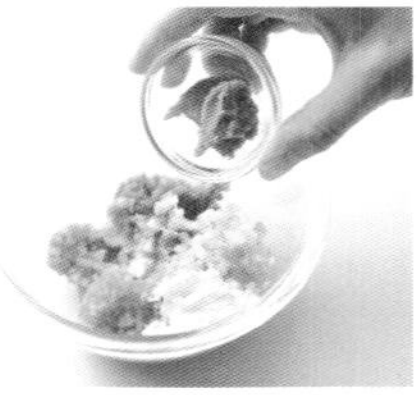

下味をつけて焼いたこんにゃくは肉のようなおいしさ

こんにゃく入り焼き肉

25分（漬ける時間を除く）

［材料（2人分）］

牛肉（焼き肉用）	80g
こんにゃく	80g
焼き肉のたれ（市販）	大さじ2
長ねぎ	小1本（80g）
サラダ油	小さじ2
サンチュ	6枚（60g）

［作り方］

準備

1 こんにゃくは肉と同じ大きさ、厚さに切る。**牛肉**、**こんにゃく**を焼き肉のたれに漬けて、15分以上おく。**長ねぎ**はぶつ切りにする。

焼く

2 フライパンにサラダ油を熱し、**長ねぎ**を香ばしく焼いて取り出す。1の**牛肉**と**こんにゃく**の汁けを切って両面を焼く。肉は好みの焼き加減で取り出す。残った**こんにゃく**に漬け汁をからめてさらに焼く。

仕上げる

3 器に**サンチュ**、**長ねぎ**、**牛肉**、**こんにゃく**を盛り合わせる。

［おすすめ献立例］

＋もずくのキムチ和え

→p.93

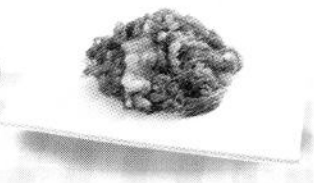

＋にんじんのチヂミ

→p.126

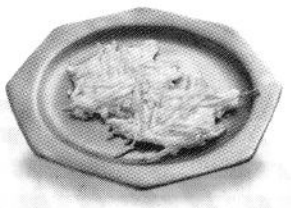

低たんぱく質のコツ！

肉や魚の量が少ない分、こんにゃくや白滝を使ってかさ増しを。あらかじめ味をなじませるとおいしい仕上がりになります。

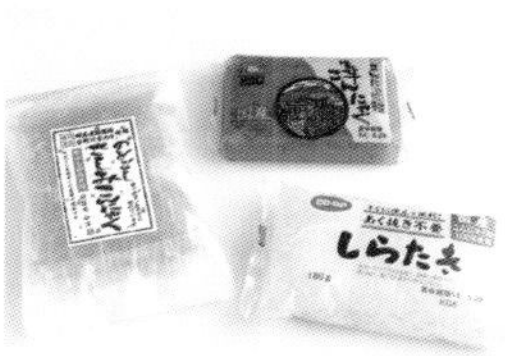

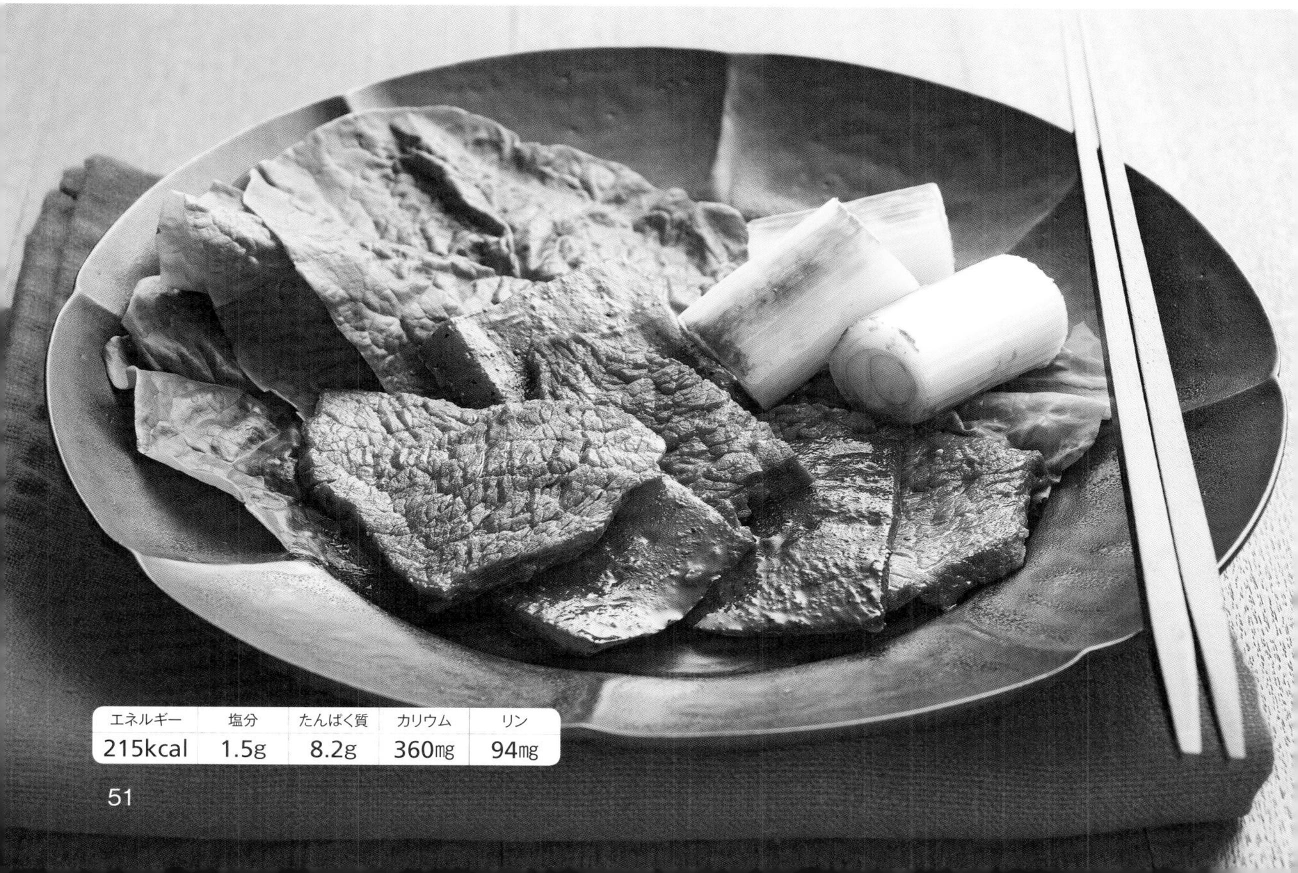

エネルギー	塩分	たんぱく質	カリウム	リン
215kcal	1.5g	8.2g	360mg	94mg

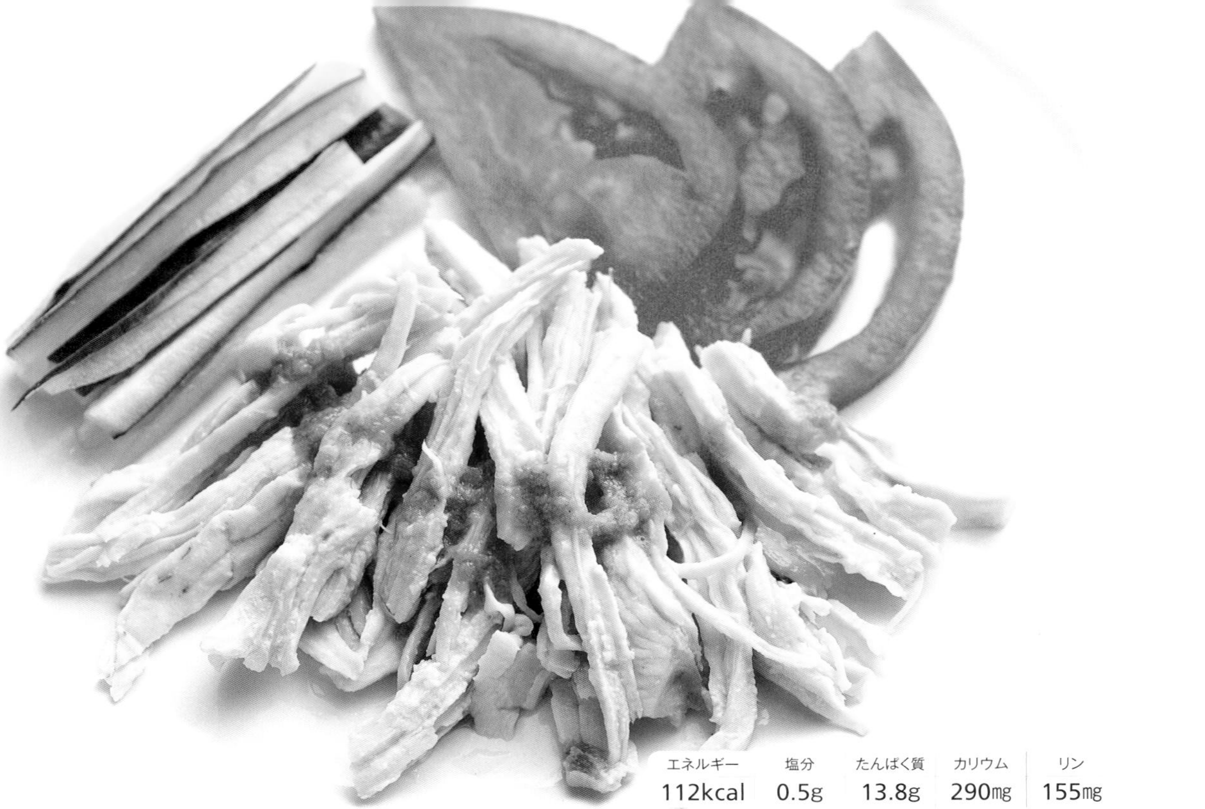

エネルギー	塩分	たんぱく質	カリウム	リン
112kcal	0.5g	13.8g	290mg	155mg

鶏肉の蒸し汁でたれを作るから、減塩＆うま味UP

棒棒鶏（バンバンジー）

作りおき　15分（蒸らす時間を除く）

［材料（2人分）］

鶏むね肉	120g
酒	小さじ2
ねぎの青い部分	少々
しょうが（薄切り）	2～3枚
A 白練りごま	小さじ1
ぽん酢しょうゆ	小さじ2
肉の蒸し汁	小さじ2
きゅうり	中1/5本（20g）
トマト	1/4個（40g）

［作り方］

蒸す

1 耐熱皿に**鶏肉**、**ねぎ**、**しょうが**を入れ、酒をふってラップをかける。電子レンジ（600W）で3～4分加熱し、7～8分蒸らす。

仕上げる

2 1の鶏肉を食べやすく切る。**きゅうり**はせん切り、**トマト**は薄切りにして、器に盛り合わせる。Aを混ぜ合わせてかける。

［おすすめ献立例］

＋とうがんとくずきりの煮物

→p.87

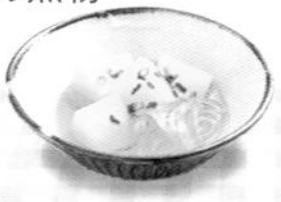

＋春菊の葉のサラダ

→p.85

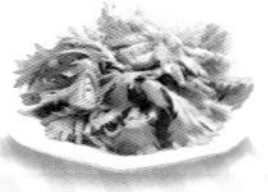

カリウム減のコツ！

トマトときゅうりは野菜の中ではたんぱく質が少なめですが、生野菜はカリウムが多いので、制限がある人は温野菜にして。

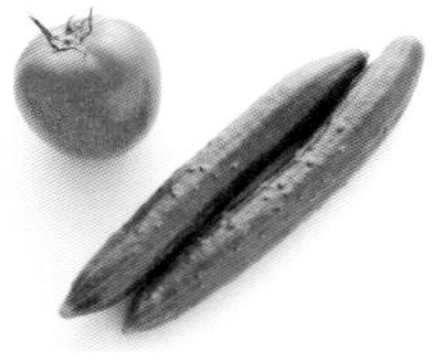

ふんわりやわらかな仕上がりに

焼売（シュウマイ）

作りおき　25分

[材料（2人分）]

豚ひき肉	80g
玉ねぎ	小½個（60g）
片栗粉	小さじ1
A 酒	小さじ1
しょうゆ	小さじ1
ごま油	小さじ1
しょうがのしぼり汁	少々
焼売の皮	10枚
B 酢	小さじ⅔
しょうゆ	小さじ⅔
練りがらし	少々

[作り方]

準備　**1** 玉ねぎはみじん切りにする。ボウルにひき肉、玉ねぎ、片栗粉、Aを入れて軽く練り混ぜる。焼売の皮に等分に詰める。

蒸す　**2** 1を蒸し器に入れ、強火で8分くらい蒸して、器に盛る。合わせたBと練りがらしを添える。

※カリウム制限がある場合は、玉ねぎは下ゆでして刻む。

[おすすめ献立例]

＋しめじとわかめのすまし汁

→p.104

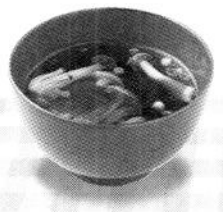

＋長いもとパプリカの素揚げ山椒風味

→p.86

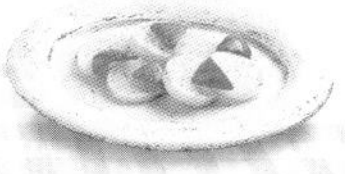

低たんぱく質のコツ！

少量でもうま味が出るひき肉を野菜と合わせてボリュームアップします。軽く混ぜることで、ふんわりとした仕上がりに。

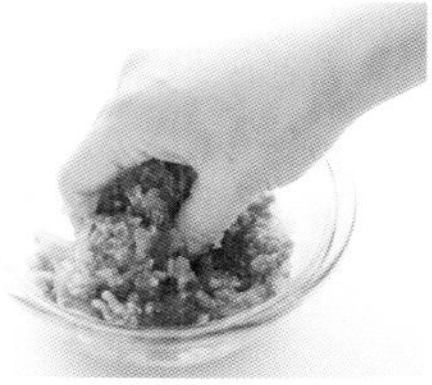

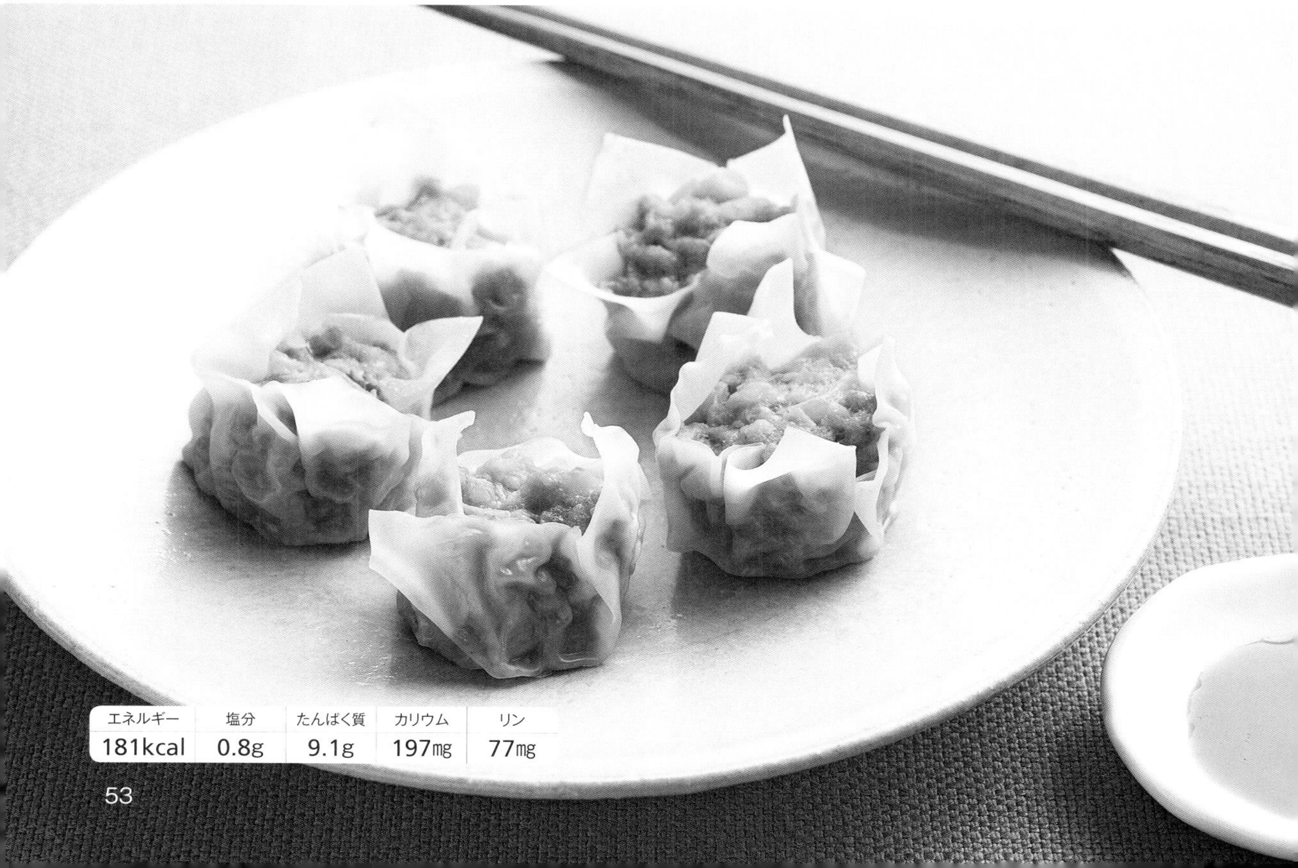

エネルギー	塩分	たんぱく質	カリウム	リン
181kcal	0.8g	9.1g	197mg	77mg

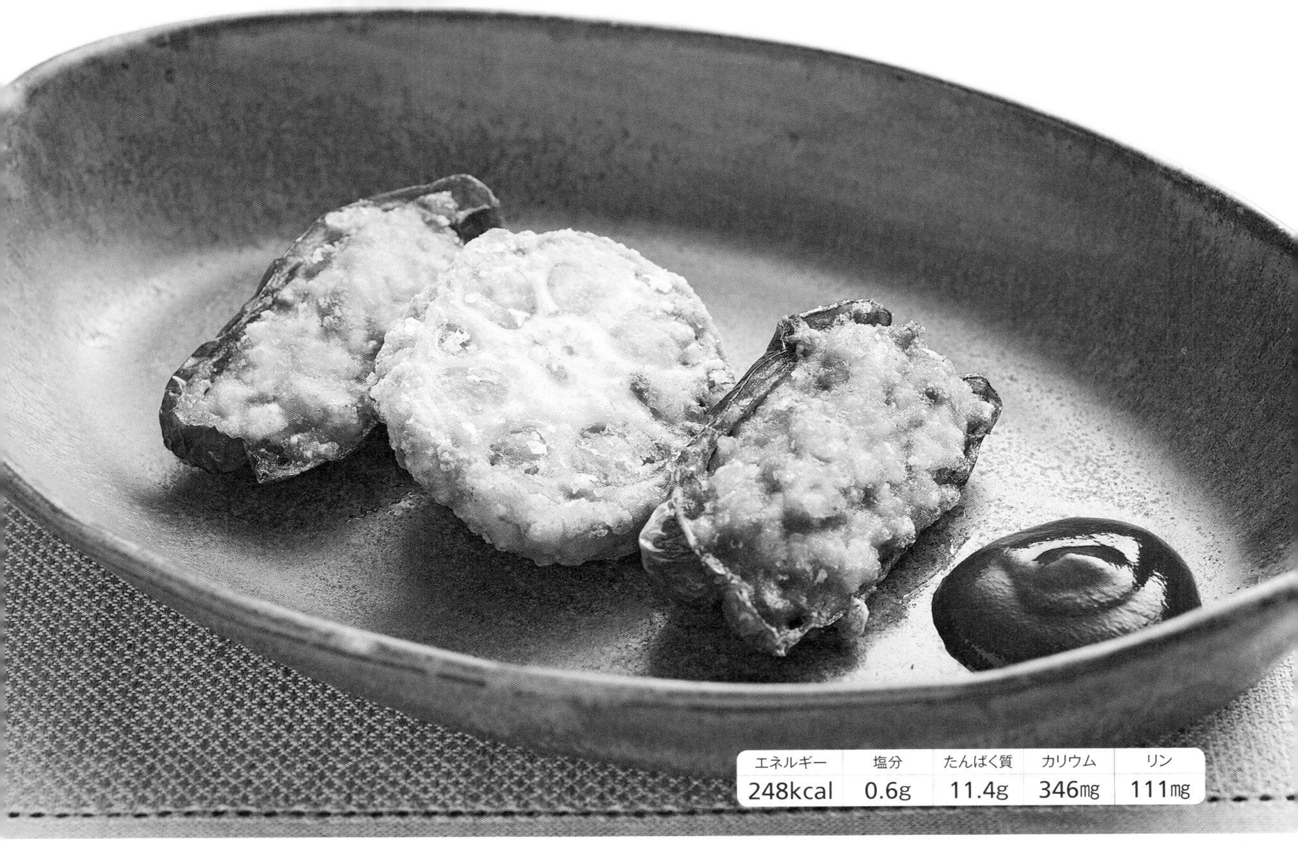

エネルギー	塩分	たんぱく質	カリウム	リン
248kcal	0.6g	11.4g	346mg	111mg

揚げることでコクが増し、食事の満足感も高まります

ピーマンの肉詰め揚げ

20分

[材料（2人分）]

豚ひき肉	100g
れんこん	7mm厚さ2枚（20g）
ピーマン	2個（60g）
玉ねぎ	中⅓個（70g）
A パン粉	大さじ2
溶き卵	⅖個（20g）
こしょう	少々
片栗粉	適量
揚げ油	適量
B トマトケチャップ	小さじ2
中濃ソース	大さじ½

[作り方]

準備

1 ピーマンは縦半分に切る。玉ねぎはみじん切りにする（※）。

2 ボウルにひき肉、玉ねぎ、Aを入れてよく混ぜる。

揚げる

3 2をピーマン、れんこんに詰める。片栗粉を薄くまぶし、170℃に熱した揚げ油で揚げる。

仕上げる

4 器に盛り、Bを合わせて添える。

※カリウム制限がある場合は、玉ねぎはゆでてからみじん切りにする。このとき、れんこんも下ゆでする。

[おすすめ献立例]

＋キャベツとブロッコリーの蒸し煮

→p.82

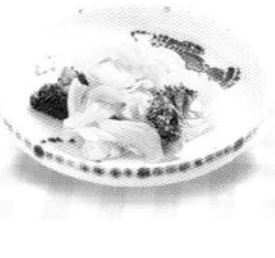

＋うどの梅肉和え

→p.85

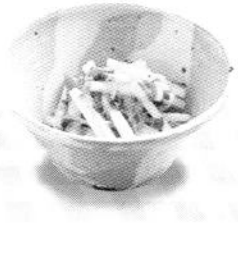

適正エネルギーのコツ！

「揚げる」「炒める」調理法を取り入れることで、肉や魚の量を減らしても、適正エネルギー量を確保しやすくなります。

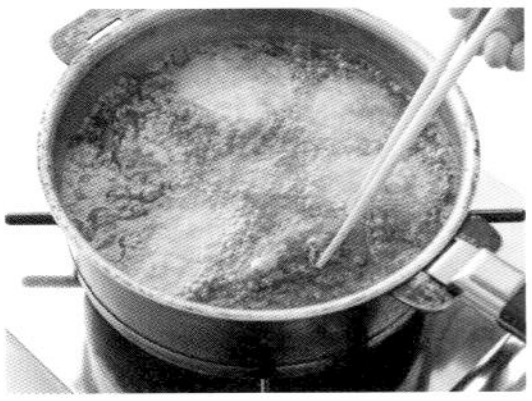

ソースに加えたパイナップルの酸味がきいている

ポークチャップ

25分

[材料（2人分）]

豚肉（しょうが焼き用）	100g
パイナップル（缶詰）	4切れ（40g）
A トマトケチャップ	大さじ1
白ワイン	大さじ1
しょうゆ	小さじ½
こしょう	少々
しょうがのしぼり汁	小さじ½
おろしにんにく	少々
サラダ油	小さじ2
じゃがいも	中½個（70g）

[作り方]

準備

1 パイナップルはあらく刻む。

焼く・ゆでる

2 フライパンにサラダ油を熱し、豚肉の両面を中火で焼く。汁けを切ったパイナップル、Aを入れてからめる。

3 じゃがいもはひと口大に切ってゆでる。竹串が通るようになったら湯を捨て、水分をとばして粉をふかせる。

仕上げる

4 器に2と3を盛り合わせる。

[おすすめ献立例]

＋ズッキーニとミニトマトのマスタードサラダ

→p.91

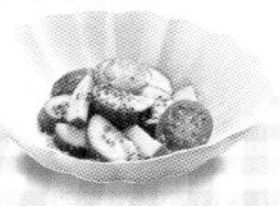

＋ポテトサラダ

→p.83

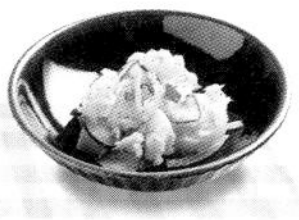

カリウム減のコツ！

缶詰の果物は、加工の段階で生の果物よりカリウムが減っています。ただし、シロップにはカリウムが溶けているので注意。

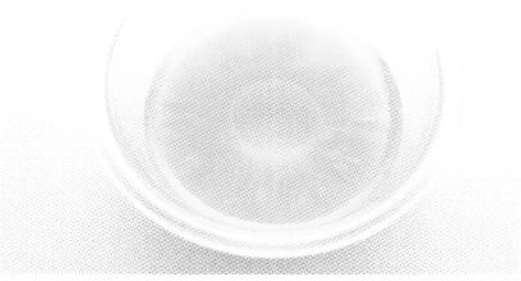

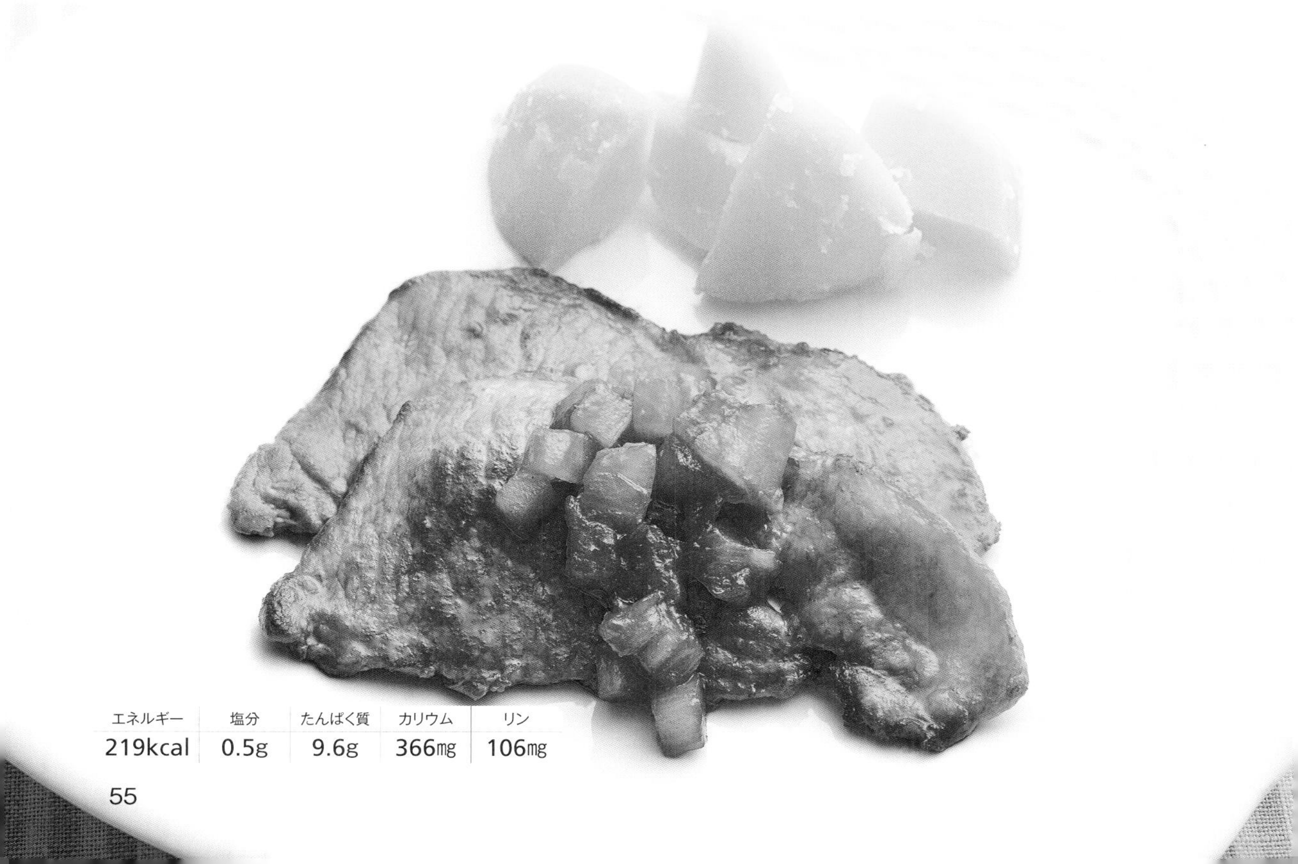

エネルギー	塩分	たんぱく質	カリウム	リン
219kcal	0.5g	9.6g	366mg	106mg

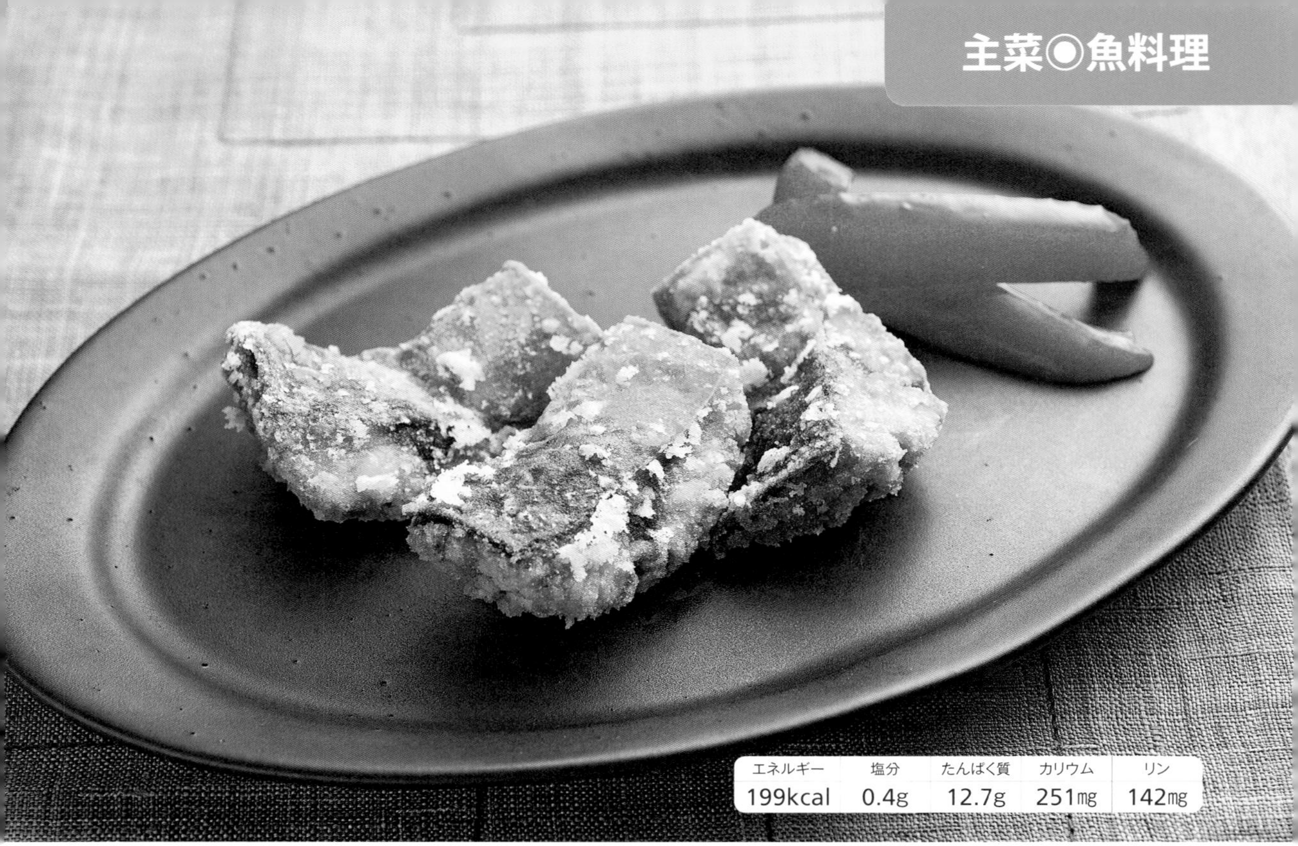

エネルギー	塩分	たんぱく質	カリウム	リン
199kcal	0.4g	12.7g	251mg	142mg

揚げることで臭みをオフ。魚が苦手な人にもおすすめ

さばの竜田揚げ

20分

[材料（2人分）]

さば	120g
A 酒	小さじ1
しょうゆ	小さじ1
しょうがのしぼり汁	少々
おろしにんにく	少々
片栗粉	大さじ1
揚げ油	適量
赤パプリカ	⅓個（40g）

[作り方]

準備　**1** さばはそぎ切りにしてAをなじませ、10分くらいおく。赤パプリカは1cm幅に切る。

揚げる　**2** 160℃に熱した揚げ油で赤パプリカを素揚げする。さばの汁けをふき、片栗粉をまぶして170℃の油でカラリと揚げる。

仕上げる　**3** 器に2のさばと赤パプリカを盛る。

[おすすめ献立例]

＋こんにゃくのソース炒り煮

→p.97

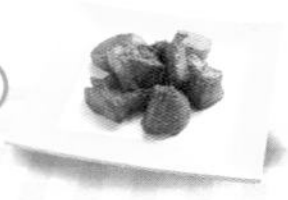

＋うどの梅肉和え

→p.85

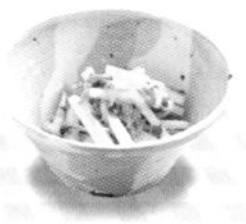

減塩のコツ!

揚げる前に調味液に漬けることで、調味料の量が少なくてもしっかり味がつき、おいしくできます。

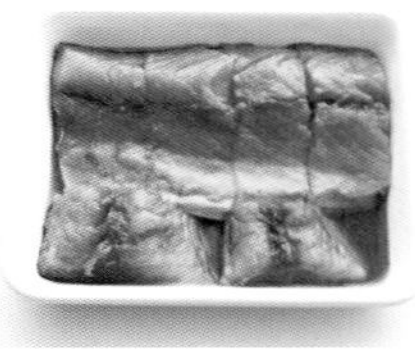

衣はサクサク、中身はジューシー！

かきフライ

20分

[材料（2人分）]

かき	大6個（150g）
こしょう	少々
小麦粉	大さじ1強
溶き卵	30g
パン粉	20g
揚げ油	適量
中濃ソース（低塩）	小さじ4
キャベツ	葉大½枚（50g）
にんじん	1㎝（10g）
レモン（くし形）	2切れ

[作り方]

準備

1 **かき**は塩水でふり洗いし、水けをしっかりふく。

揚げる

2 **かき**に**こしょう**をふり、**小麦粉**、**溶き卵**、**パン粉**の順に衣をつけ、170℃に熱した**揚げ油**でカラリと揚げる。

仕上げる

3 **キャベツ**、**にんじん**はせん切りにして器に盛る。2のかきも盛りつけ、**レモン**と**中濃ソース**を添える。

[おすすめ献立例]

＋刺身こんにゃくの酢みそかけ

→p.88

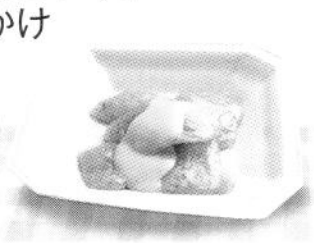

＋トマトの玉ねぎドレッシング

→p.82

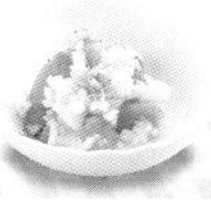

減塩のコツ！

調味料は、計量が基本。揚げものなどにかけるときは、あらかじめ使用量を計量してから小皿に入れ、食卓に出しましょう。

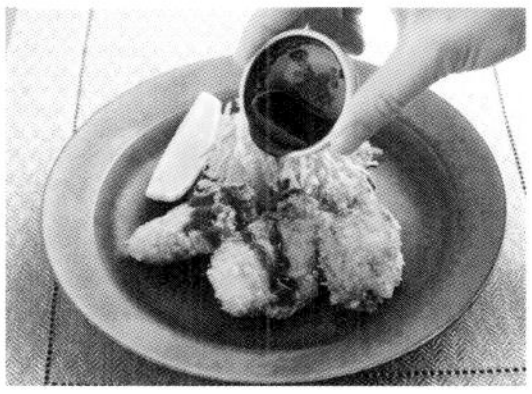

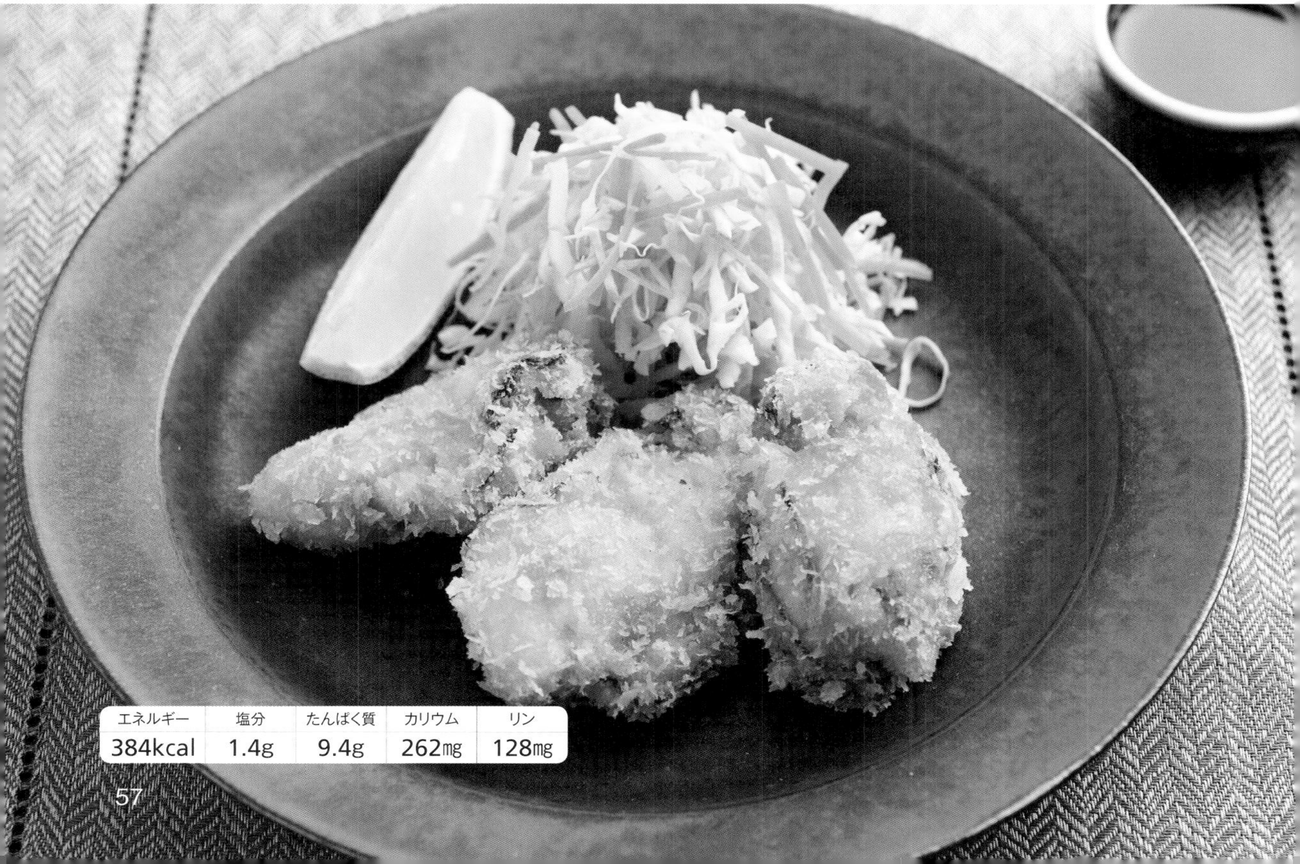

エネルギー	塩分	たんぱく質	カリウム	リン
384kcal	1.4g	9.4g	262㎎	128㎎

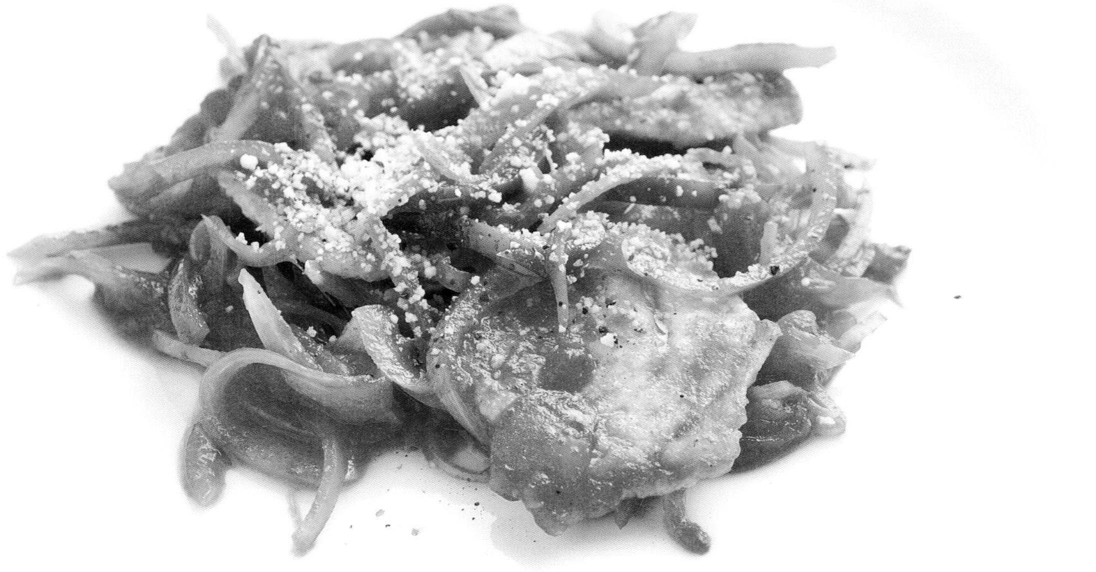

エネルギー	塩分	たんぱく質	カリウム	リン
173kcal	0.3g	11.4g	529mg	176mg

一年中手に入りやすいかじきを使います

かじきのトマト煮 20分

[材料（2人分）]

かじき	100g
こしょう·小麦粉	少々
玉ねぎ	½個（100g）
ピーマン	½個（15g）
にんにく（みじん切り）	½かけ
オリーブ油	小さじ2
A トマト水煮（缶詰）	¾カップ
水	¼カップ
トマトケチャップ	大さじ1
粉チーズ	ミニスプーン1（小さじ⅕）
あらびきこしょう	少々

[作り方]

準備
1 玉ねぎとピーマンは薄切りにする（※）。

焼く
2 かじきはそぎ切りにする。こしょうをふり、小麦粉を薄くまぶす。フライパンにオリーブ油の半量を熱し、焼いて取り出す。

炒める
3 2のフライパンに残りの油、にんにくを弱火で熱し、にんにくが色づいたら玉ねぎを加えて炒める。しんなりしたらピーマンを加えてさっと炒める。

4 3にAを入れ、煮立ったら2を戻してからめる。

仕上げる
5 器に盛り、粉チーズとあらびきこしょうをふる。

※カリウム制限がある場合、玉ねぎは薄切りにしてゆでる。

[おすすめ献立例]

＋かぼちゃのポタージュ

→p.128

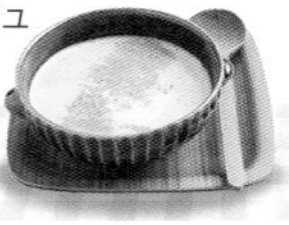

＋ポテトサラダ

→p.83

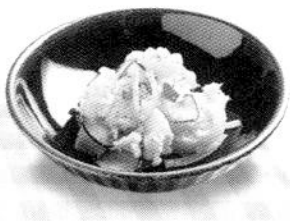

減塩のコツ!

かじきに小麦粉を薄くまぶしてから焼くことで、少ない調味料でも味がからみやすくなり、満足感が得られます。

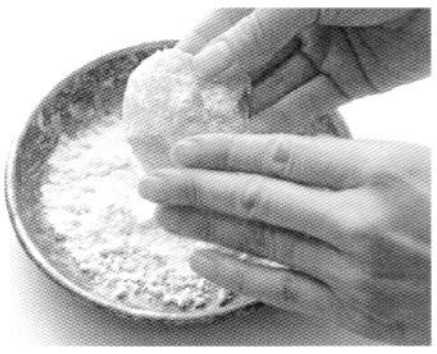

あじは初夏から夏にかけておいしくなります

あじフライ

25分

[材料(2人分)]

あじ(3枚おろし)	120g(正味)
小麦粉	小さじ2
溶き卵	20g
パン粉	15g
揚げ油	適量
中濃ソース(低塩)	小さじ4
もやし	70g
赤パプリカ	⅛個(15g)
黄パプリカ	⅛個(15g)

[作り方]

揚げる **1** **あじ**に**小麦粉**、**溶き卵**、**パン粉**の順に衣をつけ、170℃に熱した揚げ油で揚げる。

ゆでる **2** **もやし**はひげ根を取ってさっとゆでる。**パプリカ**は細切りにしてさっとゆでる。

仕上げる **3** 器に**1**、**2**を盛り合わせ、中濃ソースをかける。

[おすすめ献立例]

＋こんにゃくのソース炒り煮

→p.97

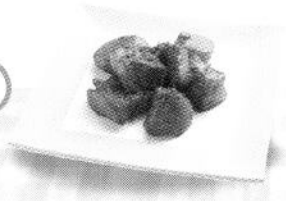

＋大根ときゅうりのしそ風味

→p.89

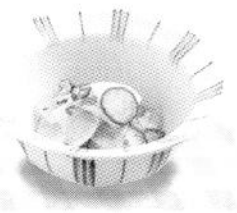

減塩のコツ!

あじなど青背魚の不飽和脂肪酸は、動脈硬化予防が期待できます。ただし、同じあじでも干物は塩分が高いので控えます。

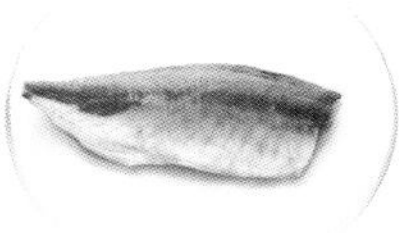

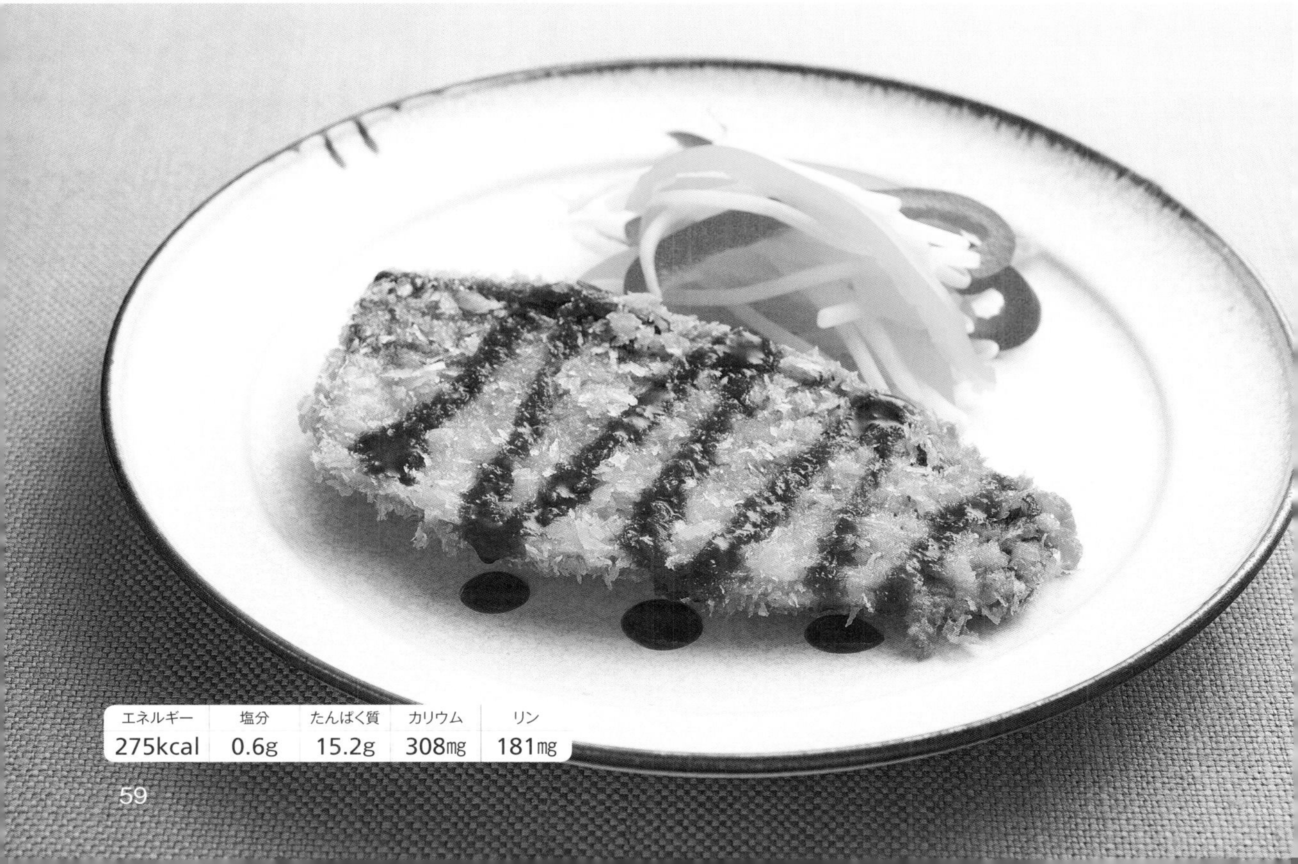

エネルギー	塩分	たんぱく質	カリウム	リン
275kcal	0.6g	15.2g	308mg	181mg

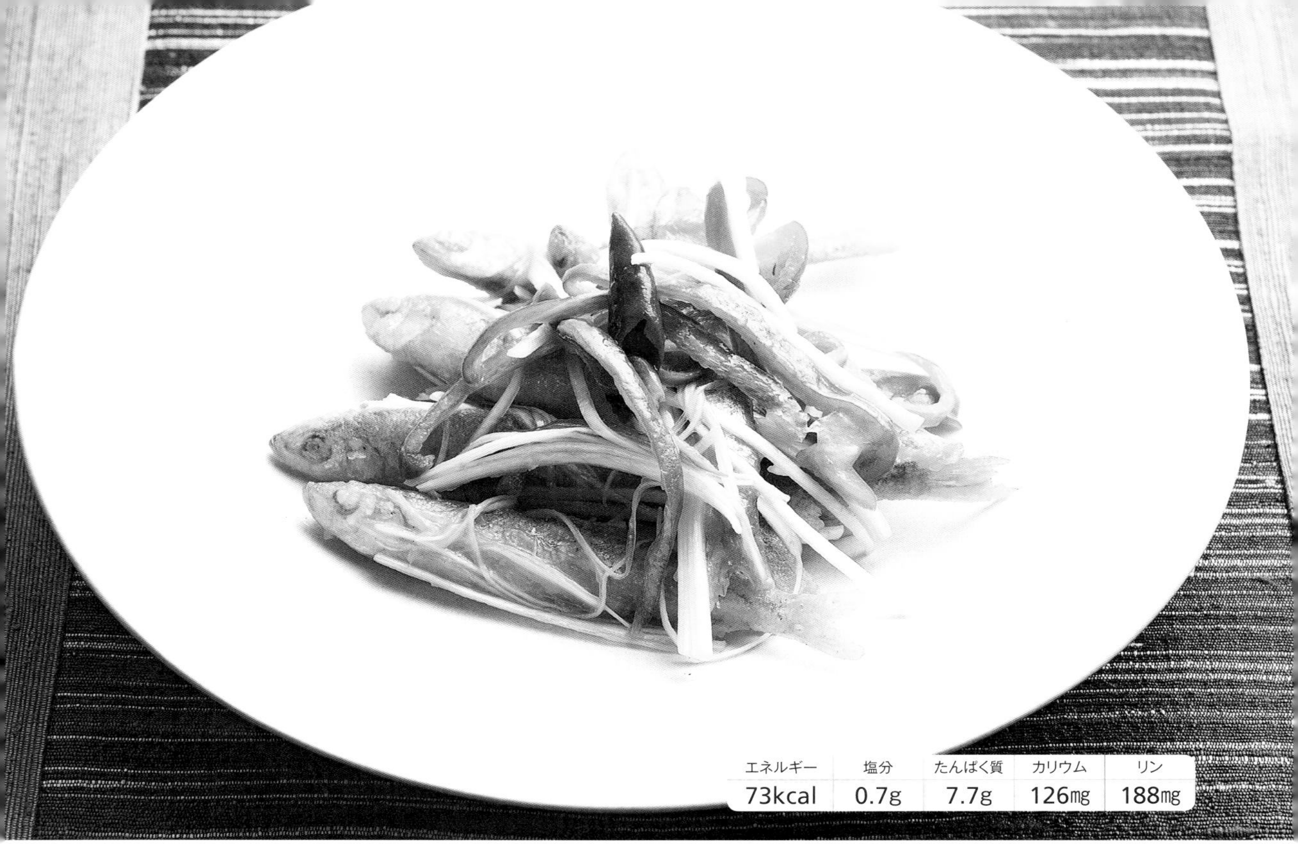

エネルギー	塩分	たんぱく質	カリウム	リン
73kcal	0.7g	7.7g	126mg	188mg

旬は冬。安く手に入ったら、作りおきできるこの一品を

わかさぎの南蛮漬け

作りおき　20分（なじませる時間を除く）

[材料（2人分）]

わかさぎ	100g
片栗粉	大さじ1
ピーマン	1個（30g）
長ねぎ	4cm（10g）
赤唐辛子	1本
A 砂糖	小さじ1強
酢	小さじ4
しょうゆ	小さじ1
揚げ油	適量

[作り方]

準備

1 **わかさぎ**は塩水で洗って水けをよくふく。**ピーマン**と**長ねぎ**はせん切りにする。**赤唐辛子**は斜めに切って種を取る。

2 バットにAを合わせ、1の**ピーマン**と**長ねぎ**、**赤唐辛子**を加えておく。

揚げる

3 1の**わかさぎ**に片栗粉をまぶして、170℃に熱した揚げ油でカラリと揚げる。2に漬けて10分くらいなじませる。

[おすすめ献立例]

＋里いもと玉ねぎの和風ポテトサラダ

→p.96

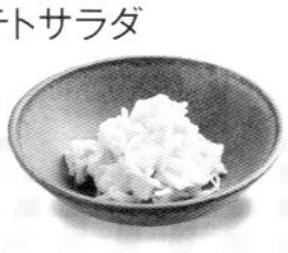

＋とうがんとくずきりの煮物

→p.87

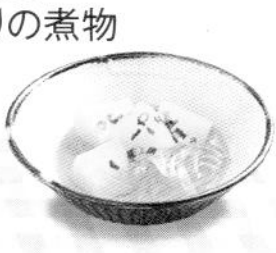

減塩のコツ!

南蛮漬けは、酢の酸味と砂糖の甘みで、塩分を抑えながらしっかりした味つけに。油で揚げるのでエネルギーもアップします。

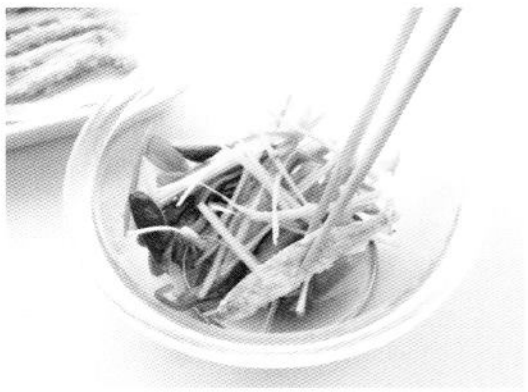

甘辛だれで、ごはんが進みます

いわしの蒲焼き

15分

[材料（2人分）]

いわし（手開きにする※）	2尾（正味120g）
酒	小さじ2
片栗粉	小さじ4
ししとう	6本
サラダ油	小さじ2
A みりん	小さじ1
酒	小さじ1
しょうゆ	小さじ1
粉山椒	少々

※いわしは頭を落として腹ワタを取り、水で洗う。腹から背に向かって指を入れ、中骨にそって開く。中骨は取りのぞく。

[作り方]

準備

1 **いわし**は酒をふってしばらくおく。**ししとう**は切れ目を入れる。

焼く

2 フライパンにサラダ油を熱し、**ししとう**を焼いて取り出す。

3 1の**いわし**の汁けをふいて片栗粉をまぶし、2のフライパンで両面を焼き、Aをからめる。

仕上げる

4 3の**いわし**と2の**ししとう**を器に盛り、粉山椒をふる。

[おすすめ献立例]

＋大根とにんじんの炒めなます

→p.94

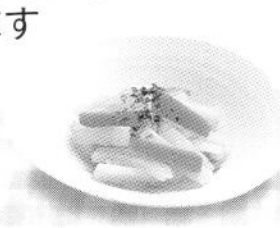

＋きゅうりとえのきのピリ辛和え

→p.87

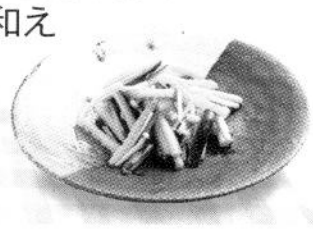

減塩のコツ！

いわしは酒をふってうま味を引き出し、片栗粉をまぶしてうま味を閉じ込めます。最後に調味料をからめて味つけします。

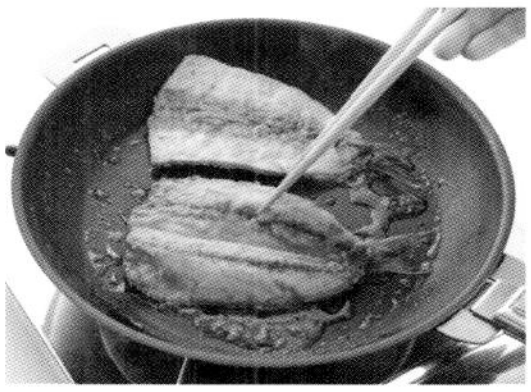

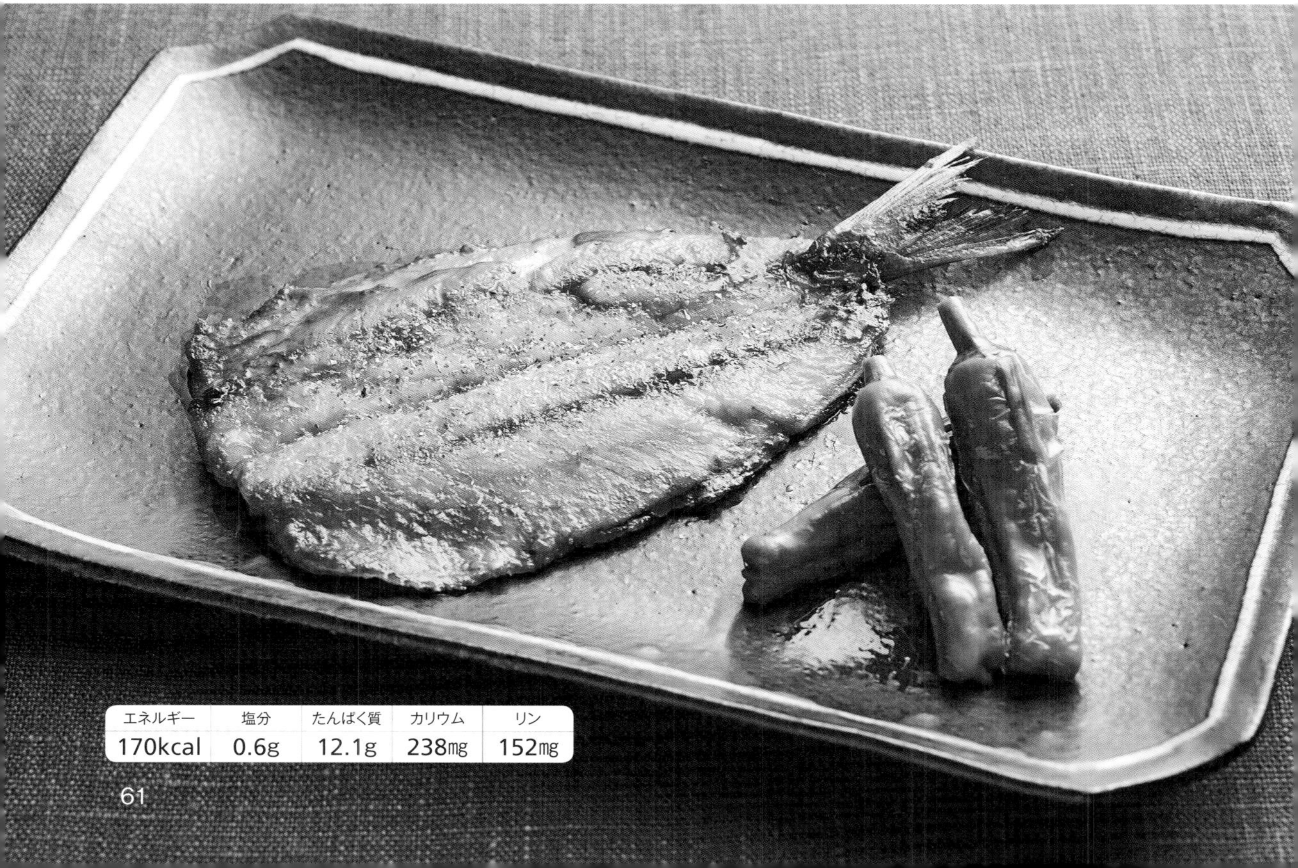

エネルギー	塩分	たんぱく質	カリウム	リン
170kcal	0.6g	12.1g	238mg	152mg

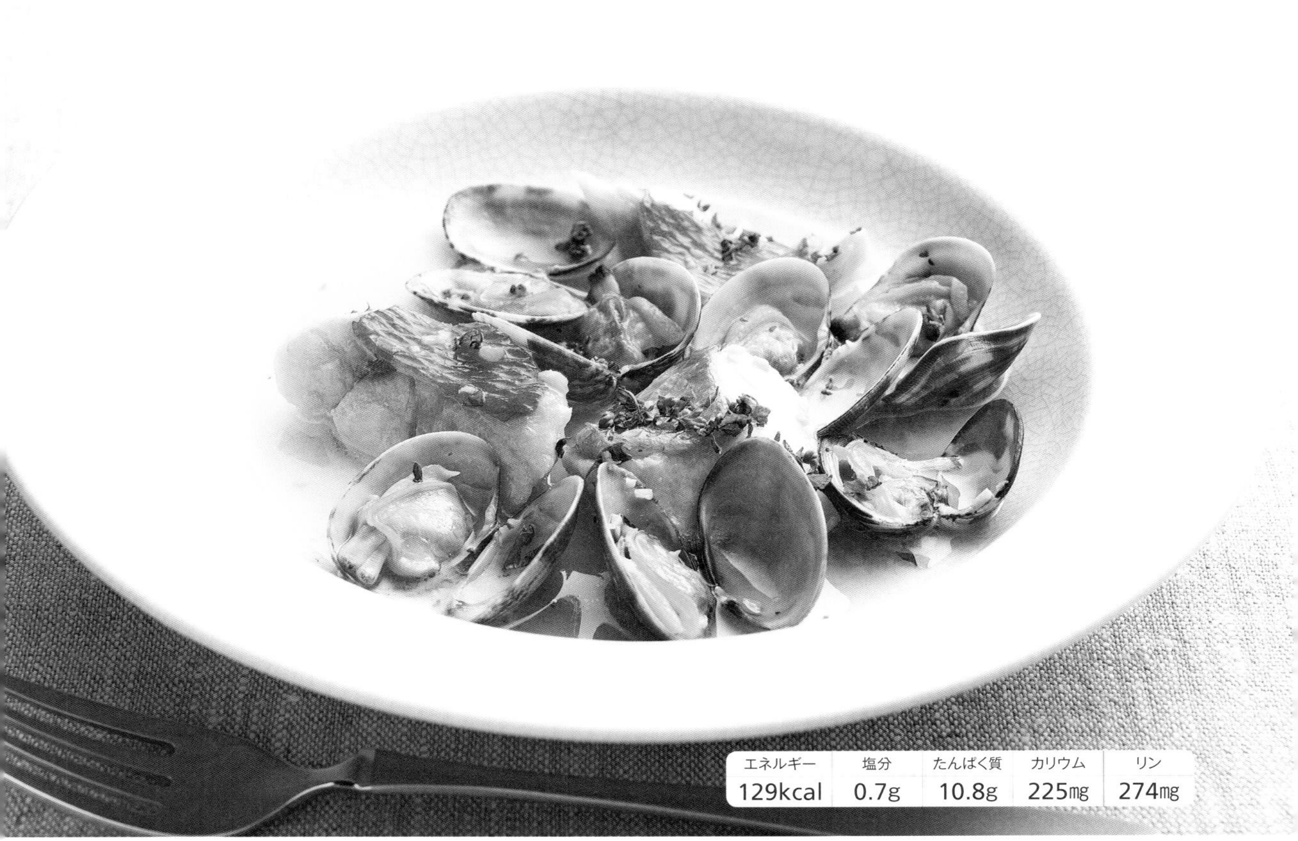

エネルギー	塩分	たんぱく質	カリウム	リン
129kcal	0.7g	10.8g	225mg	274mg

魚と貝のおいしさを、両方味わいたいときに

きんめとあさりのワイン蒸し

20分（砂抜きの時間を省く）

［材料（2人分）］

きんめだい	100g
あさり（殻つき）	14個（150g）
にんにく（みじん切り）	½かけ
オリーブ油	小さじ2
白ワイン	大さじ2
水	大さじ2
パセリ（みじん切り）	少々

［作り方］

準備

1 **あさり**は砂抜きし、殻をこすり合わせて洗う。**きんめだい**は6等分に切る。

蒸す

2 フライパンにオリーブ油、**にんにく**を入れて弱火で炒め、**にんにく**が色づいたら、**きんめだい**、**あさり**、白ワイン、水を入れる。ふたをして強火で蒸し煮し、**あさり**の口が開いたら、ふたを取ってアルコール分をとばす。

仕上げる

3 器に盛り、**パセリ**を散らす。

［おすすめ献立例］

＋カリフラワーとじゃがいものカレー炒め

→p.84

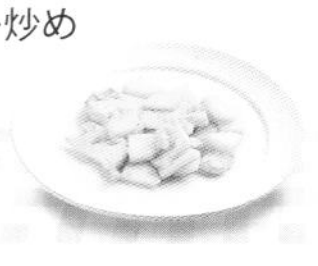

＋春菊の葉のサラダ

→p.85

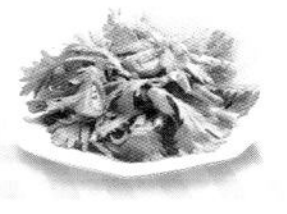

減塩のコツ！

あさりは魚に比べてたんぱく質が少なめですが、塩分が多いので味つけは控えめに。素材のうま味と塩けを生かしましょう。

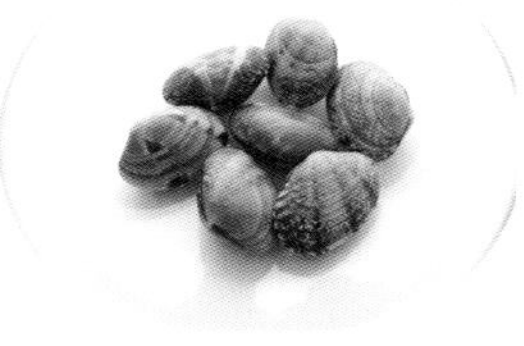

鍋やフライパンを使わないから洗い物がラクチン♪

さけのホイル焼き

25分

[材料（2人分）]

生さけ	100g
酒	小さじ2
玉ねぎ	小½個（60g）
しめじ	½パック（45g）
A 白すりごま	大さじ2
みりん	大さじ1
酒	大さじ1
しょうゆ	小さじ2
みつば	少々

[作り方]

準備 **1** **さけ**は4等分して酒をふる。**玉ねぎ**は薄切りにする（※）。**しめじ**はほぐす。

焼く **2** アルミホイルを2枚広げ、**1**の**さけ**、**玉ねぎ**、**しめじ**を半量ずつ入れる。**A**のたれを混ぜて1/4量ずつかける。ホイルの口を閉じ、魚焼きグリルかオーブントースターで10 ～ 15分焼く。

仕上げる **3** アルミホイルの口を開けて**みつば**を散らし、残りのたれをかける。

※カリウム制限がある場合、玉ねぎは薄切りにしてゆでる。

[おすすめ献立例]

＋にんじんとセロリのきんぴら →p.83

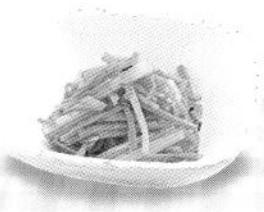

＋刺身こんにゃくの酢みそかけ →p.88

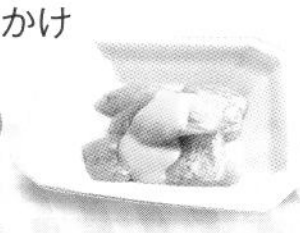

低たんぱく質のコツ!

肉や魚は、ほかの食材と合わせて調理することで、たんぱく質を抑えながらボリュームアップでき、食べごたえが増します。

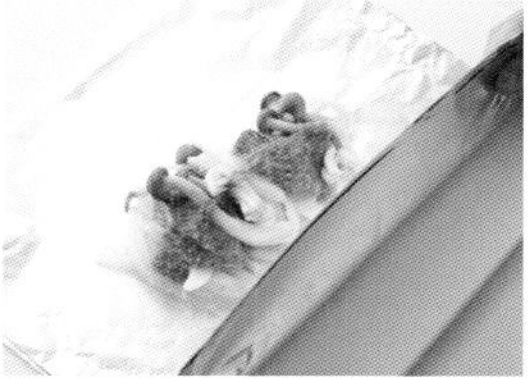

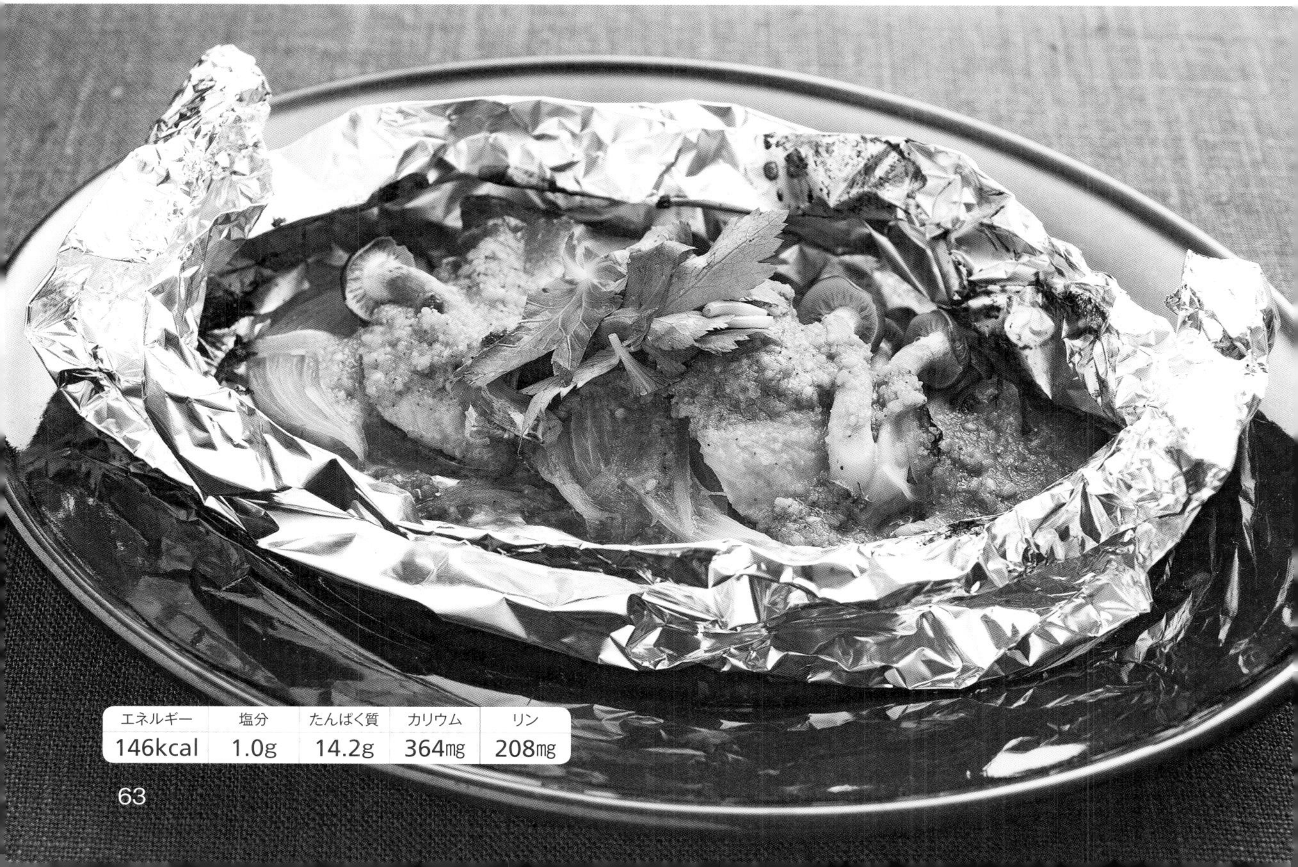

エネルギー	塩分	たんぱく質	カリウム	リン
146kcal	1.0g	14.2g	364mg	208mg

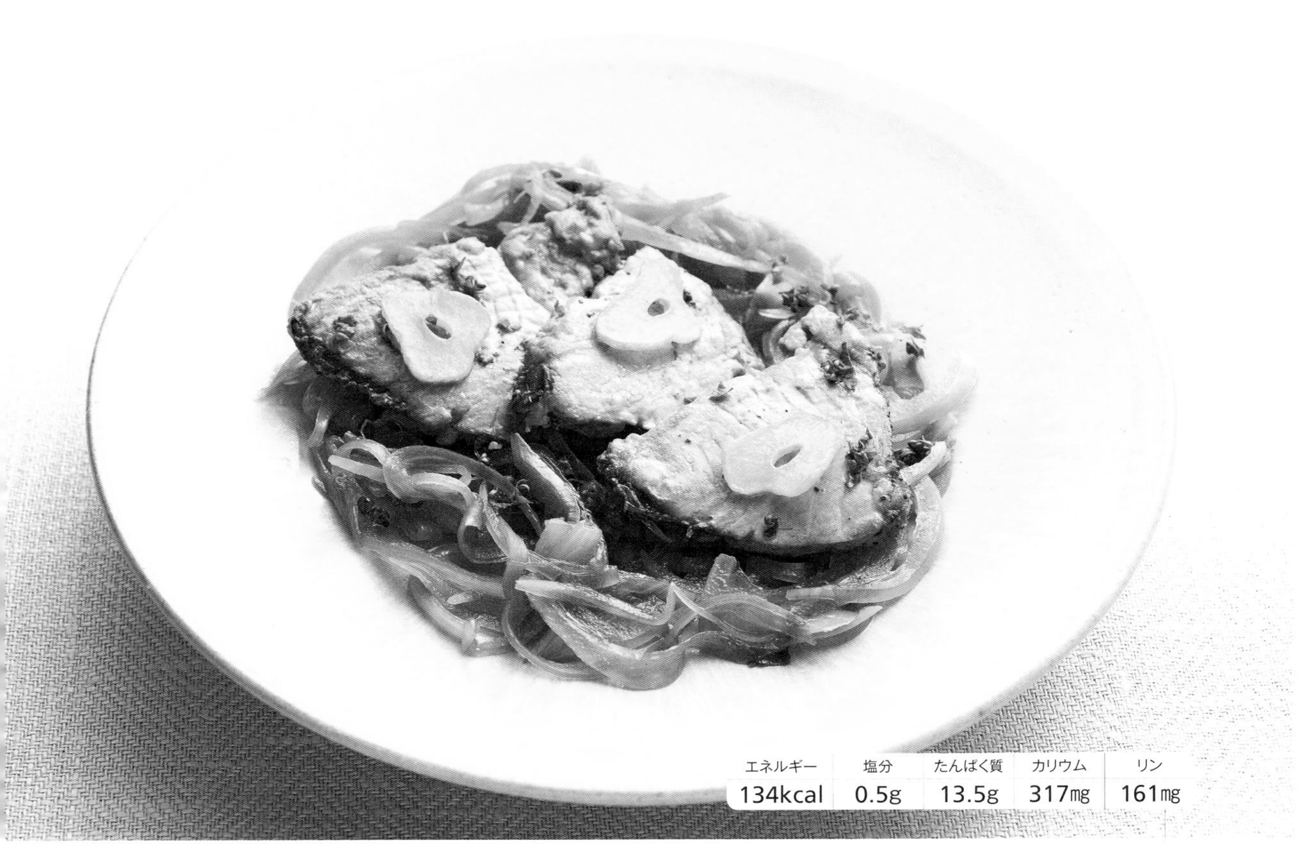

エネルギー	塩分	たんぱく質	カリウム	リン
134kcal	0.5g	13.5g	317mg	161mg

アグロドルチェはイタリア語で「甘酢」。さっと作れる煮込み料理です

かつおのアグロドルチェ 20分

[材料(2人分)]

かつお(さく状のもの)	100g
こしょう	少々
玉ねぎ	中½個(100g)
オリーブ油	小さじ2
にんにく(薄切り)	3～4枚
A 赤ワイン	大さじ2
砂糖	大さじ1
塩	ミニスプーン1(1g)
酢	大さじ1
パセリ(みじん切り)	少々

[作り方]

準備

1 **かつお**は6等分してこしょうをふる。**玉ねぎ**は薄切りにして水にさらす(※)。

焼く

2 フライパンにオリーブ油と**にんにく**を入れて弱火で炒める。**にんにく**が色づいたら取り出し、1の**かつお**をソテーして取り出す。

3 2のフライパンにAを入れて煮立て、**玉ねぎ**を加えてしんなりするまで煮る。**かつお**を入れ、煮汁をからめてなじませる。

仕上げる

4 3を器に盛り、2の**にんにく**をのせ**パセリ**を散らす。

※カリウム制限がある場合、玉ねぎは薄切りにしてゆでる。

[おすすめ献立例]

+かぶ・かぶの葉のごまマヨ和え

→p.94

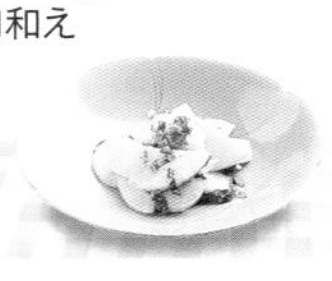

+かぼちゃのはちみつレモン煮

→p.89

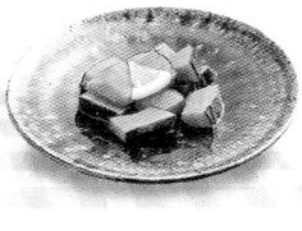

低たんぱく質のコツ!

赤身のかつお・まぐろは、たんぱく質が多めなので食べすぎに注意。魚は青背・赤身・白身をバランスよく取り入れて。

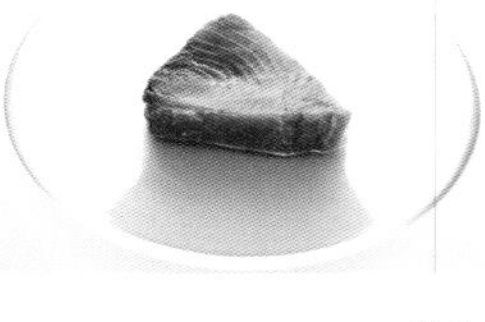

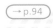

ナッツと香味野菜のハーモニーが絶妙!

白身魚のサラダ仕立て

15分

[材料(2人分)]

白身魚(刺身)	80g
大根	1cm(40g)
きゅうり	中½本(40g)
長ねぎ	10cm(40g)
ピーナッツ	4g
赤唐辛子	少々
A 酢	大さじ½
しょうゆ	小さじ1
ごま油	大さじ½
みつば	少々

[作り方]

準備

1 **大根**、**きゅうり**、**長ねぎ**はせん切りにする。合わせて冷水に5分くらいつけ、水けをよく切る。**ピーナッツ**は刻み、**赤唐辛子**は小口切りにする。

仕上げる

2 1と**白身魚**をふんわりと和えて器に盛る。**みつば**を散らし、**A**を混ぜてかけ、和えて食べる。

[おすすめ献立例]

＋さやいんげんとパプリカのごま和え

→p.90

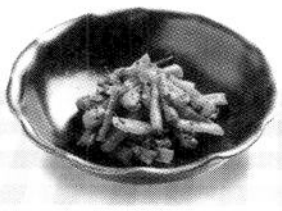

＋ラタトゥイユ

→p.90

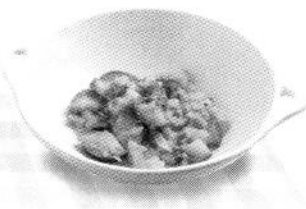

減塩のコツ!

新鮮な食材を使うのも、減塩のポイント。新鮮で良質だと食材自体のうま味や香り、味が強いので薄味でもおいしいのです。

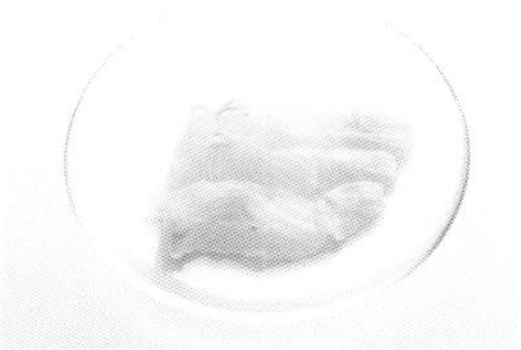

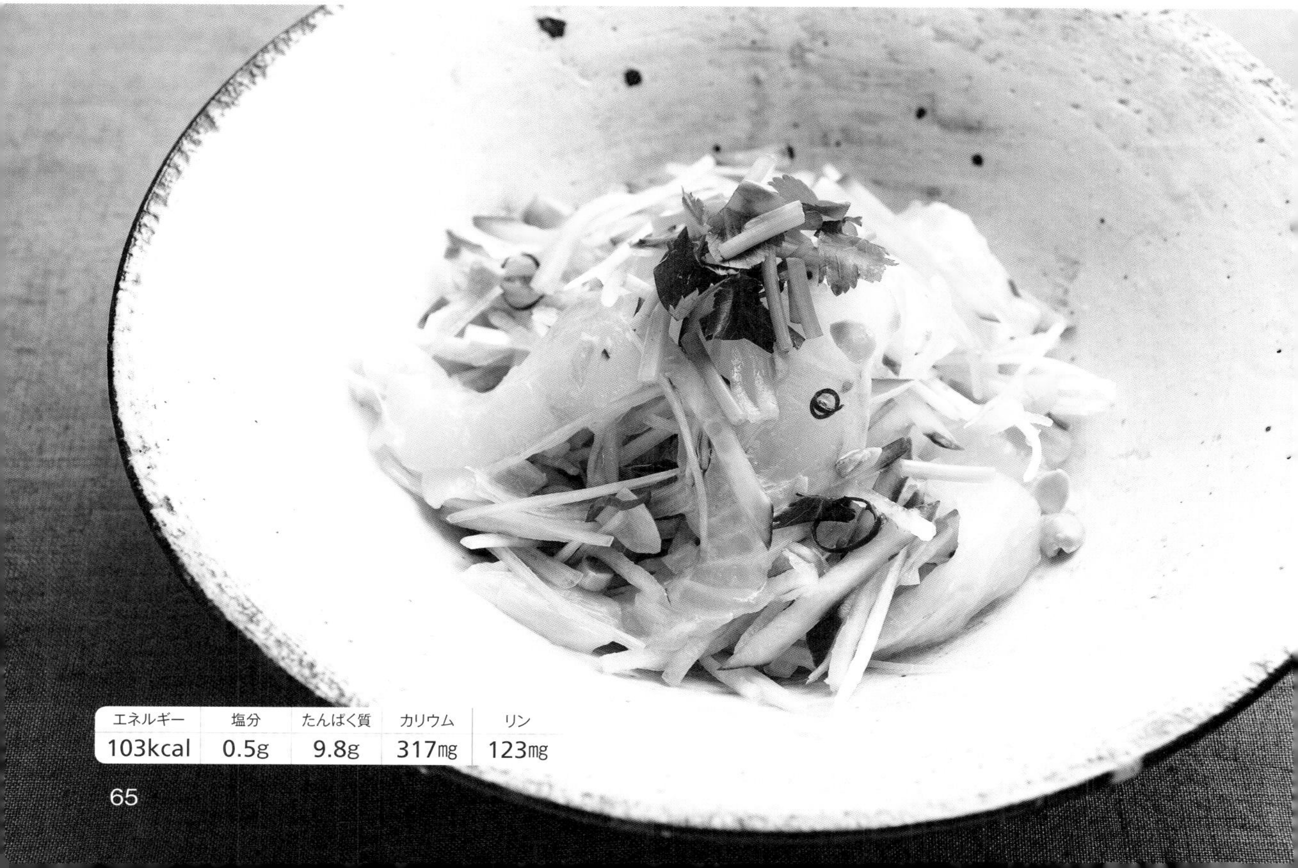

エネルギー	塩分	たんぱく質	カリウム	リン
103kcal	0.5g	9.8g	317mg	123mg

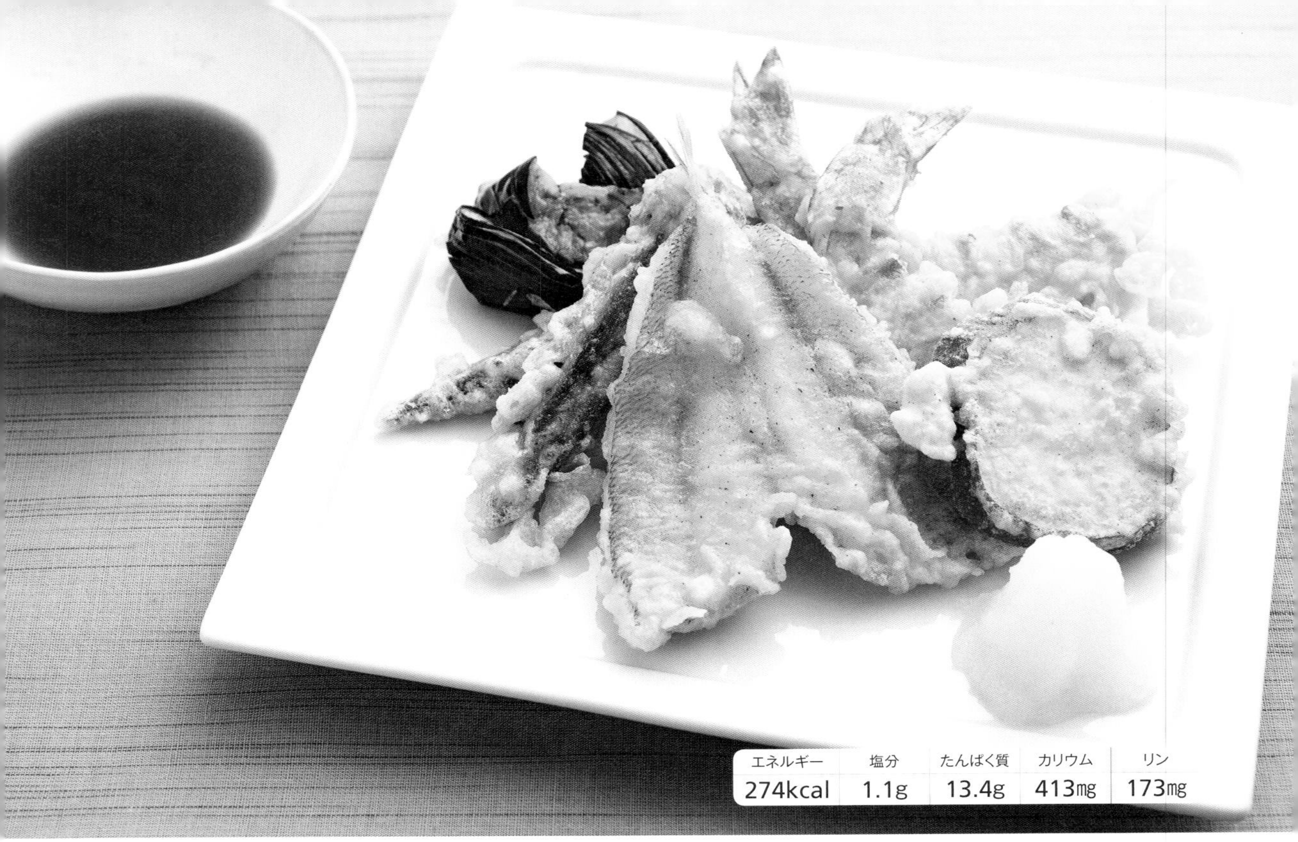

エネルギー	塩分	たんぱく質	カリウム	リン
274kcal	1.1g	13.4g	413mg	173mg

卵の量を抑えるため、なすだけ素揚げにします

天ぷら 25分

※きすは、包丁でうろこと頭を落として腹ワタを取り、水で洗う。背側から背骨の上を尻尾まですべらすように切り、中骨を外す。

[材料（2人分）]

きす（背開きにする※）	2枚（正味60g）
えび	小4尾（正味40g）
さつまいも	1cmの輪切り2枚（20g）
オクラ	4本（30g）
なす	½本（40g）
A 小麦粉	25g
溶き卵	20g
水	⅙カップ強
揚げ油	適量
B だし汁・しょうゆ	各小さじ2
大根おろし	50g

[作り方]

準備

1 **なす**は切れ目を入れて斜めにひと口大に切り、160℃に熱した揚げ油で素揚げにする。

2 **えび**は殻、背ワタを取って身の腹側に3～4カ所切りこみを入れる。尾の先は切り落として水けを出す。

揚げる

3 Aを混ぜて衣を作る。**さつまいも、オクラ**に衣をつけて160℃の油で揚げる。**きす、えび**も衣をつけて170℃の油で揚げる。

仕上げる

4 器に盛り、合わせたBと、**大根おろし**を添える。

[おすすめ献立例]

＋みつばのからし和え

→p.96

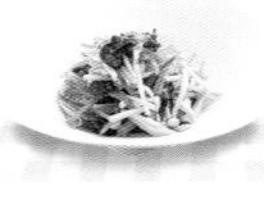

＋白菜としいたけのおかか和え

→p.95

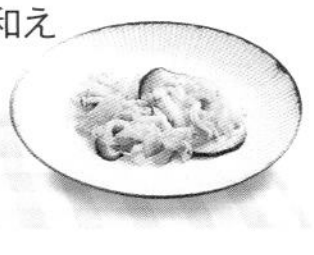

減塩のコツ！

天つゆは、だしとしょうゆで作り、しょうゆの量を抑えて減塩につなげます。天ぷら以外にも、冷ましてお刺身につけても。

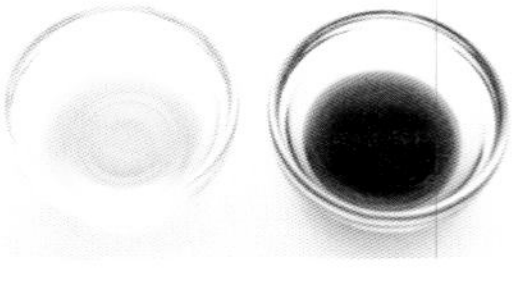

市販のかば焼きを使うから、調理も味つけも簡単

うなぎのカレー炒め

かんたん　10分

[材料（2人分）]

うなぎのかば焼き	100g
セロリ	½本（80g）
ごま油	小さじ1
カレー粉	ミニスプーン1（0.4g）
あらびきこしょう	少々

[作り方]

準備 **1** **うなぎ**はひと口大に切る。**セロリ**は筋を取って斜め薄切りにする（※）。

炒める **2** フライパンにごま油、カレー粉を入れて弱火で熱する。香りがたったら**セロリ**を炒め、**うなぎ**を加えて炒め合わせる。

仕上げる **3** 器に盛り、あらびきこしょうをふる。

※カリウム制限がある場合、セロリは切った後に下ゆでする。

[おすすめ献立例]

＋蒸しなすのしょうがじょうゆ添え →p.92

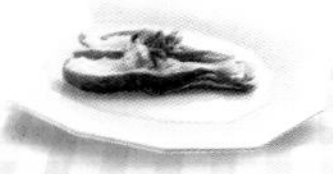

＋里いもの磯辺揚げ →p.131

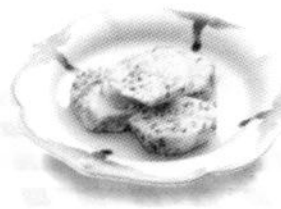

減塩のコツ！

市販のうなぎのかば焼きは、しっかり味がついて塩分が高め。調味料は足さず、かば焼きについている味だけで調理します。

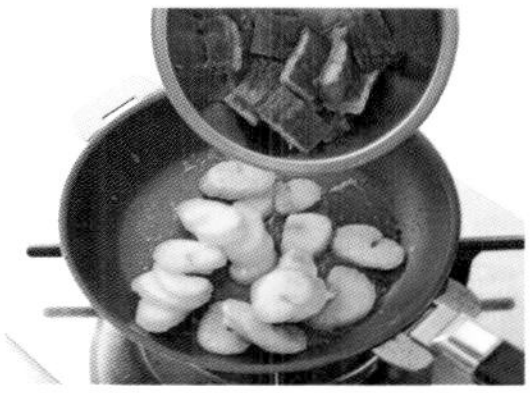

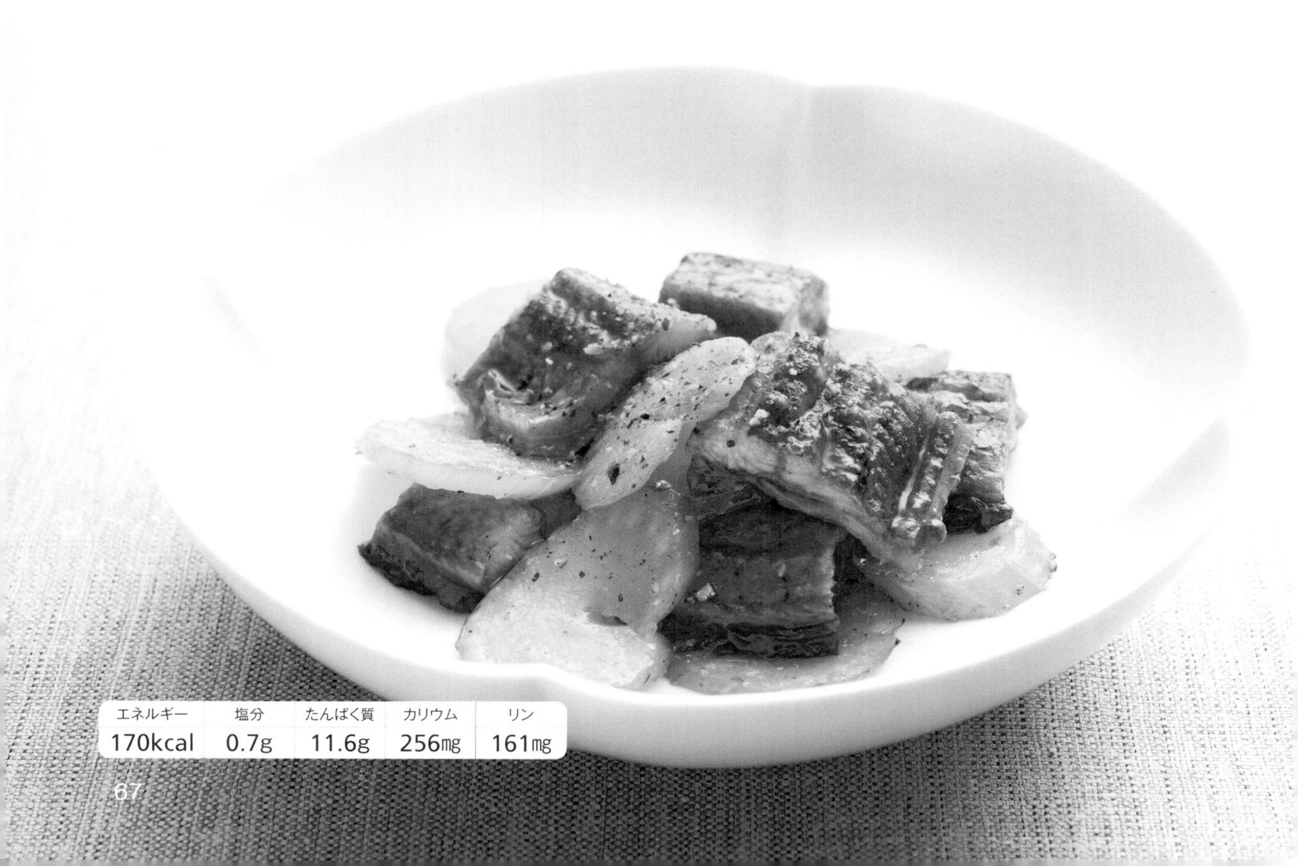

エネルギー	塩分	たんぱく質	カリウム	リン
170kcal	0.7g	11.6g	256mg	161mg

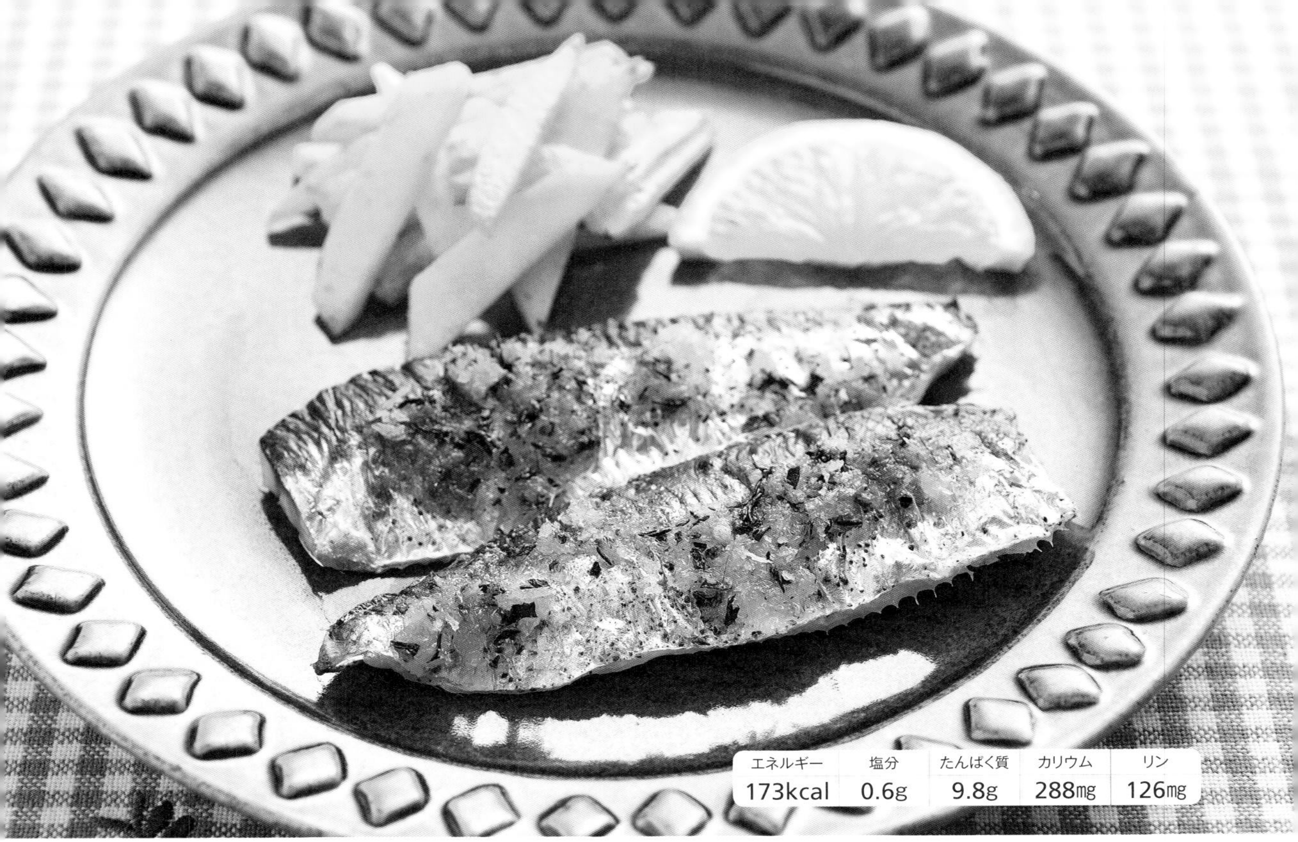

エネルギー	塩分	たんぱく質	カリウム	リン
173kcal	0.6g	9.8g	288mg	126mg

ハーブで減塩しつつ、料理の風味を引き立てます

いわしのハーブパン粉焼き

25分

[材料（2人分）]

いわし（3枚おろし）	2尾（正味90g）
塩	ミニスプーン½（0.5g）
こしょう	少々
パン粉	小さじ2
ドライハーブ（タイム・バジル・オレガノなど）	少々
オリーブ油（いわし用）	小さじ2
カレー粉	少々
じゃがいも	½個（75g）
塩	少々
オリーブ油（じゃがいも用）	小さじ1
レモン（くし形）	2切れ

[作り方]

準備　**1** **いわし**に塩、こしょうをふり、オーブンシート（またはクッキングシート）を敷いた天板にのせる。

焼く　**2** **パン粉**に**ドライハーブ**を合わせ、**1**にまんべんなくかける。オリーブ油をふり、オーブントースターでこげ目がつくまで焼く。

炒める　**3** **じゃがいも**はせん切りにする。フライパンにオリーブ油、カレー粉を熱して**じゃがいも**を炒め、火が通ったら塩をふる。

仕上げる　**4** 器に**2**と**3**を盛り、**レモン**を添える。

[おすすめ献立例]

＋焼きねぎのマリネ

→p.84

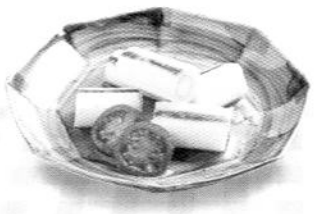

＋ズッキーニとミニトマトのマスタードサラダ

→p.91

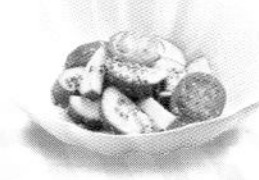

減塩のコツ！

タイム（写真左）、バジル（同右）などハーブを活用すると、料理の風味を引き立て、薄味のもの足りなさを補ってくれます。

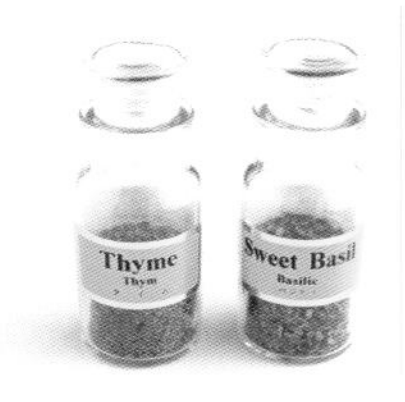

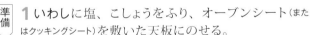

冷めても固くなりにくいのでお弁当にも

銀だらのみそ漬け焼き

かんたん　10分（漬ける時間を省く）

［材料（2人分）］

銀だら	80g
みそ	小さじ1
ヨーグルト	小さじ1
しその葉	2枚

［作り方］

準備

1 **銀だら**は2等分する。密閉袋にみそ、ヨーグルトを入れて混ぜ、**銀だら**を入れて全体になじませ、半日くらいおく。

焼く・仕上げる

2 **1**の**銀だら**のみそをふいて魚焼きグリルで焼く。

3 器に**しその葉**を敷き、**銀だら**を盛る。

［おすすめ献立例］

＋かぶとめかぶの和え物

→p.91

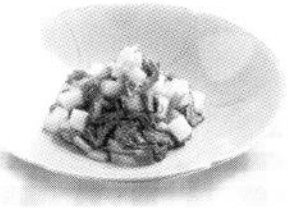

＋春菊の葉のサラダ

→p.85

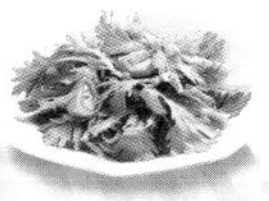

減塩のコツ！

下味をつけるときは、密閉袋に調味料と食材を入れ、なじませるようにします。少ない調味料でもしっかり味がつきます。

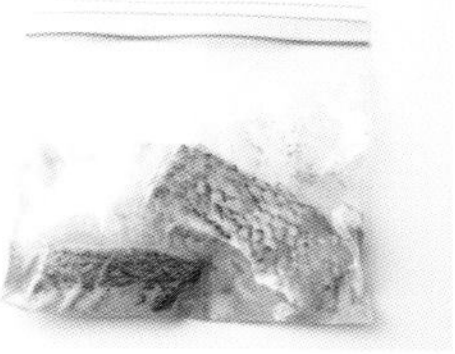

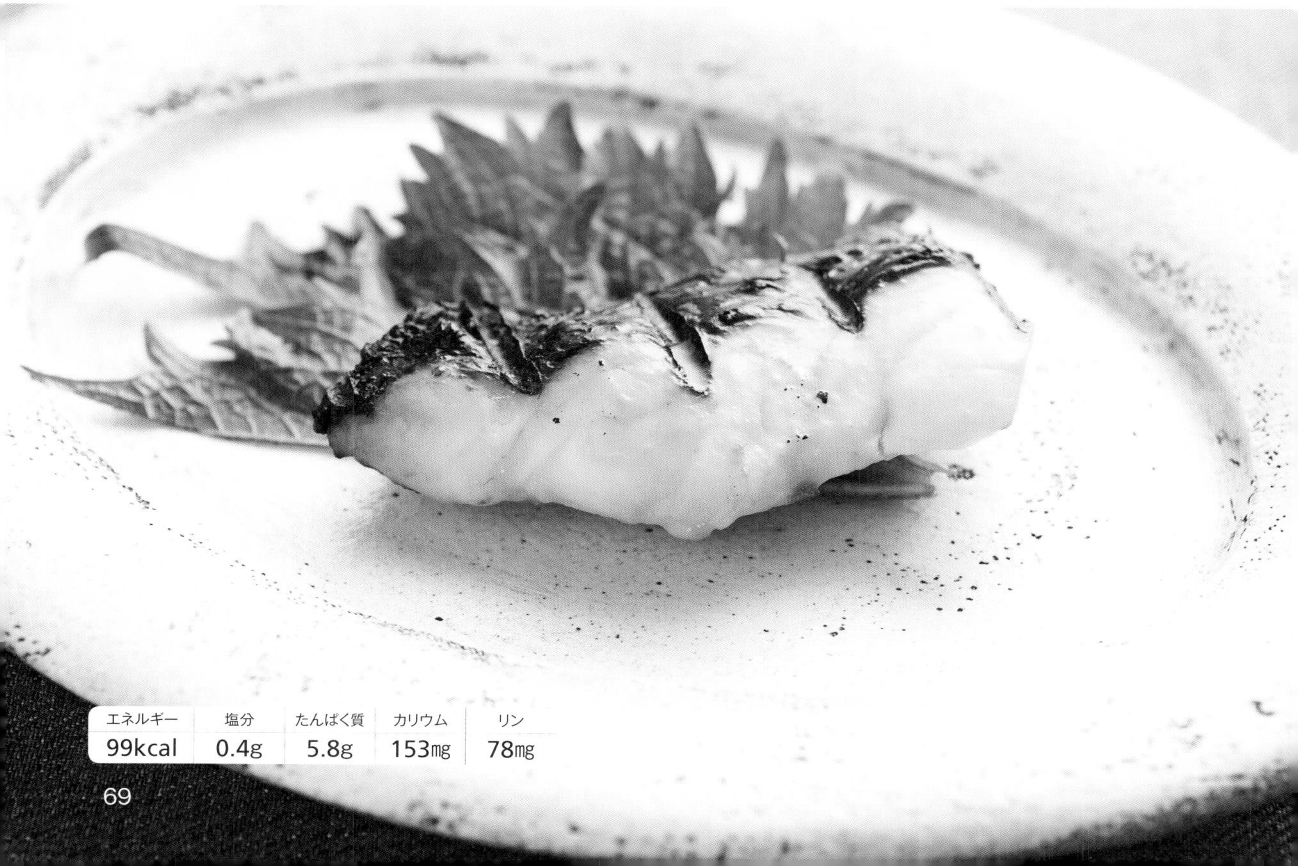

エネルギー	塩分	たんぱく質	カリウム	リン
99kcal	0.4g	5.8g	153mg	78mg

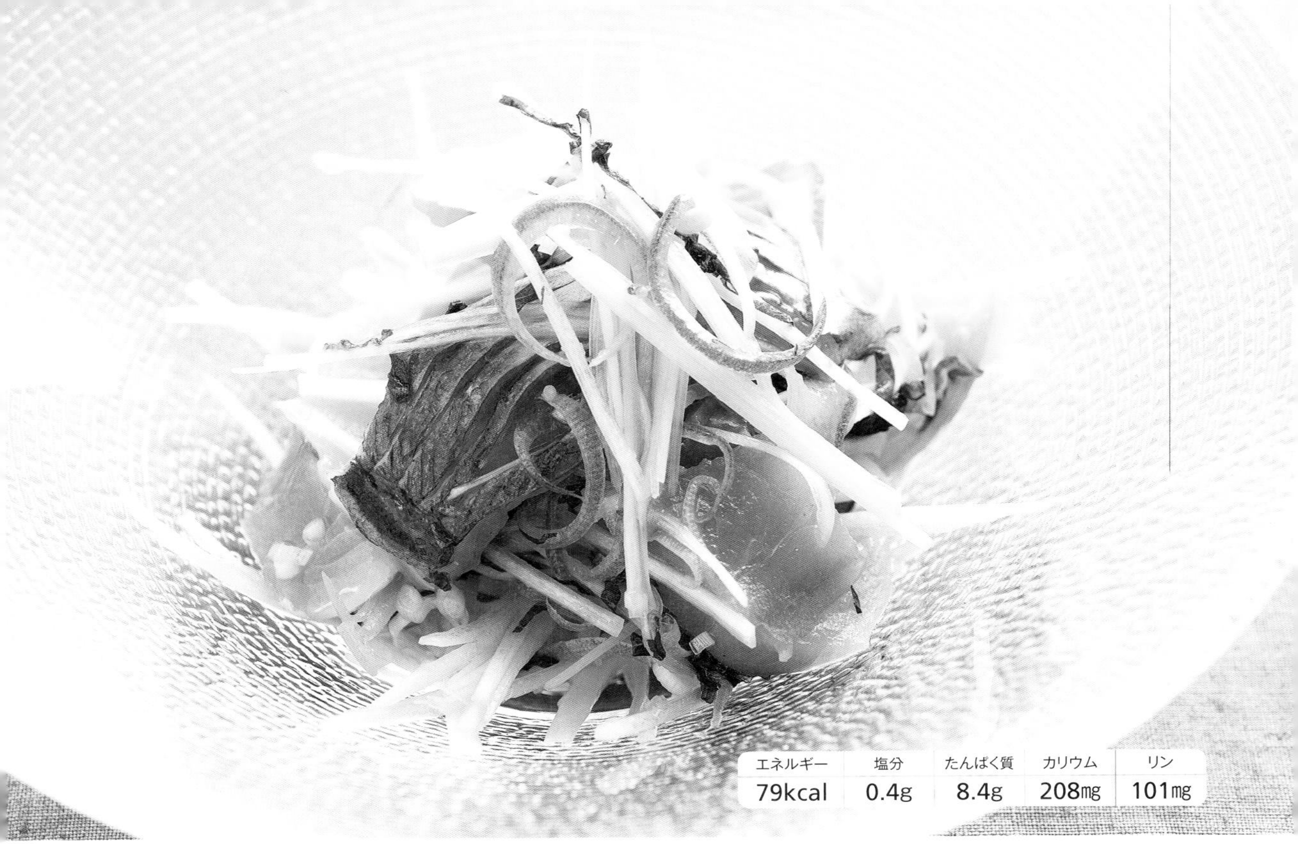

エネルギー	塩分	たんぱく質	カリウム	リン
79kcal	0.4g	8.4g	208mg	101mg

余った刺身で作ってもおいしい

あじの薬味マリネ

かんたん　10分

［材料（2人分）］

あじ（3枚おろし）	80g
長ねぎ	½本（40g）
しその葉	2枚
みょうが	1個
おろししょうが	少々
A ぽん酢しょうゆ	小さじ1
オリーブ油	小さじ1

［作り方］

準備

1 **あじ**は浅い切れ目を入れながら、そぎ切りにする。

2 **長ねぎ**と**しその葉**はせん切り、**みょうが**は小口切りにして水にはなつ。

和える

3 ボウルに**A**を混ぜ、**おろししょうが**と水けをよく切った**2**を和える。**1**の**あじ**も加えてさっと混ぜる。

［おすすめ献立例］

＋長いもとパプリカの素揚げ山椒風味

→p.86

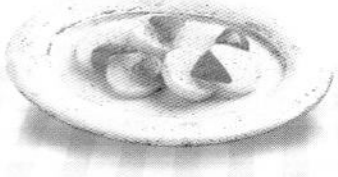

＋さつまいものバター煮

→p.95

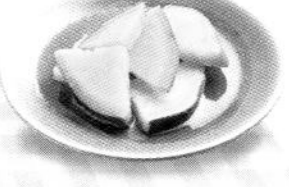

減塩のコツ！

さまざまな種類の薬味を合わせて使うと、香りや辛味、酸味などのアクセントが料理に加わり、季節感を味わえます。

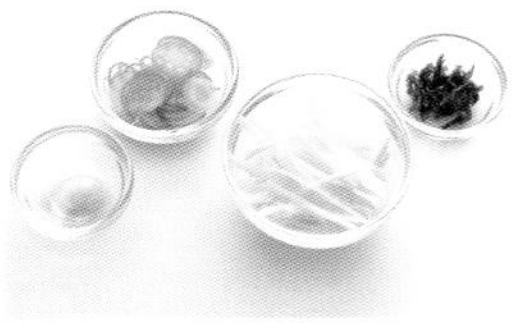

長ねぎとしょうがの風味にオイスターソースのコクがマッチ

たいの中華蒸し

15分（蒸らす時間を除く）

[材料（2人分）]

たい	1切れ（80g）
塩	ミニスプーン½（0.5g）
にんじん	3㎝（40g）
長ねぎ	½本（40g）
しょうが（せん切り）	少々
酒	大さじ½
オイスターソース（またはしょうゆ）	小さじ1
みつば	4本（6g）

[作り方]

準備・蒸す

1 **にんじん**、**長ねぎ**はせん切りにする。

2 **たい**は2等分して塩をふり、耐熱皿に入れる。**1**の**にんじん**と**長ねぎ**、**しょうが**をのせて酒をふり、ラップをかける。電子レンジ（600W）で3分くらい加熱して5～6分ほど蒸らす。

仕上げる

3 器に**2**を盛り合わせ、**みつば**を刻んでのせる。耐熱皿に残った蒸し汁とオイスターソースを混ぜてかける。

[おすすめ献立例]

＋もずくのキムチ和え

→p.93

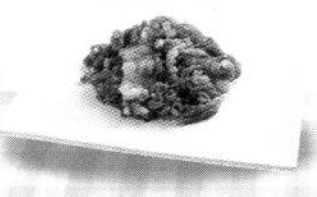

＋ほうれん草ともやしのナムル

→p.93

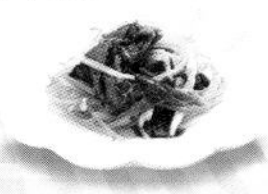

減塩のコツ！

オイスターソースはカキのエキスが凝縮された中国の調味料。ごく少量で、料理に濃厚なうま味を加えてくれます。

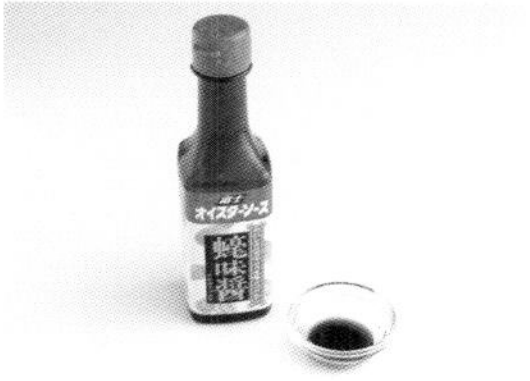

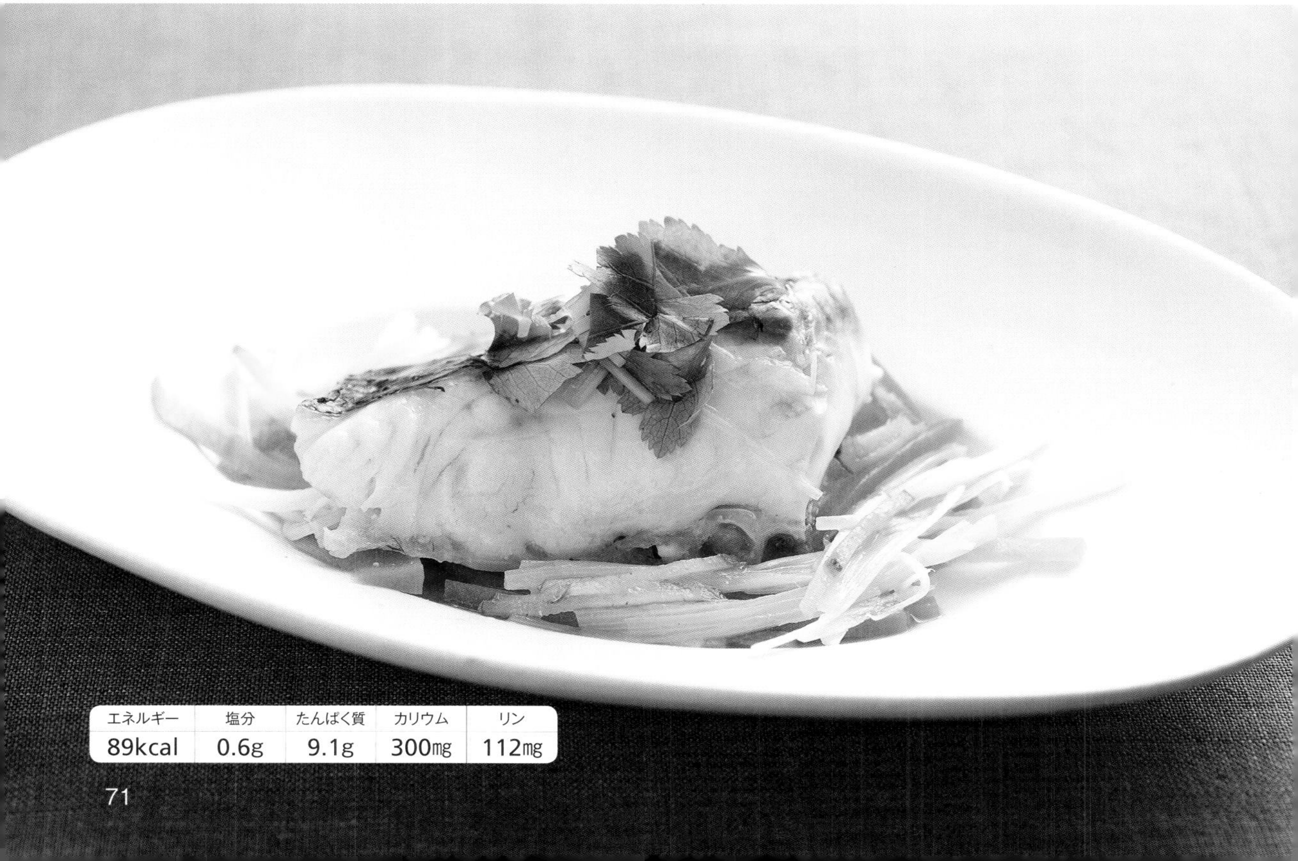

エネルギー	塩分	たんぱく質	カリウム	リン
89kcal	0.6g	9.1g	300㎎	112㎎

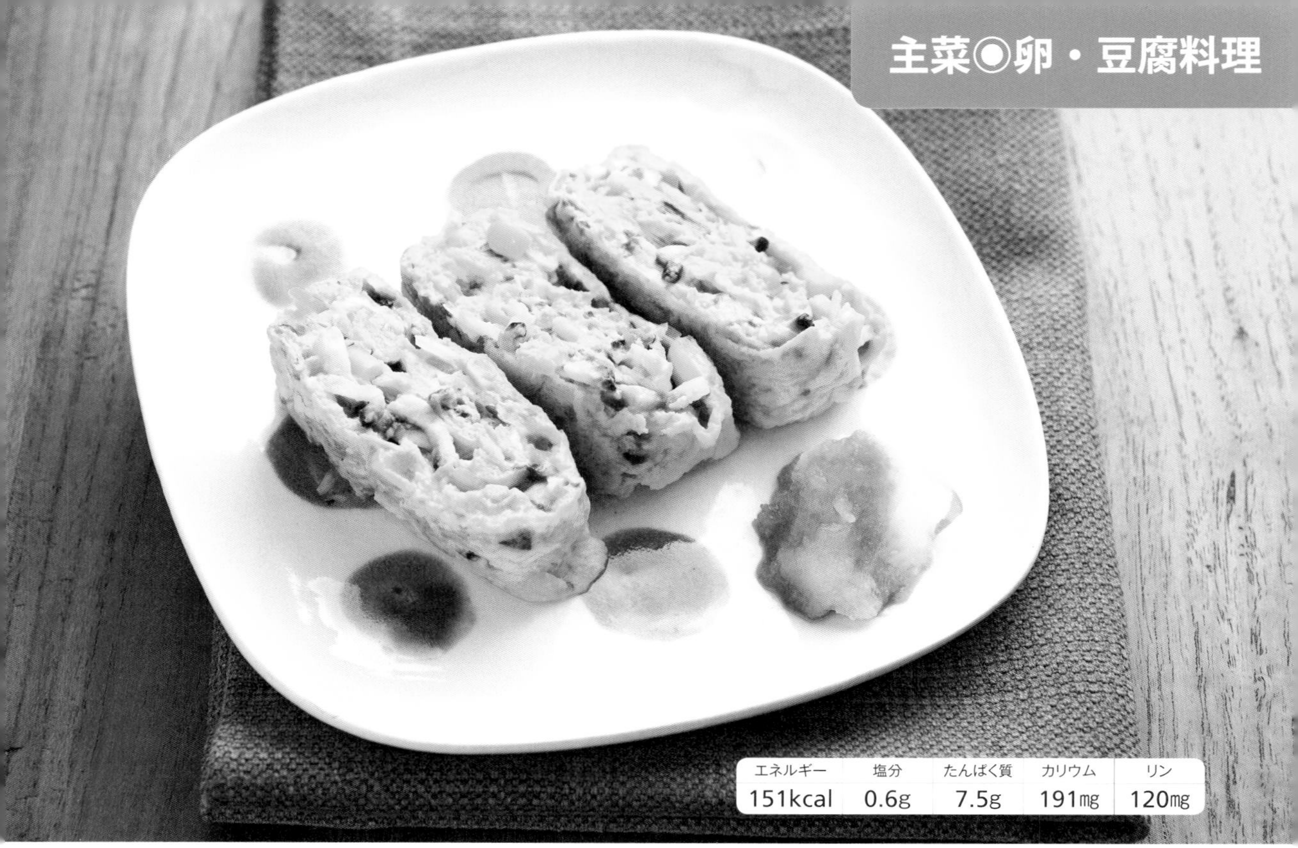

エネルギー	塩分	たんぱく質	カリウム	リン
151kcal	0.6g	7.5g	191mg	120mg

具だくさんで色鮮やかだから、お弁当にも

五目卵焼き

15分

[材料（2人分）]

卵	2個
にんじん	1cm（10g）
長ねぎ	3cm（10g）
みつば	4本
しいたけ	1枚
コーン	大さじ½（10g）
だし汁	大さじ2
サラダ油	大さじ1
大根おろし	30g
しょうゆ（減塩）	大さじ½

[作り方]

準備

1 **にんじん**はみじん切りにして耐熱皿に入れ、ラップをし、電子レンジ（600W）で30秒加熱する。**長ねぎ**、**みつば**は刻み、**しいたけ**は1cm長さのせん切りにする。

2 ボウルに**卵**を割りほぐし、**1**と**コーン**、だし汁を加えて混ぜる。

焼く

3 卵焼き器またはフライパンにサラダ油を熱し、**2**を焼き上げる。

仕上げる

4 器に盛り、**大根おろし**、しょうゆを添える。

[おすすめ献立例]

＋かぶ・かぶの葉のごまマヨ和え

→p.94

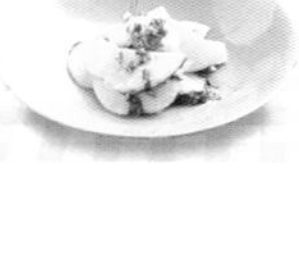

＋もずくのキムチ和え

→p.93

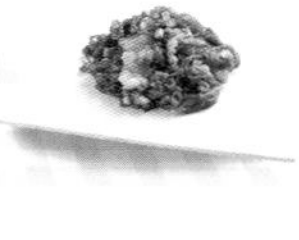

低たんぱく質のコツ！

具だくさんにして卵焼きをボリュームアップさせます。上手に巻けない場合は、炒り卵状にしてもよいでしょう。

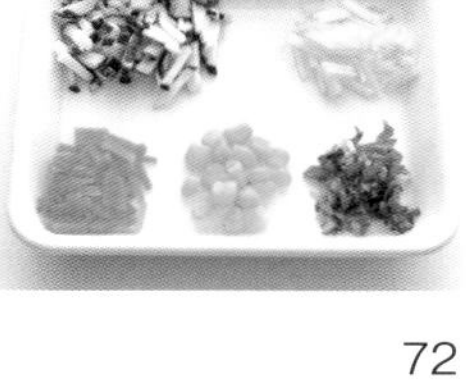

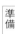

ぱぱっと作れるから、朝食にもおすすめ

半熟卵と野菜のサラダ

かんたん　10分

[材料（2人分）]

卵	2個
レタス	5枚（90g）
アスパラガス（缶詰）	2本
ドレッシング（市販）	大さじ1

[作り方]

準備

1 卵は半熟にゆでて半分に切る。**レタス**は食べやすくちぎり、さっとゆでる。**アスパラガス**は食べやすく切る。

仕上げる

2 器に**1**を盛り、好みのドレッシングをかける。

[おすすめ献立例]

＋かぼちゃのはちみつレモン煮

→p.89

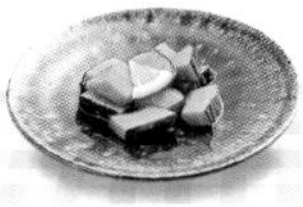

＋低たんぱくスパゲティのペペロンチーノ

→p.127

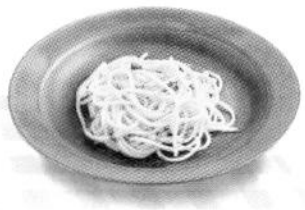

カリウム減 のコツ！

レシピでは、缶詰のアスパラガスを使います。缶詰を使うことで、生のものよりカリウムの摂取量を減らすことができます。

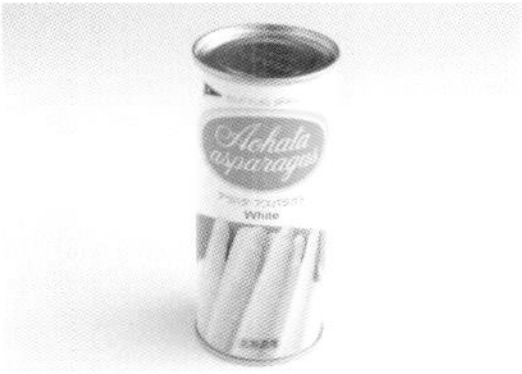

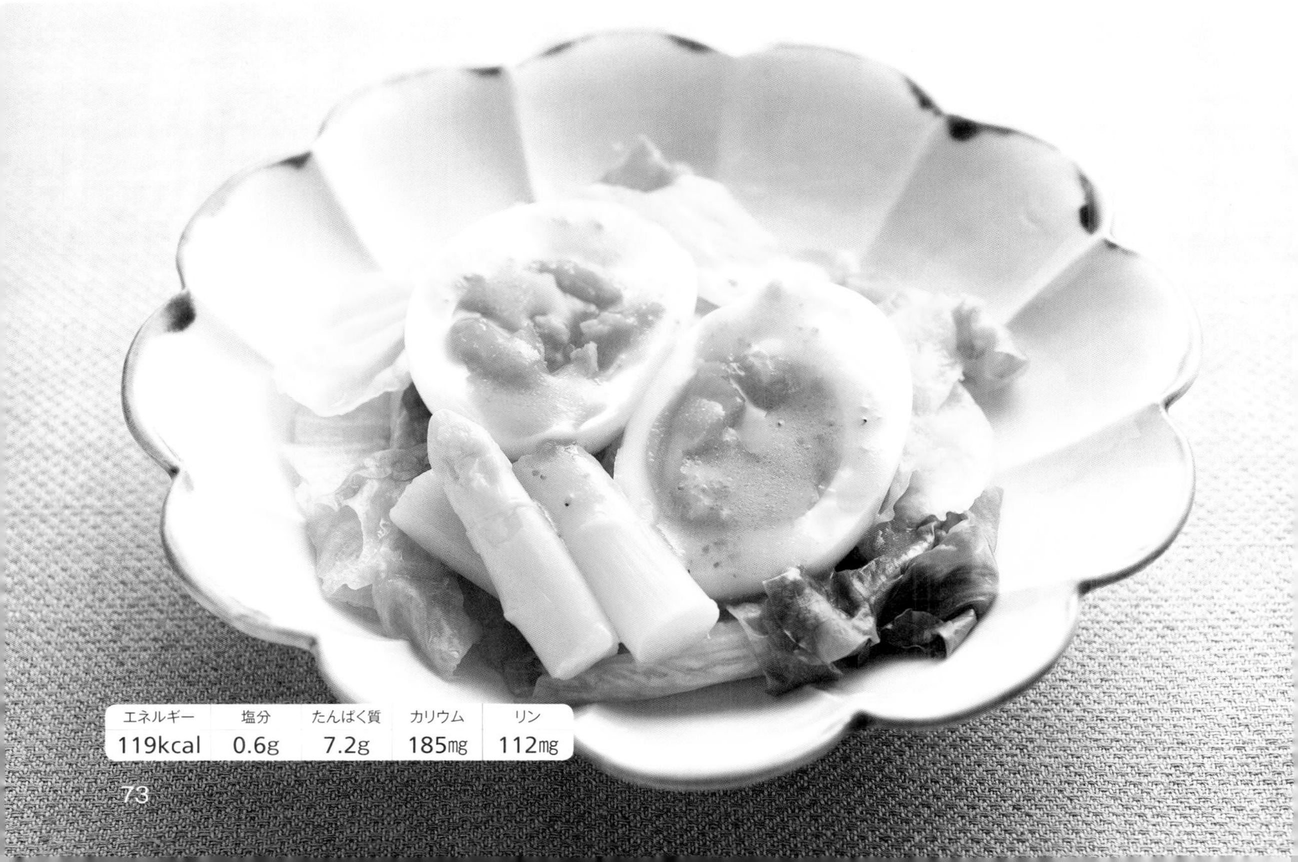

エネルギー	塩分	たんぱく質	カリウム	リン
119kcal	0.6g	7.2g	185mg	112mg

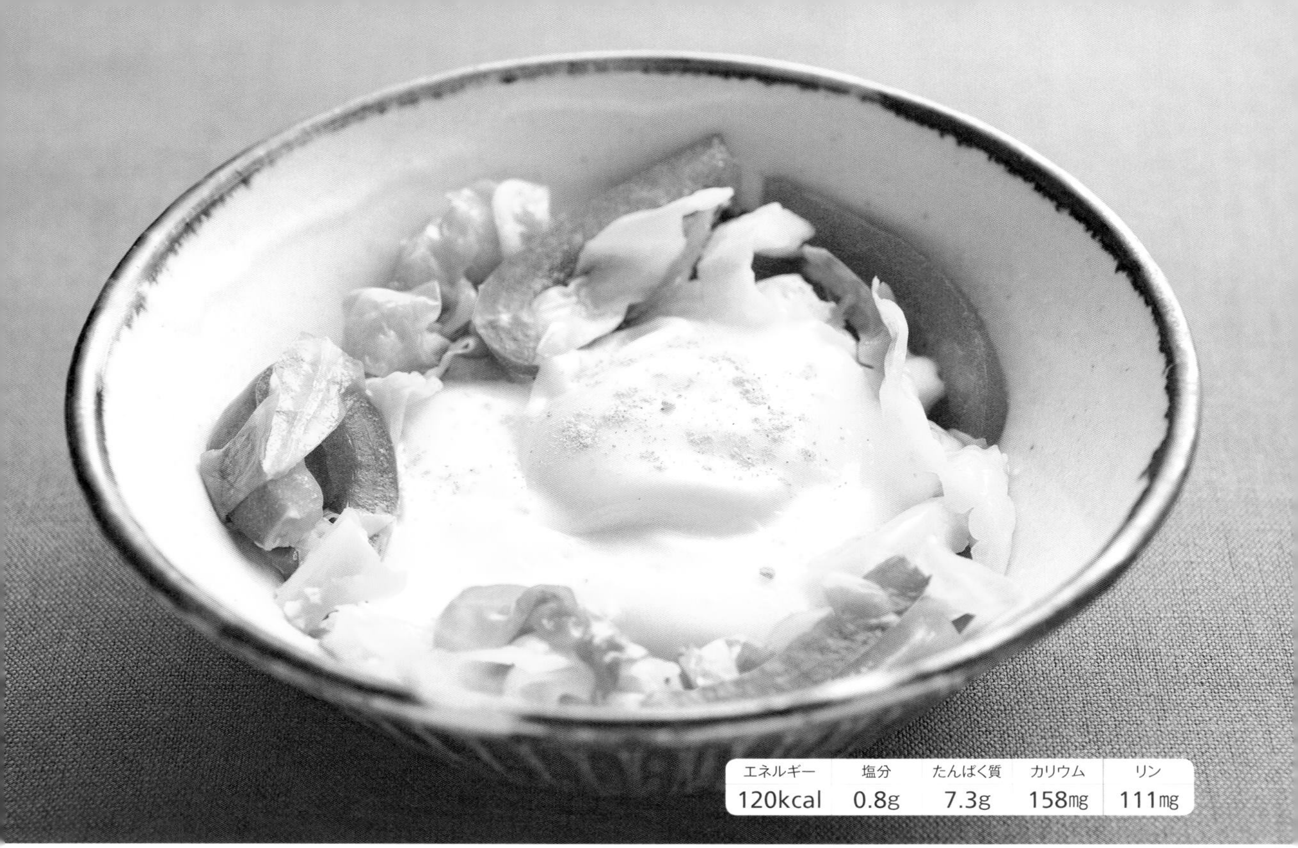

エネルギー	塩分	たんぱく質	カリウム	リン
120kcal	0.8g	7.3g	158mg	111mg

半熟状の卵が野菜にからんでまろやかな味わいに

野菜炒めのすごもりエッグ

15分

[材料(2人分)]

卵	2個
キャベツ	葉大$\frac{1}{2}$枚(60g)
赤パプリカ	$\frac{1}{6}$個(20g)
オリーブ油	大さじ$\frac{1}{2}$
塩	ミニスプーン$\frac{2}{3}$(0.7g)
こしょう(あれば白)	少々
しょうゆ(減塩)またはソース(減塩)	小さじ1

[作り方]

準備

1 キャベツは短冊切りに、赤パプリカはせん切りにする(※)。

炒める・焼く

2 フライパンにオリーブ油を熱し、1のキャベツと赤パプリカを炒めて塩をふる。真ん中をくぼませて卵を割り入れ、ふたをして蒸し焼きにする。

仕上げる

3 器に盛り、こしょうをふる。好みでしょうゆかソースをかける。

※カリウム制限がある場合は、キャベツと赤パプリカは切った後にさっとゆでる。

[おすすめ献立例]

＋キャベツ・にんじん・玉ねぎのザワークラウト風

→p.97

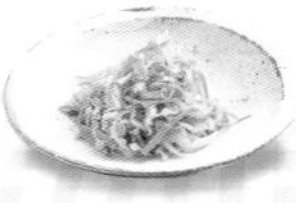

＋カリフラワーとじゃがいものカレー炒め

→p.84

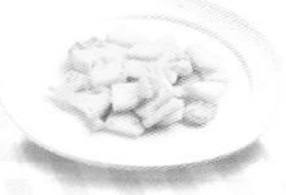

低たんぱく質のコツ!

卵は完全栄養食品といわれ、良質のたんぱく質を含みます。たんぱく制限を守りながら1日1/2～1個とりましょう。

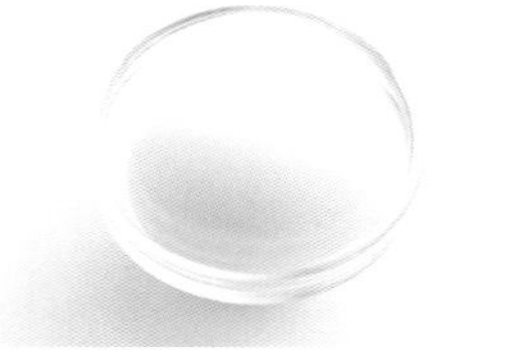

じゃがいも入りのボリュームたっぷりのオムレツです

スパニッシュオムレツ

作りおき　30分

[材料（4人分）]

卵	3個
じゃがいも	中½個（70g）
ピーマン	1個（30g）
玉ねぎ	½個（100g）
ミニトマト	3個（45g）
オリーブ油	大さじ1
塩	ミニスプーン1（1g）
こしょう	少々
トマトケチャップ	小さじ4

[作り方]

準備

1 じゃがいも、ピーマン、玉ねぎは1㎝角に切る。ミニトマトは半分に切る。卵は割りほぐす。

炒める・焼く

2 直径18～20㎝のフライパンにオリーブ油を熱し、1の野菜を入れて炒める。油が回ったら塩、こしょうを加えてさっと混ぜる。

3 2に1の卵を加えて大きくかき混ぜる。半熟状になったら、ふたをして弱火で7～8分焼く。ひっくり返し、2～3分焼く。

仕上げる

4 焼き上がったら8等分に切り分ける（1人分は2切れ）。器に盛り、トマトケチャップを添える。

[おすすめ献立例]

＋なすのフライ

→p.129

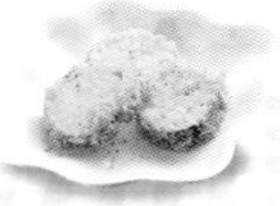

＋ズッキーニとミニトマトのマスタードサラダ

→p.91

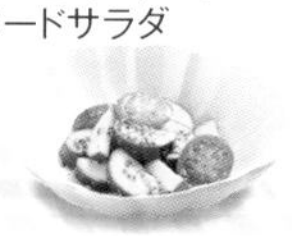

低たんぱく質のコツ！

オムレツは、焼きやすいように卵を3個使います。1人分の目安は、8等分のうち2切れ。残りは冷凍保存できます。

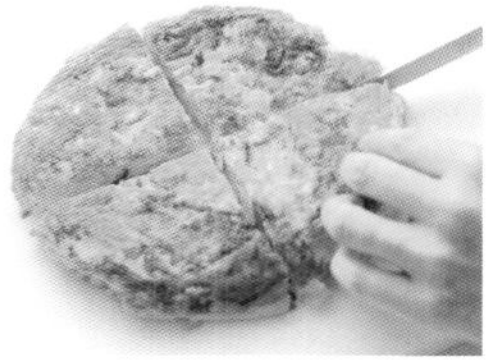

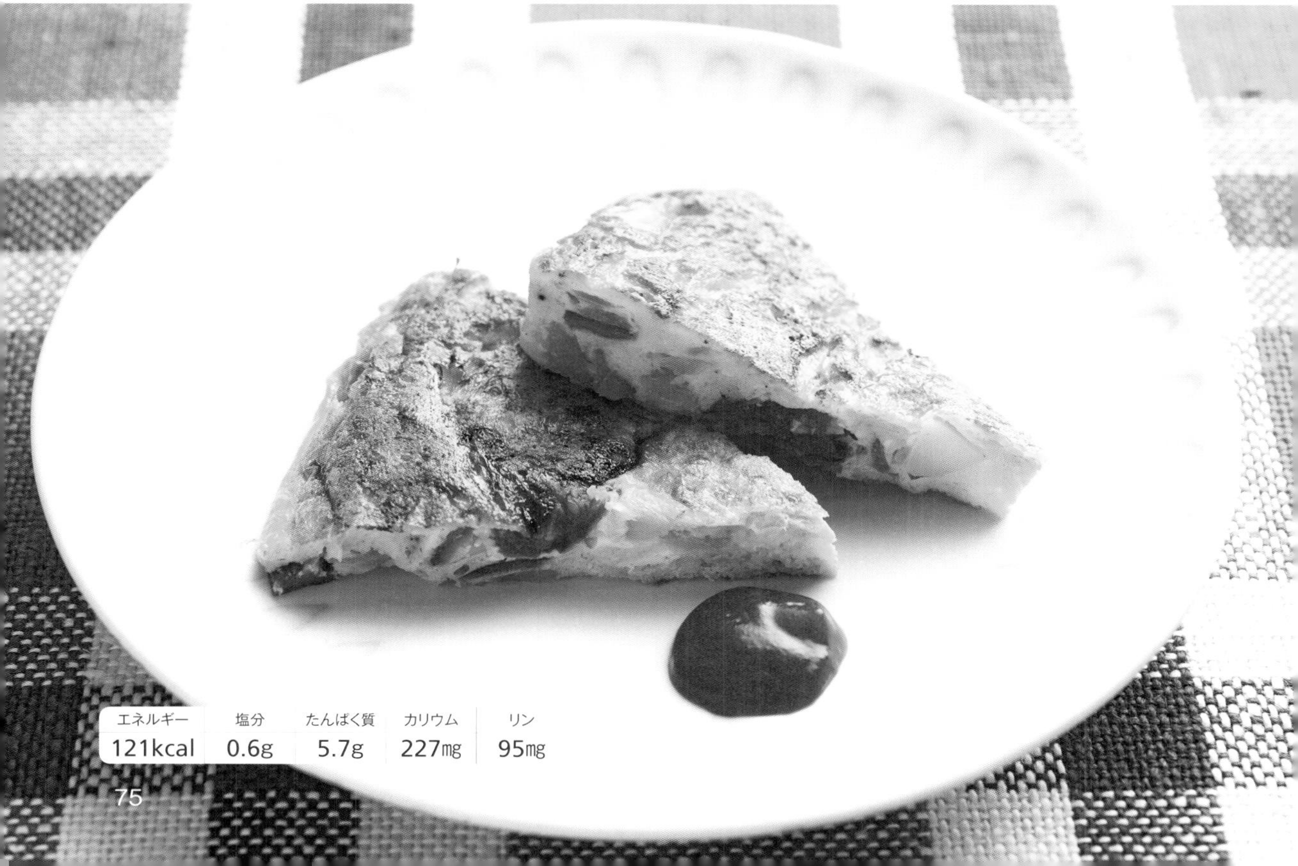

エネルギー	塩分	たんぱく質	カリウム	リン
121kcal	0.6g	5.7g	227㎎	95㎎

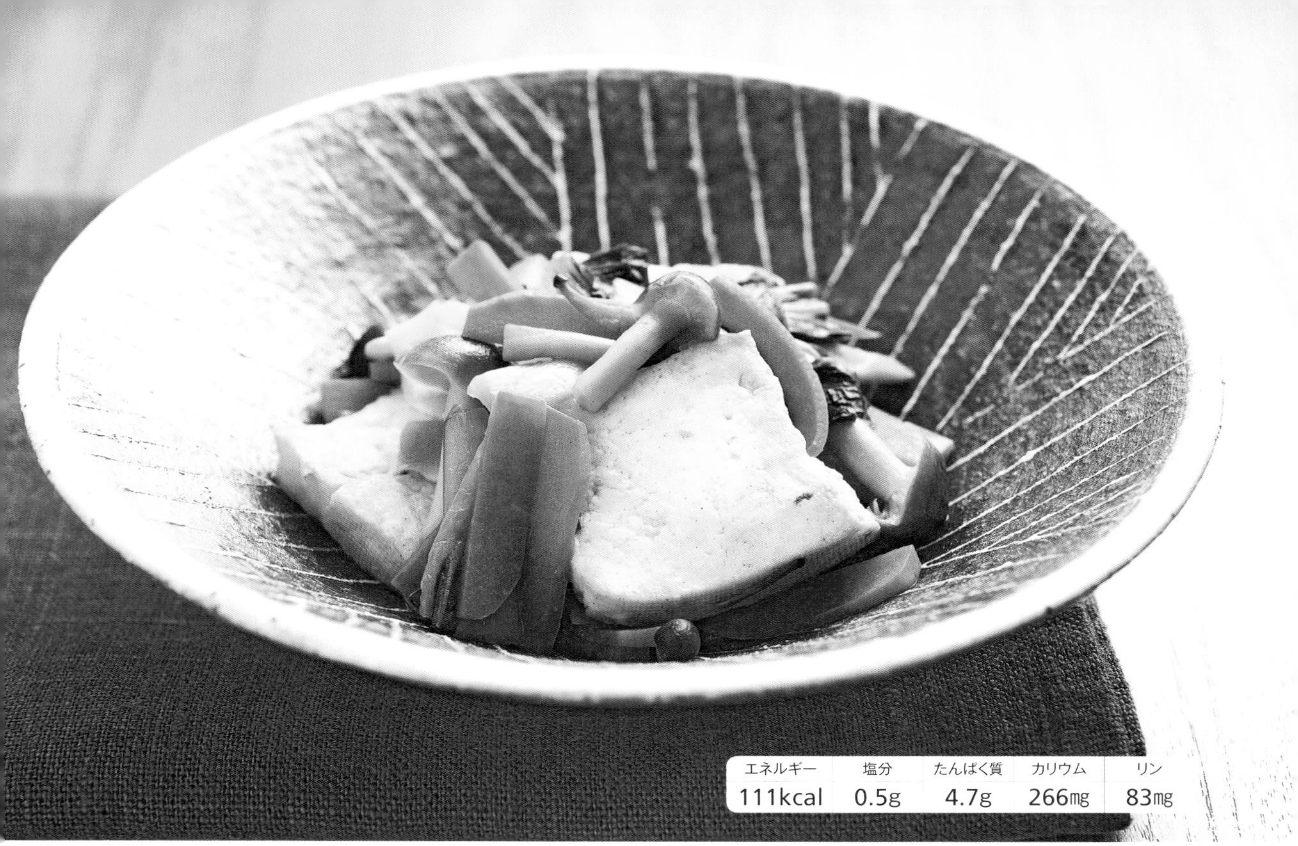

エネルギー	塩分	たんぱく質	カリウム	リン
111kcal	0.5g	4.7g	266mg	83mg

豆腐をかためにに水切りするのが、おいしく作るコツ

豆腐チャンプルー 15分

[材料（2人分）]

木綿豆腐	100g
チンゲン菜	½株（50g）
にんじん	3cm（40g）
しめじ	½パック（45g）
サラダ油	大さじ1
塩	ミニスプーン½（0.5g）
A 酒	小さじ1
しょうゆ（減塩）	小さじ1

[作り方]

準備

1 **豆腐**はかためにに水切りして（P78の作り方1参照）、食べやすい大きさに切る。**チンゲン菜**は葉はざく切り、茎は棒状に切る。**にんじん**は短冊切りにし、**しめじ**はほぐす（※）。

焼く・炒める

2 フライパンにサラダ油大さじ½を中火で熱し、**1**の**豆腐**を焼きつけ、塩をふって取り出す。

3 **2**のフライパンにサラダ油大さじ½を足し、**1**の野菜としめじを炒め、**豆腐**を戻し入れる。**A**を回しかけ、なじむように中火でさっと炒める。

※カリウム制限がある場合、にんじん、しめじはほぐした後に下ゆでする。

[おすすめ献立例]

＋くずきりときゅうりのマヨネーズサラダ →p.128

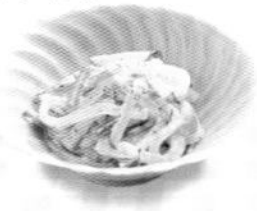

＋蒸しなすのしょうがじょうゆ添え →p.92

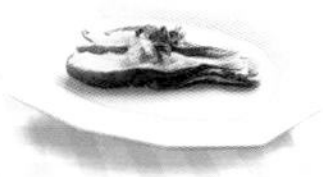

減塩のコツ!

計量スプーンで 1/2 や 1/3 といった分量を量るときは、ヘラを使うと、より正確に計量しやすくなります。

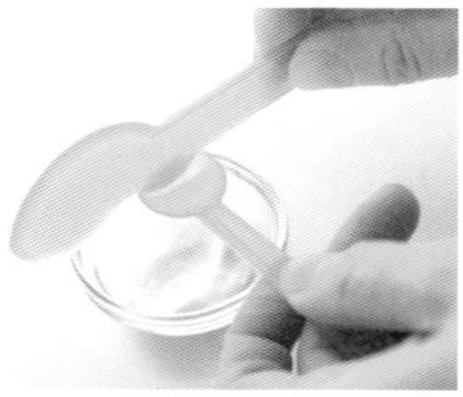

しっかり下味がついた厚揚げに、薬味をたっぷりのせて

厚揚げの漬け焼き

かんたん　10分

[材料（2人分）]

厚揚げ	120g
A みりん	小さじ1
しょうゆ	小さじ1
だし汁	小さじ2
みょうが	1個
万能ねぎ	1本
大根おろし	60g
おろししょうが	少々

[作り方]

準備　**1** **厚揚げ**は6等分に薄く切り、**A**に漬けて5分くらいなじませる。**みょうが**と**万能ねぎ**は小口切りにする。

焼く　**2** フライパン（フッ素樹脂加工）で**1**の**厚揚げ**を中火で焼く。焼き目がついたら、漬けていた汁をからめる。

仕上げる　**3** **2**を器に盛り、**大根おろし**と**おろししょうが**、**1**の**みょうが**と**万能ねぎ**をのせる。

[おすすめ献立例]

＋チンゲン菜となすのみそ汁

→p.103

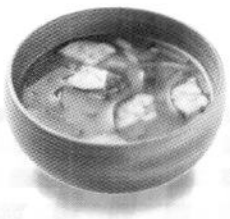

＋みつばのからし和え

→p.96

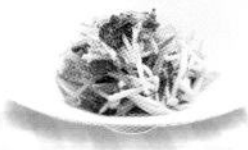

減塩のコツ！

厚揚げに下味をつけることで、できあがりにしっかり味がつき、少ない調味料でも満足感のある仕上がりになります。

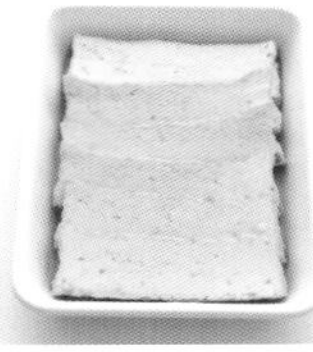

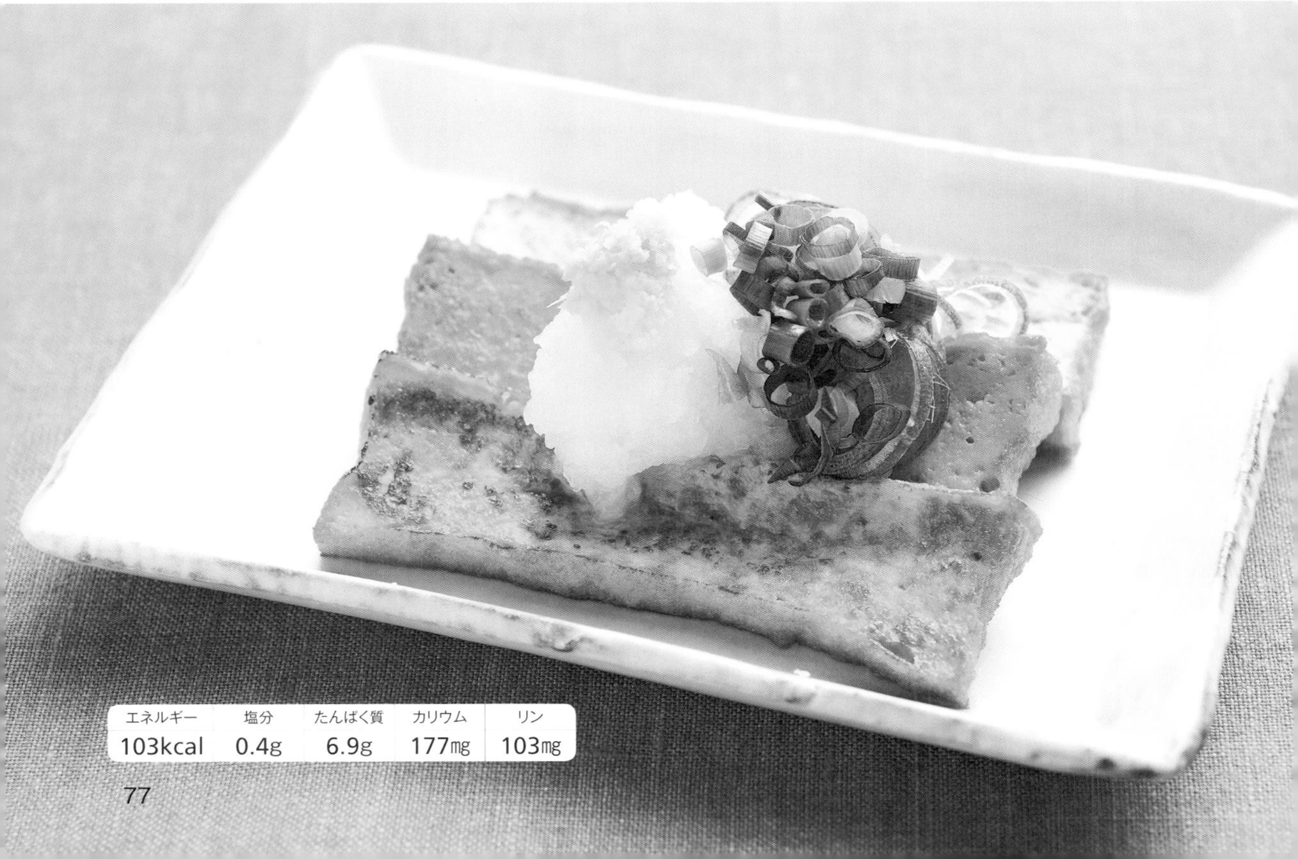

エネルギー	塩分	たんぱく質	カリウム	リン
103kcal	0.4g	6.9g	177mg	103mg

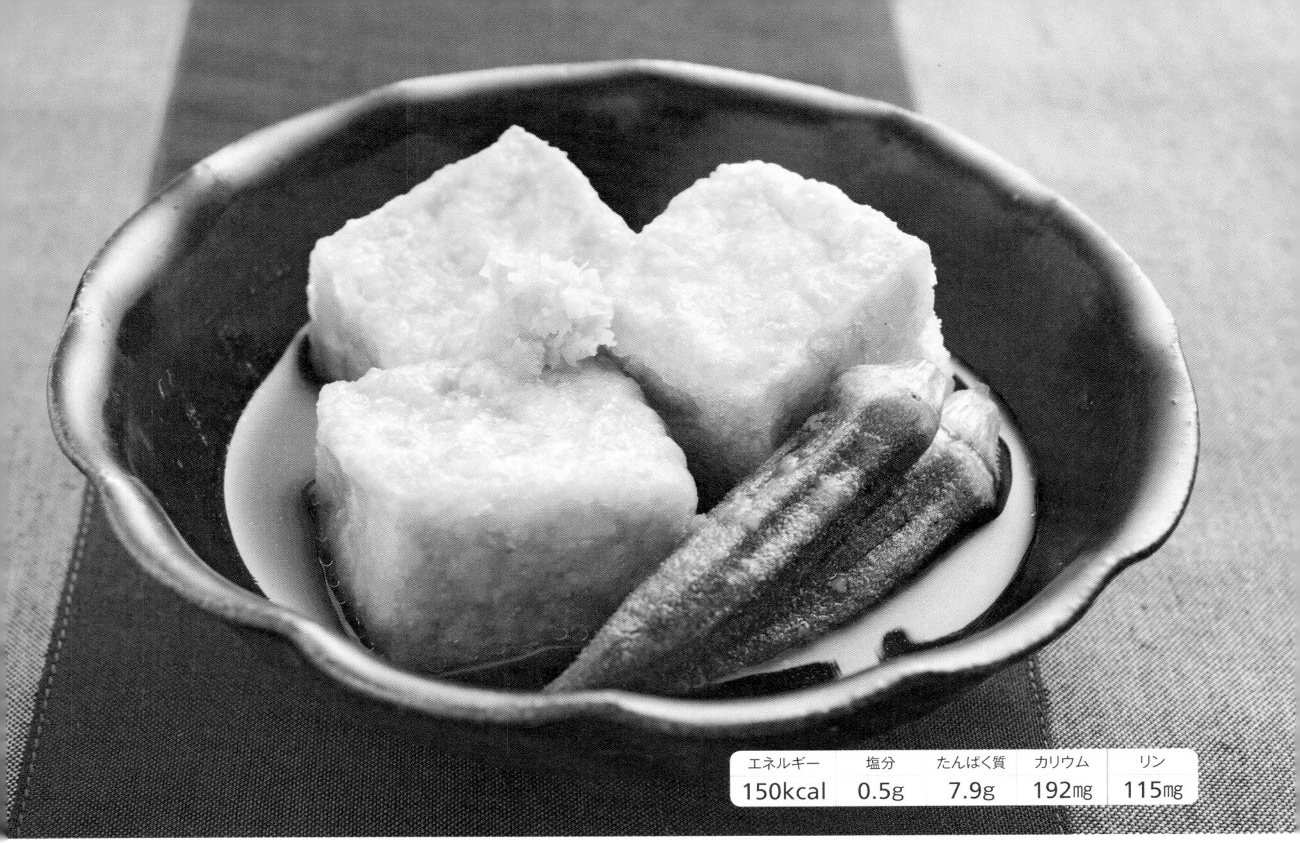

エネルギー	塩分	たんぱく質	カリウム	リン
150kcal	0.5g	7.9g	192mg	115mg

揚げることでカロリーアップ!

揚げ出し豆腐

20分

［材料（2人分）］

木綿豆腐	200g
片栗粉	大さじ1強
オクラ	4本
揚げ油	適量
A だし汁	⅖カップ
みりん	小さじ2
酒	小さじ1
しょうゆ（減塩）	小さじ2
おろししょうが	少々

［作り方］

準備

1 豆腐は6等分しペーパータオルに包み重しをのせて水切りしておく。**オクラ**は切れ目を入れる。**A**は鍋に入れて温める。

揚げる

2 160℃に熱した揚げ油で**オクラ**を素揚げする。

3 **1**の**豆腐**に片栗粉をまぶし、180℃に熱した油できつね色になるまで揚げる。

仕上げる

4 **2**の**オクラ**と**3**の**豆腐**を器に盛る。**1**で温めた**A**をかけ、**おろししょうが**を添える。

［おすすめ献立例］

＋なめことねぎのみそ汁

→p.100

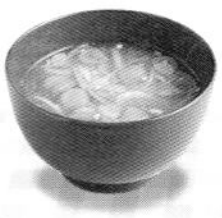

＋きゅうりとえのきのピリ辛和え

→p.87

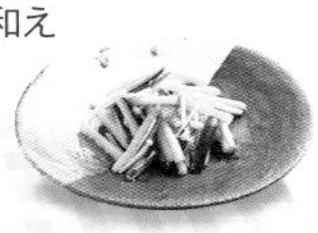

低たんぱく質のコツ!

木綿と絹ごしは、同じ豆腐ですがたんぱく質の量が違います。100gあたりのたんぱく質は、木綿が7.0g、絹ごしが5.3gです。

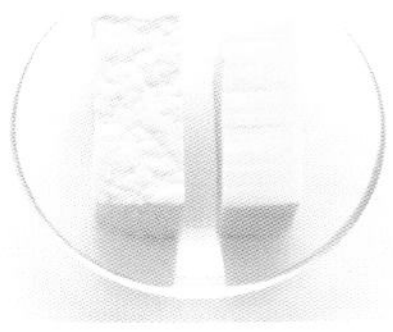

ボリュームがあり、満腹感をアップする一品です

豆腐のおかずサラダ

かんたん　10分

[材料（2人分）]

絹ごし豆腐	200g
きゅうり	中½本（40g）
セロリ	¼本（40g）
ミニトマト	2個
A 酢	小さじ1
しょうゆ（減塩）	小さじ1
ごま油	小さじ1
白すりごま	小さじ1
かつお節	¼袋（0.8g）

[作り方]

準備　**1** 豆腐は軽く水切りする（→P78の作り方1参照）。**きゅうり**と**セロリ**はピーラーでスライスし、水にはなってざるにあげ、水けをよく切る。**ミニトマト**は4等分する。

仕上げる　**2** 1を器に盛り合わせ、Aを合わせてかける。**かつお節**をふる。

[おすすめ献立例]

＋もやしとみつばのみそ汁

→p.103

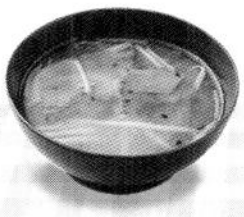

＋玉ねぎのかき揚げ

→p.126

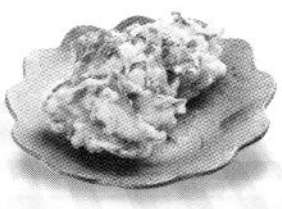

カリウム減のコツ！

生野菜はピーラーで縦にスライスしてボリュームアップ。切ってから水にさらすことで、カリウムが溶け出します。

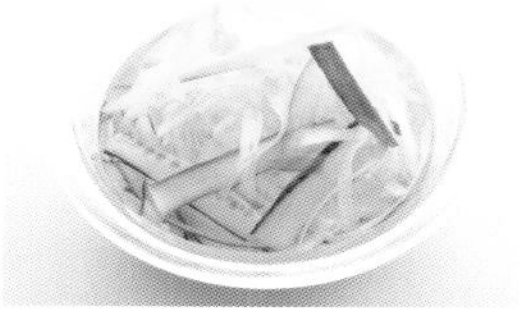

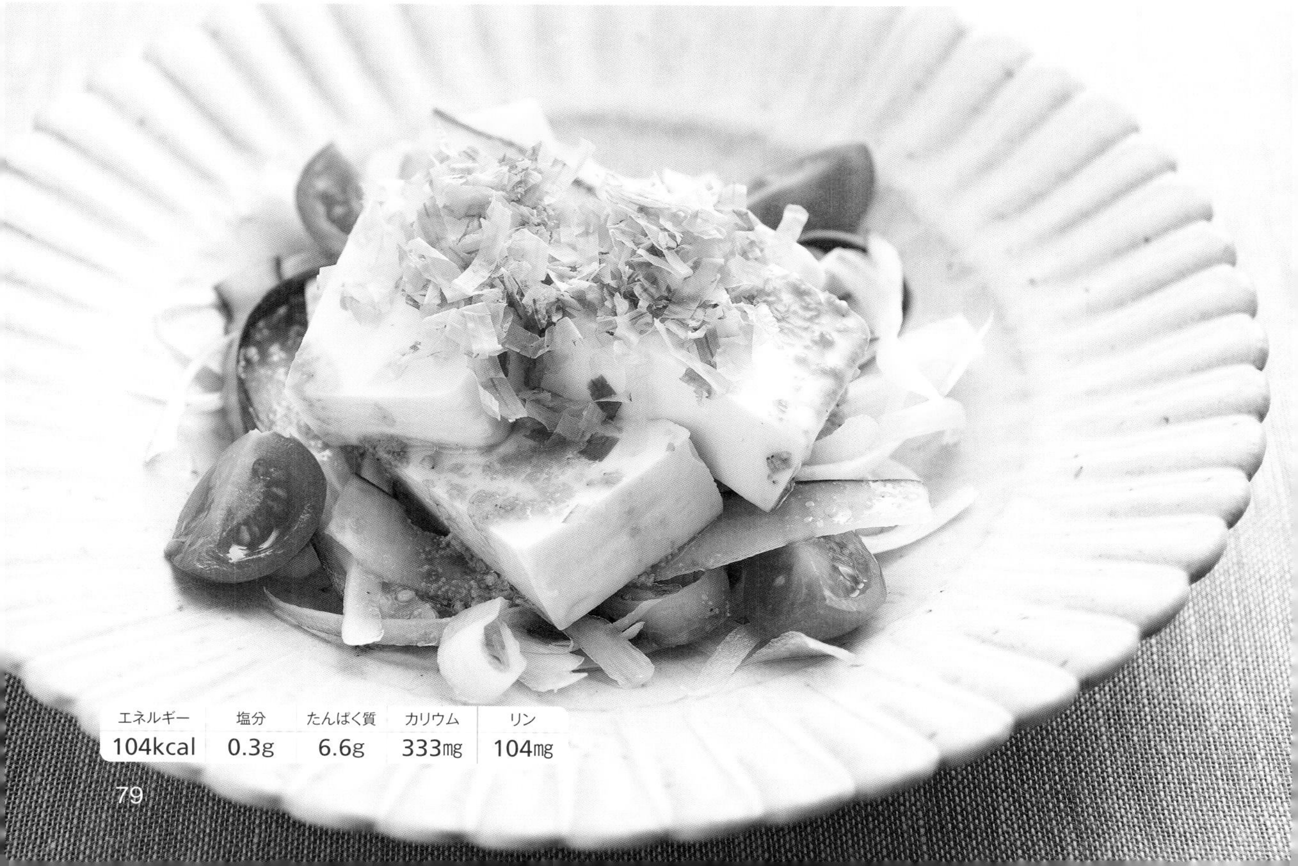

エネルギー	塩分	たんぱく質	カリウム	リン
104kcal	0.3g	6.6g	333mg	104mg

column 1

家族でいっしょのメニューを食べるには？

家族で食事をするとき、１人分だけまったく別メニューを作ると、それだけで手間がかかります。少し工夫をすれば、手間を少なくして同じようなものが食べられますので、ぜひ実践してみてください。

主食は、治療用特殊食品の低たんぱくごはんやパン（→ P21）にすると、おかずで摂取できるたんぱく質の量が増えます。そのため、家族と同じおかずが食べられることもあります。

主菜に使う肉や魚は、家族全員分まとめて調理するときにあらかじめ小さく切っておくと、盛りつけるときに量が調整しやすくなります。味つけは基本的に薄味に。高血圧予防のためにも、家族も同じメニューを食べて薄味に慣れておくとよいでしょう。家族みんなで食卓を囲むことも、食事の満足感につながります。

食事療法を長く楽しく続けるポイント

●治療用特殊食品の低たんぱくごはんやパンを上手に使う
●全員分まとめて調理するときはあらかじめ材料を小さく切る
●高血圧予防のために、家族全員が薄味の献立に慣れる

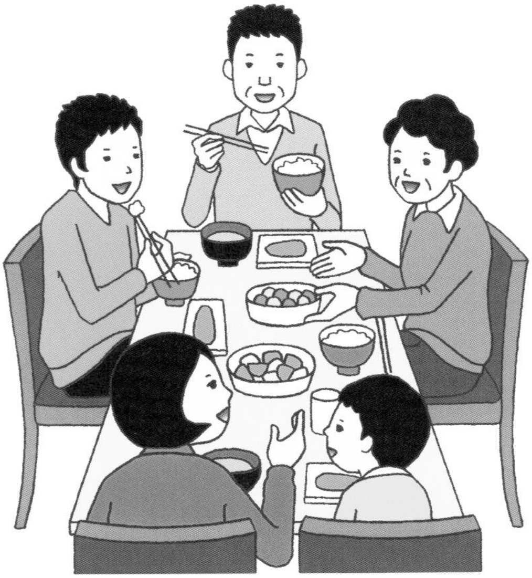

減塩しながら、
野菜をおいしく食べられる!

副菜レシピ

肉や魚、卵や豆腐を使った主菜と
相性のいい野菜の副菜です。
栄養バランスはもちろん、献立の彩りや
味のバリエーションも豊かになって、
食事の満足度アップ間違いなしの、
32品を紹介します。

キャベツとブロッコリーの蒸し煮

かんたん　10分

[材料（2人分）]

キャベツ	葉大$\frac{4}{5}$枚（80g）
ブロッコリー	小房1個（20g）
バター	小さじ1
しょうゆ	ミニスプーン2（小さじ$\frac{2}{5}$）

[作り方]

準備　**1** キャベツはざく切りにする。ブロッコリーは小房に分ける。

蒸す　**2** 耐熱ボウルにキャベツ、ブロッコリーを入れ、バターをのせ、ラップをする。電子レンジ（600W）で2分加熱し、そのまま5分ほど蒸らす。

仕上げる　**3** 2にしょうゆをたらして和える。

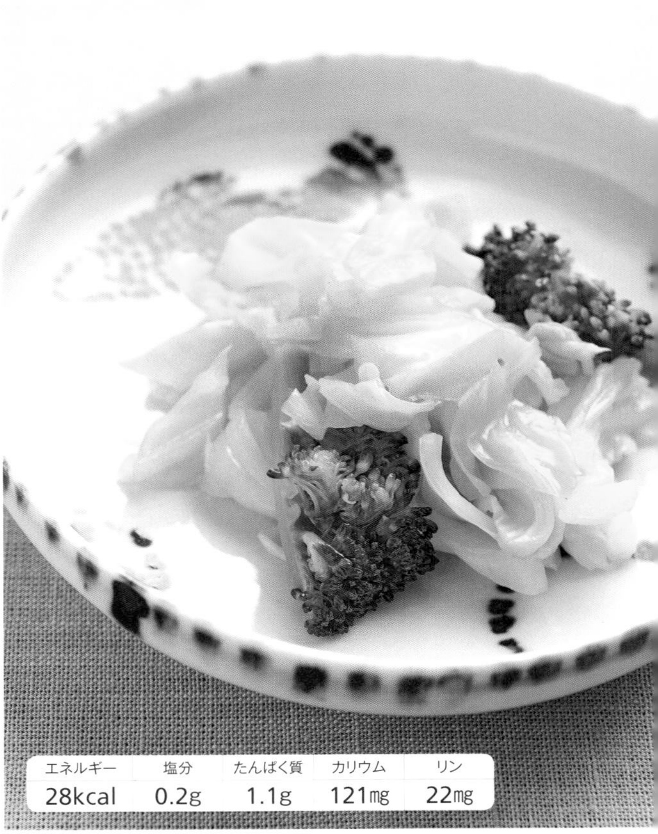

エネルギー	塩分	たんぱく質	カリウム	リン
28kcal	0.2g	1.1g	121mg	22mg

トマトの玉ねぎドレッシング

かんたん　5分

[材料（2人分）]

トマト	小1個（100g）
玉ねぎ	$\frac{1}{4}$個（50g）
フレンチドレッシング（市販）	大さじ1
あらびきこしょう	少々

[作り方]

準備　**1** トマトは乱切りにする。玉ねぎはみじん切りにする。

仕上げる　**2** トマトを器に盛る。ドレッシングに玉ねぎを加えて混ぜ、トマトにかける。あらびきこしょうをふる。

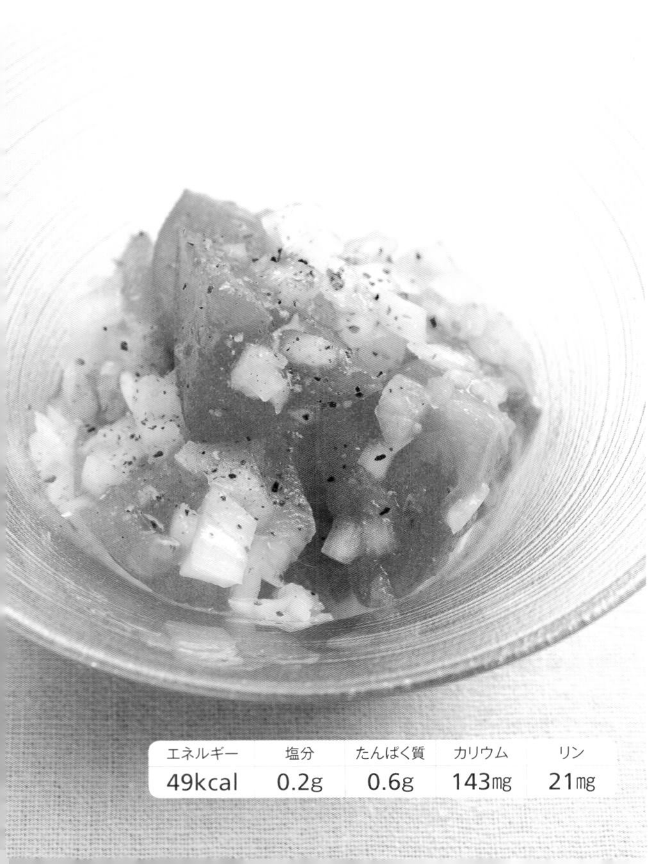

エネルギー	塩分	たんぱく質	カリウム	リン
49kcal	0.2g	0.6g	143mg	21mg

ポテトサラダ

作りおき　25分

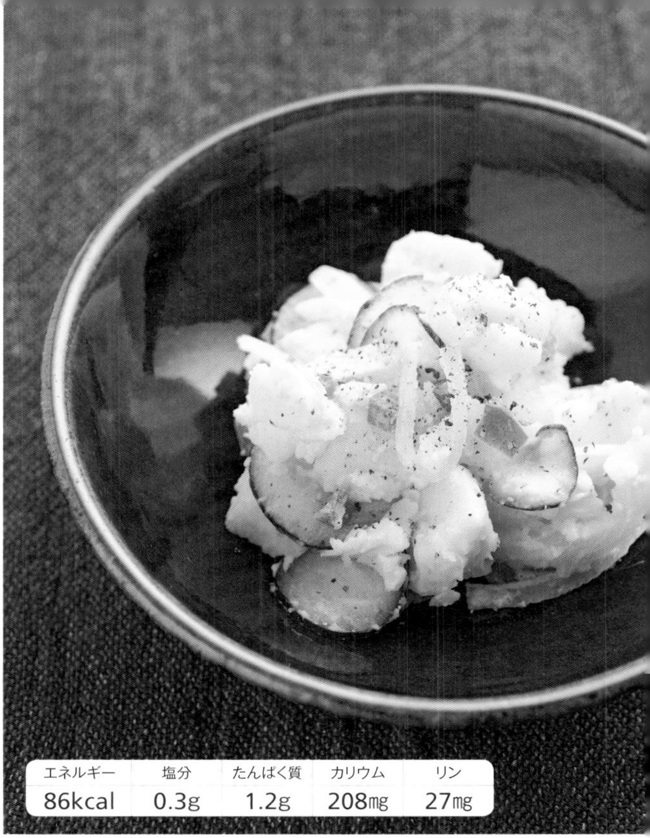

エネルギー	塩分	たんぱく質	カリウム	リン
86kcal	0.3g	1.2g	208㎎	27㎎

[材料（2人分）]

じゃがいも	中1個（100g）
きゅうり	2㎝（10g）
玉ねぎ	3㎝（20g）
赤パプリカ	1㎝（10g）
塩	ミニスプーン¼（0.3g）
A マヨネーズ	大さじ1
からし	小さじ¼
あらびきこしょう	少々

[作り方]

準備　**1** じゃがいもはゆでてつぶす。きゅうりは薄切りにする。玉ねぎは薄切りに、赤パプリカはみじん切りにする（※）。

和える　**2** じゃがいもにきゅうり、玉ねぎ、パプリカを加え、塩を混ぜる。Aを混ぜたものを加えて和え、あらびきこしょうをふる。

※カリウム制限がある場合、玉ねぎとパプリカは切った後に下ゆでする。

にんじんとセロリのきんぴら

かんたん　作りおき　10分

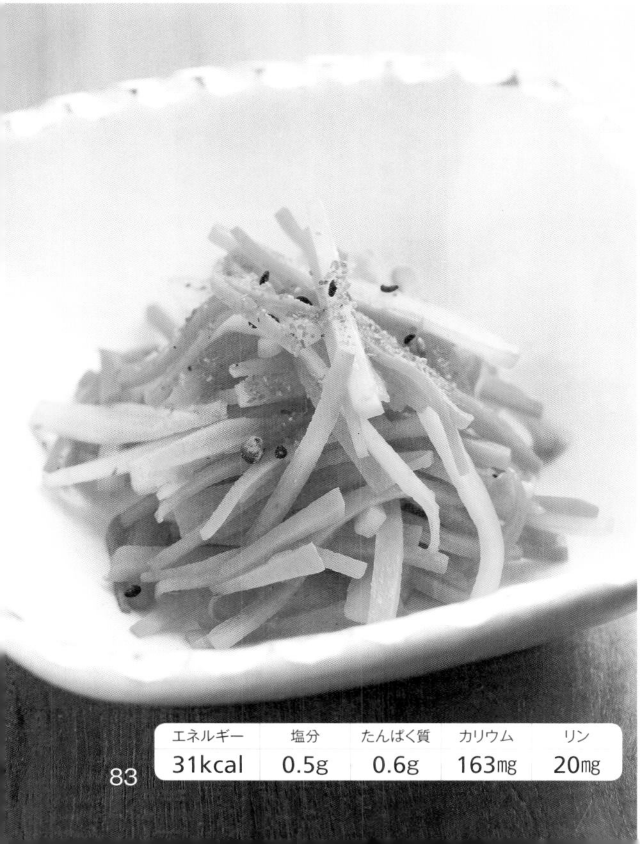

エネルギー	塩分	たんぱく質	カリウム	リン
31kcal	0.5g	0.6g	163㎎	20㎎

[材料（2人分）]

にんじん	½本（80g）
セロリ	⅛本（20g）
ごま油	小さじ½
A みりん	小さじ1
しょうゆ	小さじ1
だし汁	小さじ1
七味唐辛子	少々

[作り方]

準備　**1** にんじん、セロリはせん切りにする（※）。

炒める　**2** フライパンにごま油を熱し、にんじん、セロリを炒める。しんなりしたらAを加えて汁けがなくなるまで炒め、七味唐辛子をふる。

※カリウム制限がある場合、にんじんとセロリは切った後に下ゆでする。

カリフラワーと
じゃがいものカレー炒め

かんたん　作りおき　10分

[材料（2人分）]

カリフラワー	小房1個(50g)
じゃがいも	小½個(50g)
オリーブ油	小さじ1
カレー粉	ミニスプーン ½(0.2g)
塩	ミニスプーン ¼(0.3g)

[作り方]

準備　**1** カリフラワーは薄切り、じゃがいもは薄いいちょう切りにする(※)。

炒める　**2** フライパンにオリーブ油、カレー粉を入れて弱火にかけ、香りがたったら**1**を加えて炒め、塩で味をととのえる。

※カリウム制限がある場合、カリフラワー、じゃがいもは切った後にさっとゆでる。

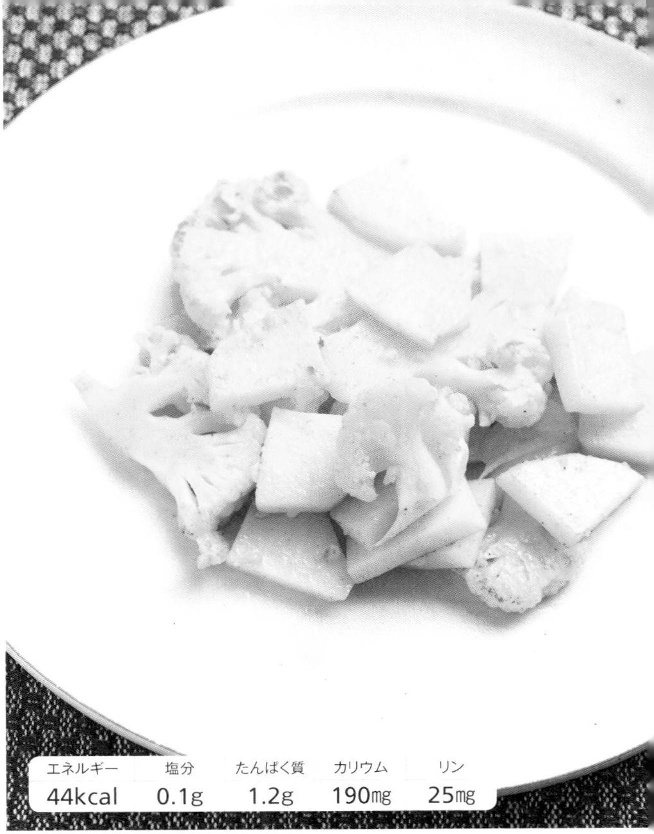

エネルギー	塩分	たんぱく質	カリウム	リン
44kcal	0.1g	1.2g	190mg	25mg

焼きねぎのマリネ

作りおき　15分

[材料（2人分）]

長ねぎ		1本(100g)
ミニトマト		1個
A	酢	小さじ4
	塩	ミニスプーン ½(0.5g)
	こしょう	少々
	オリーブ油	少々

[作り方]

準備　**1** **長ねぎ**は3cm長さに切る。**ミニトマト**は輪切りにする。

焼く　**2** フライパンを熱して**長ねぎ**を入れ、こげ目がつくまで焼きつける。

仕上げる　**3** バットに**A**を入れて混ぜ、**長ねぎ**と**ミニトマト**を漬けて10分くらいなじませる。

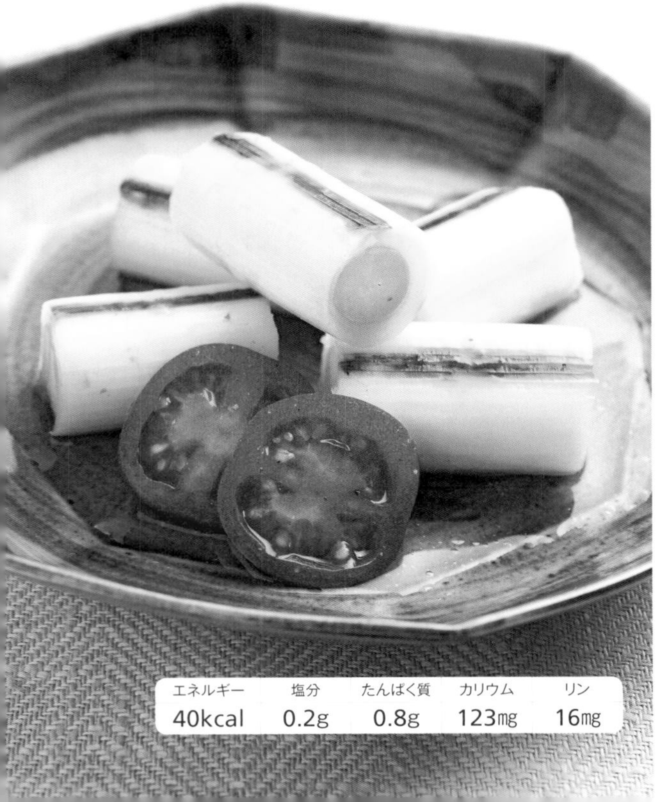

エネルギー	塩分	たんぱく質	カリウム	リン
40kcal	0.2g	0.8g	123mg	16mg

うどの梅肉和え

かんたん　10分

[材料（2人分）]

うど（大根でもよい）	80g
かいわれ菜	20g
梅干し	½個
みりん	小さじ½

[作り方]

準備　**1** **うど**はマッチ棒状に切ってさっとゆでる。**かいわれ菜**は食べやすく切り、さっとゆでる。**梅干し**は種をのぞき、果肉を包丁でたたく。

和える　**2** ボウルに**うど**、**かいわれ菜**を入れ、**1**の梅肉、みりんで和える。

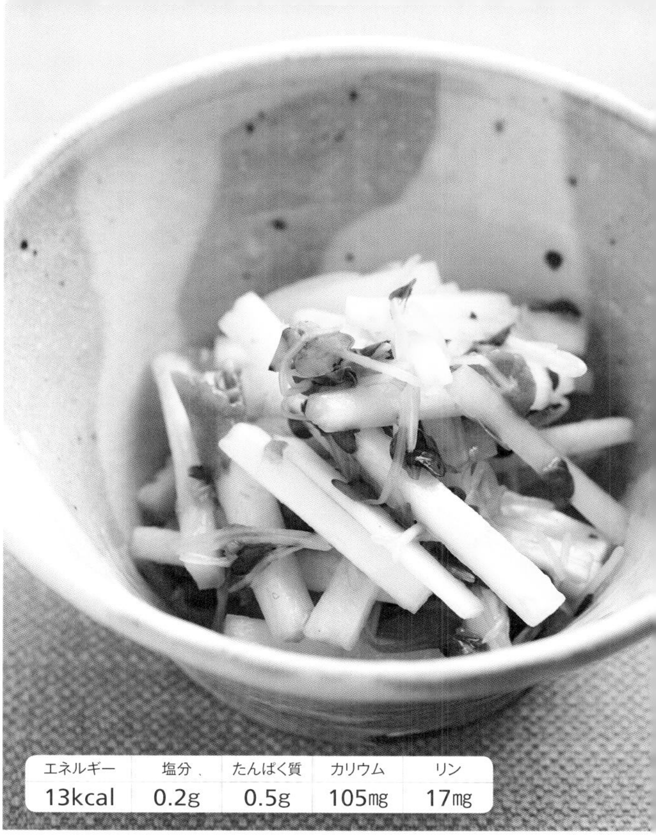

エネルギー	塩分	たんぱく質	カリウム	リン
13kcal	0.2g	0.5g	105mg	17mg

春菊の葉のサラダ

かんたん　5分

[材料（2人分）]

春菊の葉	50g
ミニトマト	2個（30g）
和風ドレッシング（市販）	大さじ1

[作り方]

準備　**1** **春菊**は食べやすく切る。**ミニトマト**は4つ割りにする。

仕上げる　**2** **春菊**、**ミニトマト**を合わせて器に盛り、ドレッシングをかける。

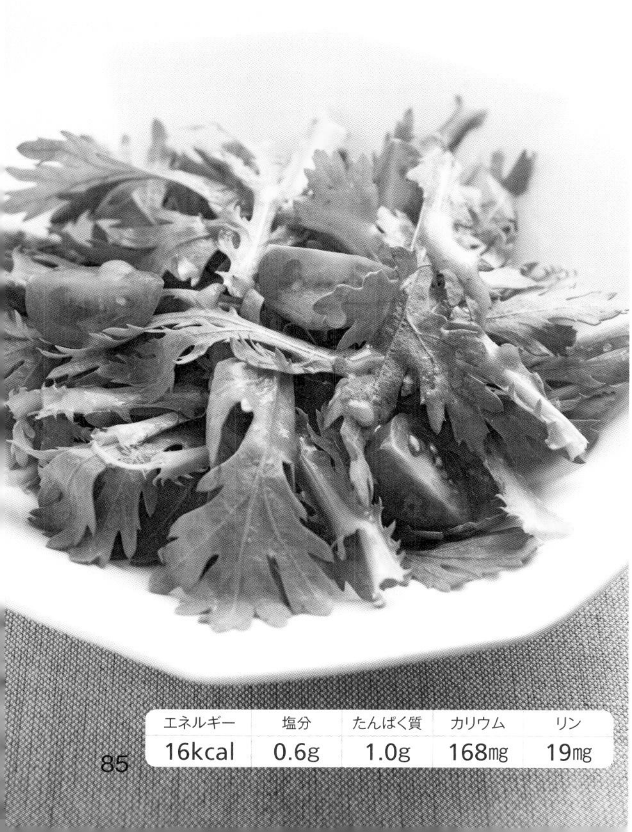

エネルギー	塩分	たんぱく質	カリウム	リン
16kcal	0.6g	1.0g	168mg	19mg

長いもとパプリカの素揚げ山椒風味

かんたん　10分

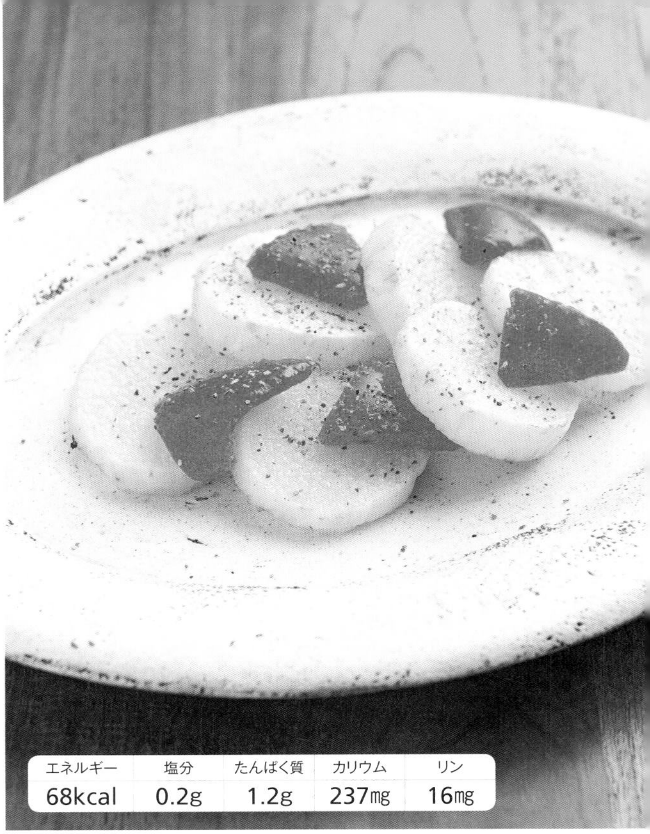

エネルギー	塩分	たんぱく質	カリウム	リン
68kcal	0.2g	1.2g	237mg	16mg

[材料（2人分）]

長いも	100g
赤パプリカ	⅙個（20g）
揚げ油	適量
塩	ミニスプーン½（0.5g）
粉山椒	少々

[作り方]

準備　1 **長いも**は5㎜厚さの輪切りにする（長いもが太い場合はいちょう切りにする）。**赤パプリカ**は乱切りにする。

揚げる　2 揚げ油を180℃に熱し、**長いも**、**赤パプリカ**を素揚げする。塩をふってなじませ、粉山椒をふる。

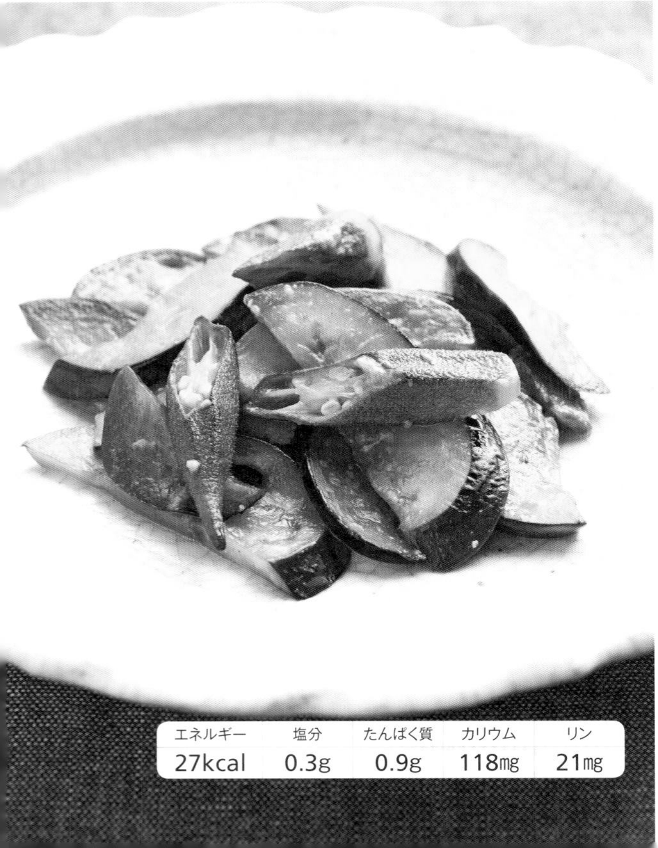

エネルギー	塩分	たんぱく質	カリウム	リン
27kcal	0.3g	0.9g	118mg	21mg

なすとオクラのみそ炒め

かんたん　10分

[材料（2人分）]

なす	1本（80g）
オクラ	2本
ごま油	小さじ½
A みりん・酒	各小さじ1
しょうゆ	ミニスプーン1（小さじ⅕）
みそ	小さじ½
だし汁	小さじ2

[作り方]

準備　1 **なす**は斜め薄切りにし、**オクラ**は斜めに切る（※）。

炒める　2 フライパンにごま油を中火で熱し、**なす**、**オクラ**を炒める。火が通ったら**A**を混ぜて加え、炒め合わせる。

※カリウム制限がある場合、なすとオクラは切った後に下ゆでする。

とうがんとくずきりの煮物

15分（くずきりを戻す時間は省く）

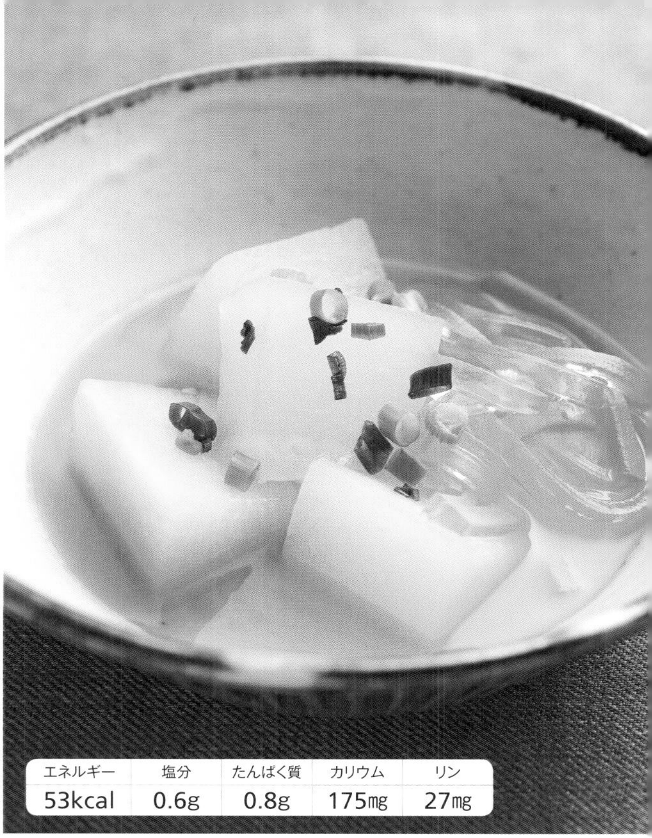

エネルギー	塩分	たんぱく質	カリウム	リン
53kcal	0.6g	0.8g	175mg	27mg

[材料（2人分）]

とうがん	100g
くずきり（乾物）	50g
A だし汁	1カップ
みりん	小さじ2
酒	小さじ2
塩	ミニスプーン½（0.5g）
しょうゆ	小さじ½
小ねぎ（小口切り）	少々

[作り方]

準備　1 **とうがん**は角切りにする。**くずきり**は戻す。

煮る　2 鍋に**とうがん**、**くずきり**、Aを入れ、落としぶたをして火にかける。**とうがん**に火が通るまで中火で10分くらい煮る。

仕上げる　3 器に盛り、**小ねぎ**を散らす。

きゅうりとえのきのピリ辛和え

かんたん　10分

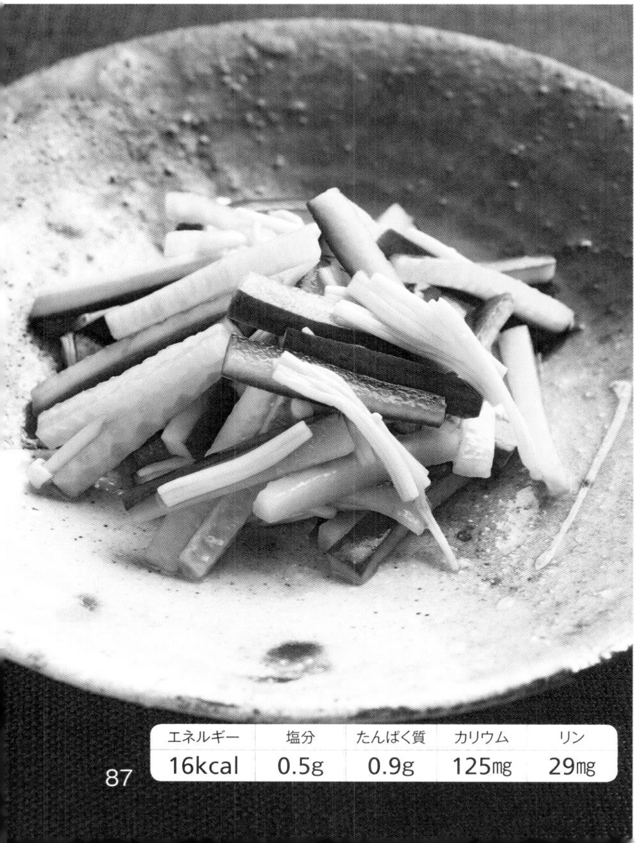

エネルギー	塩分	たんぱく質	カリウム	リン
16kcal	0.5g	0.9g	125mg	29mg

[材料（2人分）]

きゅうり	中1本（80g）
えのきだけ	20g
ぽん酢しょうゆ	小さじ2
ラー油	少々

[作り方]

準備　1 **きゅうり**はせん切りにする。**えのきだけ**はゆでて食べやすく切る。

和える　2 ボウルに**きゅうり**、**えのきだけ**を入れ、ぽん酢しょうゆ、ラー油で和える。

春雨と絹さやの中華和え

かんたん　10分（春雨を戻す時間は省く）

[材料（2人分）]

春雨（乾物）	15g
絹さや	4枚
にんじん	3cm（20g）
A 酢	小さじ1
しょうゆ	小さじ1
ごま油	小さじ½
白炒りごま	少々

[作り方]

準備

1 春雨は戻し、食べやすく切る。絹さやはゆでてせん切りにする。にんじんはせん切りにしてゆでる。

和える

2 ボウルに1を入れ、Aで和える。

3 器に盛り、白炒りごまをふる。

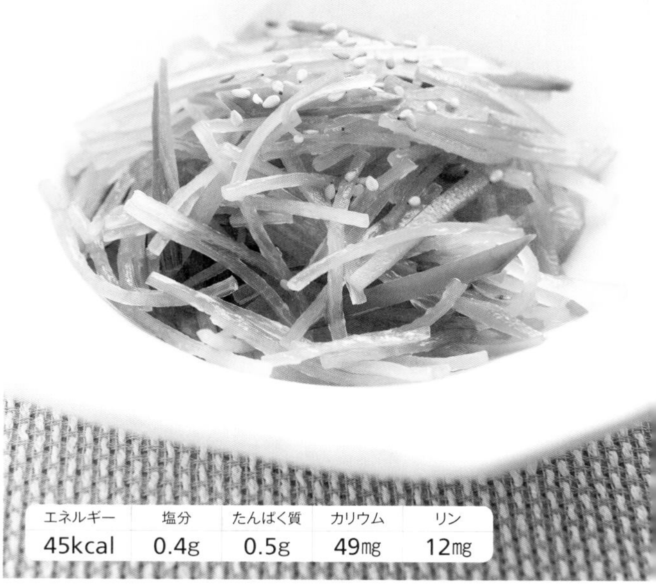

エネルギー	塩分	たんぱく質	カリウム	リン
45kcal	0.4g	0.5g	49mg	12mg

刺身こんにゃくの酢みそかけ

かんたん　5分

[材料（2人分）]

刺身こんにゃく	100g
A 酢	小さじ2
白みそ	小さじ2
練りがらし	小さじ¼

[作り方]

準備

1 刺身こんにゃくはさっと洗って水けをよくふく。ボウルにAの材料を入れて混ぜる。

仕上げる

2 器に刺身こんにゃくを盛り、Aをかける。

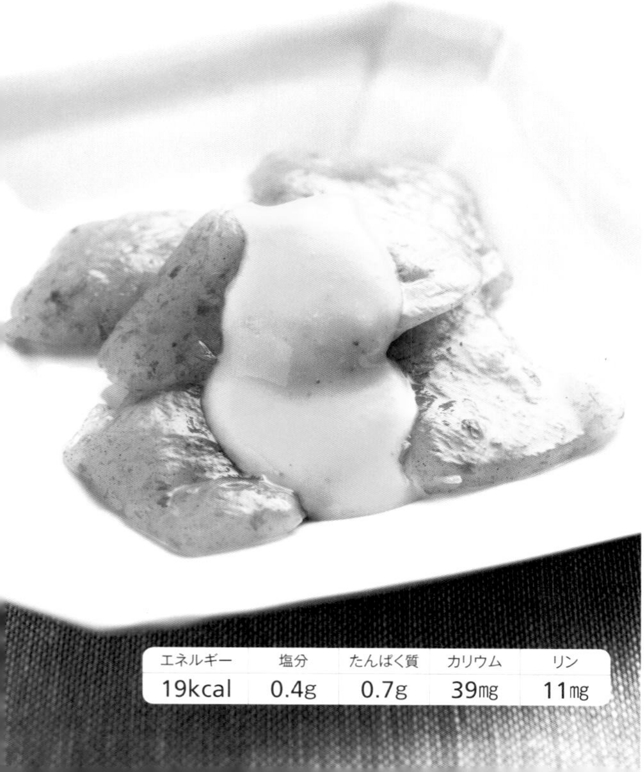

エネルギー	塩分	たんぱく質	カリウム	リン
19kcal	0.4g	0.7g	39mg	11mg

大根ときゅうりのしそ風味

かんたん　10分

[材料（2人分）]

大根	2cm（60g）
きゅうり	中⅕本（20g）
しその葉	½枚
塩	ミニスプーン½（0.5g）
しょうゆ	ミニスプーン1（小さじ⅕）

[作り方]

準備　**1** **大根**は薄いいちょう切り、**きゅうり**は薄い輪切り、**しその葉**はせん切りにする。

和える　**2** ボウルに**大根**、**きゅうり**を合わせ、塩をもみ込んで5分ほどおき、水けが出たらしぼる。**しその葉**と和え、さらにしょうゆで和える。

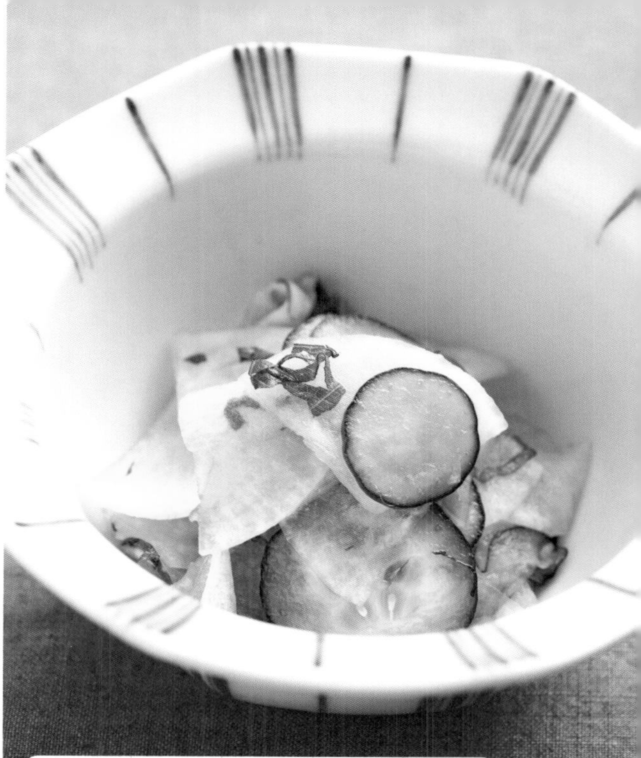

エネルギー	塩分	たんぱく質	カリウム	リン
7kcal	0.3g	0.3g	93mg	10mg

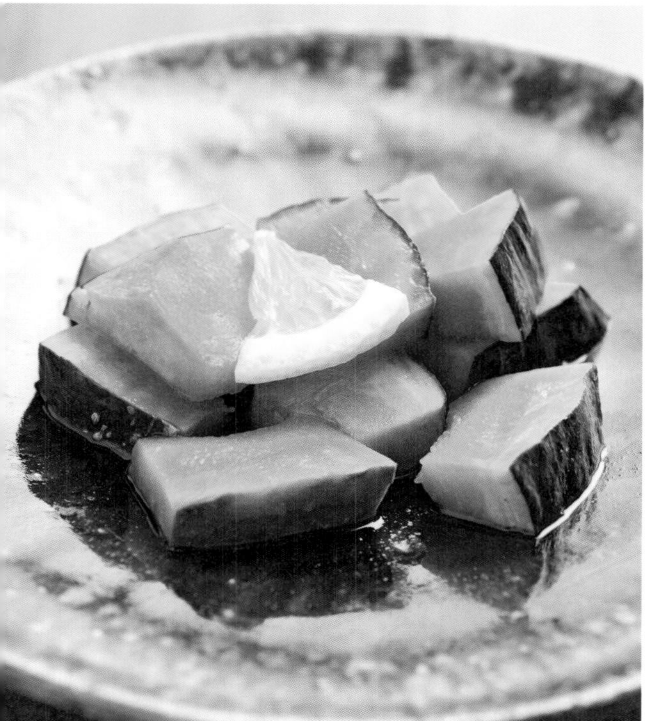

エネルギー	塩分	たんぱく質	カリウム	リン
57kcal	0.0g	1.0g	232mg	23mg

かぼちゃのはちみつレモン煮

かんたん　作りおき　10分

[材料（2人分）]

かぼちゃ	くし形4cm（100g）
A はちみつ	小さじ1
レモン汁	小さじ1
だし汁	小さじ1
しょうゆ	1～2滴
レモンの薄切り	1枚

[作り方]

準備　**1** **かぼちゃ**はいちょう切りにする。

蒸す　**2** 耐熱ボウルに**かぼちゃ**と**A**を入れる。ラップを軽く丸めて落としぶたのようにし、さらにラップをかける。電子レンジ（600W）で3分加熱し、そのまま5分ほど蒸らす。

仕上げる　**3** **2**を器に盛り、**レモンの薄切り**を飾る。

ラタトゥイユ

作りおき　15分

［材料（2人分）］

なす	1本（80g）
トマト	½個（75g）
玉ねぎ	¼個（50g）
にんにく	½かけ
オリーブ油	小さじ2
A 塩	ミニスプーン1（1g）
ワインビネガー	小さじ1
あらびきこしょう	少々
パセリ（みじん切り）	少々

［作り方］

準備　1 トマトはあらく刻む。なすはいちょう切りにし、玉ねぎ、にんにくはみじん切りにする（※）。

炒める・煮る　2 鍋にオリーブ油、にんにく、玉ねぎを入れて弱火でよく炒める。なす、トマトを加えてさらに炒め、Aを加えてなじむまで煮る。

仕上げる　3 2を器に盛りこしょうをふり、パセリを散らす。

※カリウム制限がある場合、なすと玉ねぎは切った後に下ゆでする。

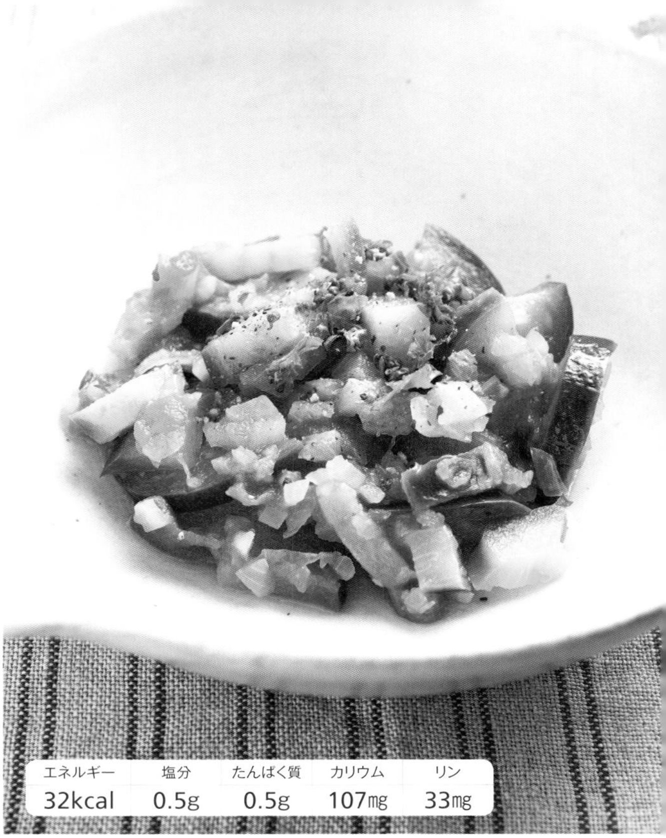

エネルギー	塩分	たんぱく質	カリウム	リン
32kcal	0.5g	0.5g	107mg	33mg

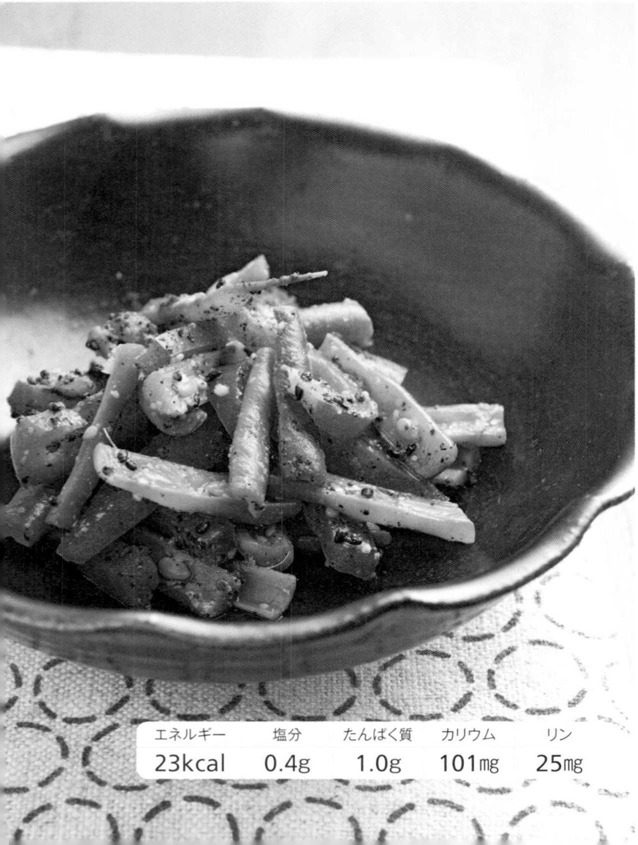

エネルギー	塩分	たんぱく質	カリウム	リン
23kcal	0.4g	1.0g	101mg	25mg

さやいんげんとパプリカのごま和え

かんたん　10分

［材料（2人分）］

さやいんげん	6本（40g）
赤パプリカ	¼個（30g）
A 砂糖	小さじ½
しょうゆ	小さじ1
黒すりごま	小さじ1

［作り方］

準備　1 さやいんげんはゆでて手で裂き、3～4㎝長さに切る。赤パプリカは棒状に切ってゆでる。

和える　2 ボウルにAを入れて混ぜ、さやいんげん、赤パプリカを加えて和える。

かぶとめかぶの和え物

かんたん　10分

[材料（2人分）]

かぶ	1個（身70g·葉30g）
めかぶ（市販·味つき）	1パック（50g）
ごま油	小さじ1
おろししょうが	少々

[作り方]

準備　1 かぶの身はさいの目切りにしてさっとゆでる。かぶの葉はゆでて刻む。

仕上げる　2 ボウルにかぶ、かぶの葉、めかぶ、ごま油を混ぜて器に盛り、おろししょうがを添える。

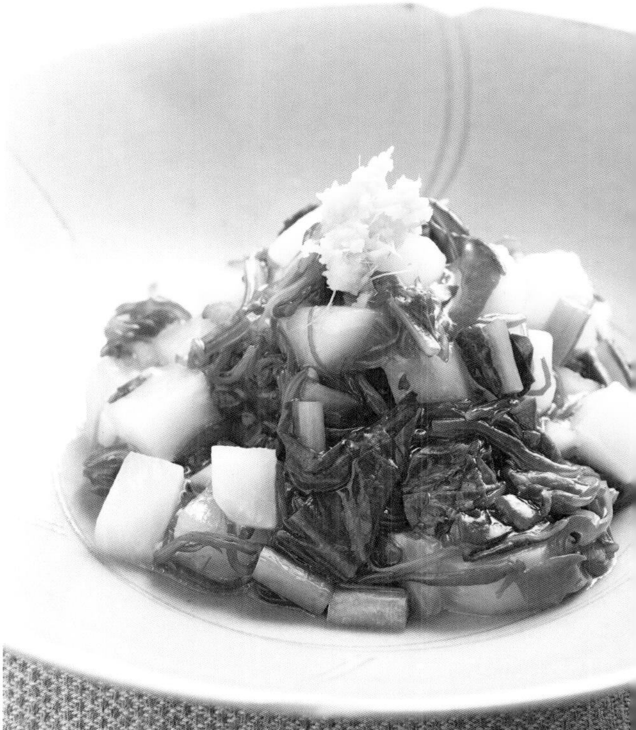

エネルギー	塩分	たんぱく質	カリウム	リン
33kcal	0.4g	0.9g	138mg	15mg

ズッキーニとミニトマトのマスタードサラダ

かんたん　10分

[材料（2人分）]

ズッキーニ	½本（100g）
ミニトマト	2個（30g）
A 粒マスタード	小さじ1
酢	小さじ1
オリーブ油	小さじ1

[作り方]

準備　1 ズッキーニは半月切りにしてゆでる。ミニトマトは半分に切る。

和える　2 ボウルにAを合わせ、ズッキーニ、ミニトマトを加えて和える。

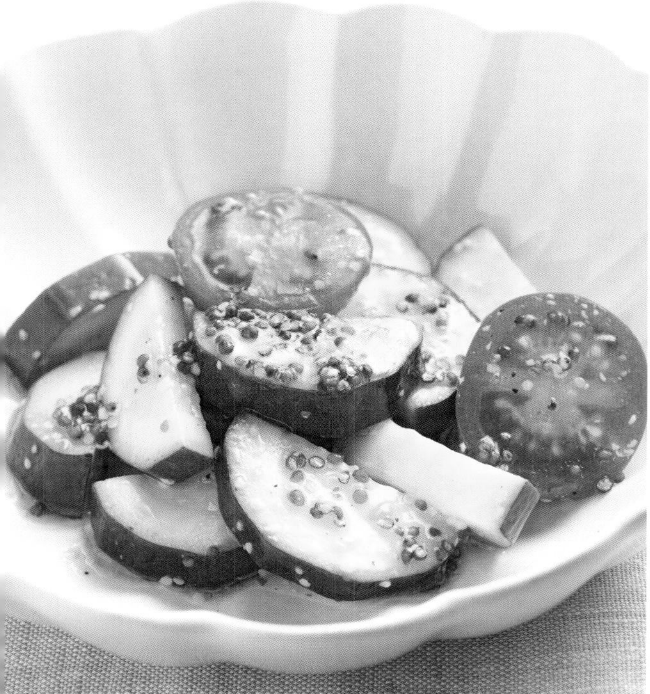

エネルギー	塩分	たんぱく質	カリウム	リン
36kcal	0.1g	1.0g	208mg	29mg

蒸しなすのしょうがじょうゆ添え

かんたん　10分

［材料（2人分）］

なす	1本（80g）
A しょうゆ	小さじ½
だし汁	小さじ1
おろししょうが	少々
しその葉（せん切り）	少々
おろししょうが	少々

［作り方］

蒸す　**1** **なす**は縦に切れ目を入れてラップで巻き、電子レンジ（600W）で2分加熱し、4～5分蒸らす。あら熱が取れたら食べやすく切る。

仕上げる　**2** **なす**を器に盛り、**しその葉**と**おろししょうが**をのせる。**A**を混ぜてかけ、食べるときに和える。

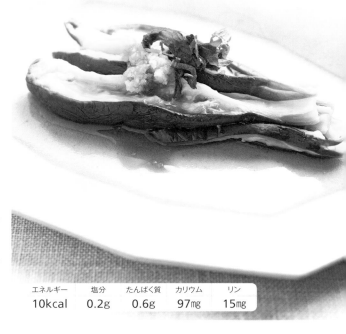

エネルギー	塩分	たんぱく質	カリウム	リン
10kcal	0.2g	0.6g	97mg	15mg

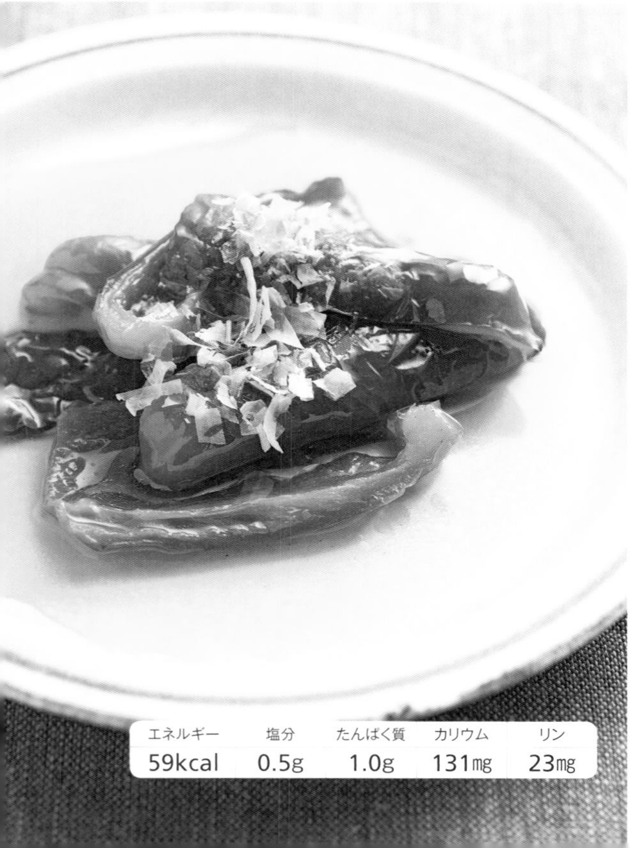

エネルギー	塩分	たんぱく質	カリウム	リン
59kcal	0.5g	1.0g	131mg	23mg

ピーマンの揚げ浸し

かんたん　作りおき　10分

［材料（2人分）］

ピーマン	3個（90g）
A だし汁	½カップ
みりん	小さじ1
しょうゆ	小さじ1
揚げ油	適量
かつお節	少々

［作り方］

準備　**1** **ピーマン**は4つ割りにする。**A**は鍋に合わせて煮立たせる。

揚げる　**2** 揚げ油を160℃に熱し、**ピーマン**を素揚げにする。**A**の鍋に浸し、なじんだら器に盛って**かつお節**をのせる。

ほうれん草ともやしのナムル

かんたん 10分（春雨を戻す時間は省く）

[材料（2人分）]

ほうれん草	2株(60g)
もやし	60g
春雨(乾物)	10g
A しょうゆ	小さじ1
ごま油	小さじ½
白炒りごま	ミニスプーン1強(小さじ⅕)
粉唐辛子	少々

[作り方]

準備 **1** ほうれん草はゆでて3cm長さに切る。もやしはひげ根を取ってゆでる。春雨は戻して食べやすく切る。

和える **2** ボウルにAを合わせ、1を加えて和える。

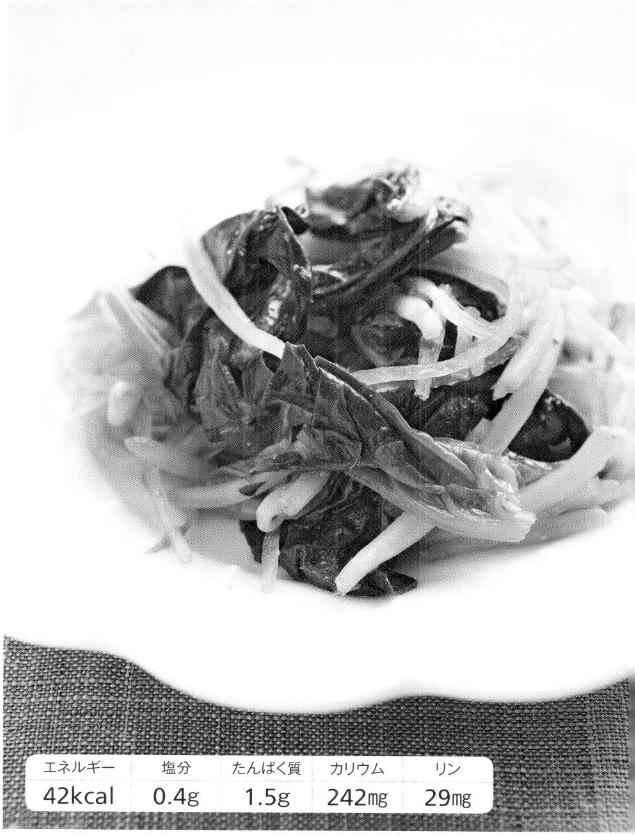

エネルギー	塩分	たんぱく質	カリウム	リン
42kcal	0.4g	1.5g	242mg	29mg

もずくのキムチ和え

かんたん 5分

[材料（2人分）]

もずく(市販・味つけなし)	1パック
キムチ	30g
小ねぎ(小口切り)	少々

[作り方]

準備 **1** もずくはさっと洗う。キムチは細かく刻む。

仕上げる **2** 材料をすべて混ぜ合わせる。

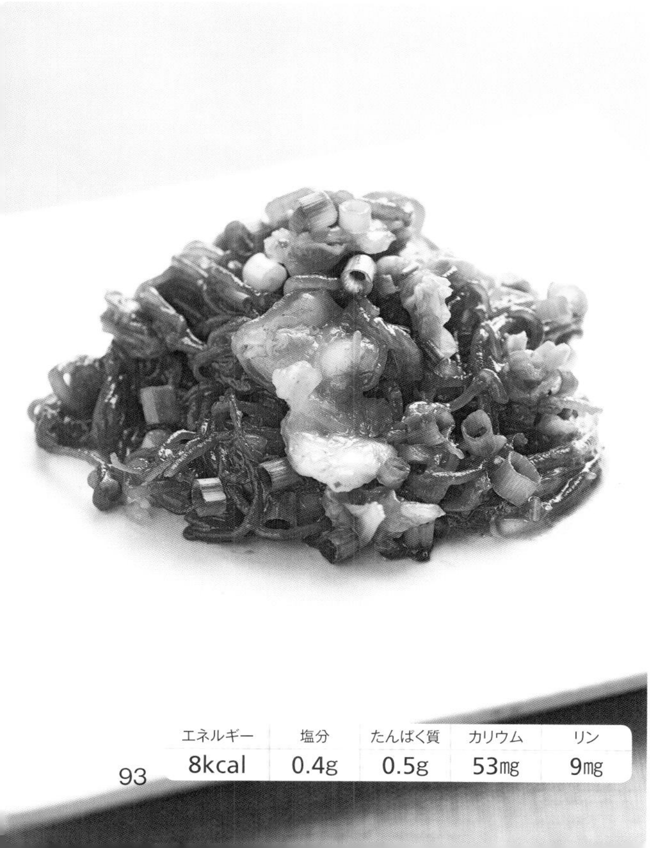

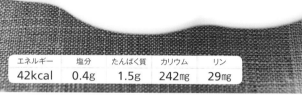

エネルギー	塩分	たんぱく質	カリウム	リン
8kcal	0.4g	0.5g	53mg	9mg

大根とにんじんの炒めなます

かんたん　10分

[材料（2人分）]

大根	5cm（100g）
にんじん	2cm（20g）
ごま油	小さじ1
A 酢	小さじ1
しょうゆ	小さじ2/3
だし汁	大さじ1
青のり	少々

[作り方]

準備　1 大根、にんじんは短冊切りにし、ゆでる。

炒める　2 フライパンにごま油を熱し、大根、にんじんを炒める。Aを加えてなじむように炒める。

仕上げる　3 器に盛り、青のりをふる。

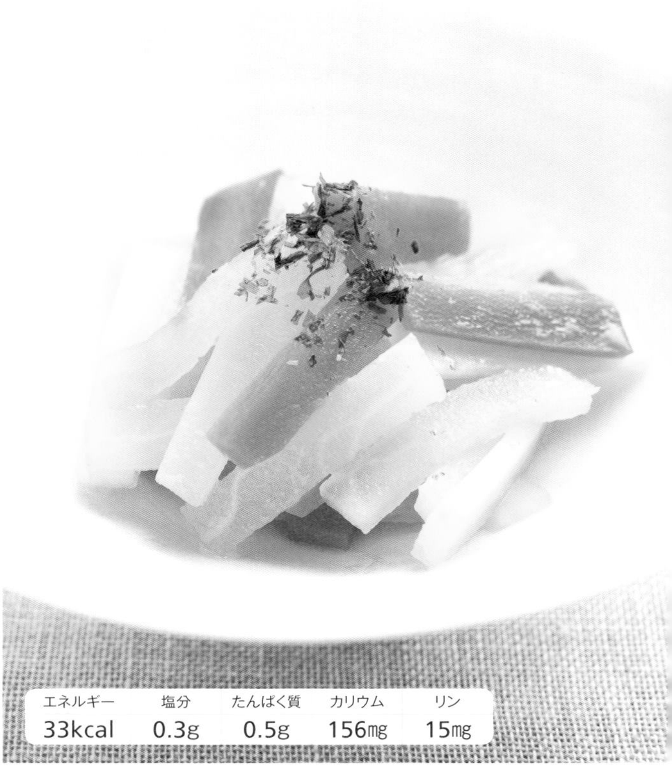

エネルギー	塩分	たんぱく質	カリウム	リン
33kcal	0.3g	0.5g	156mg	15mg

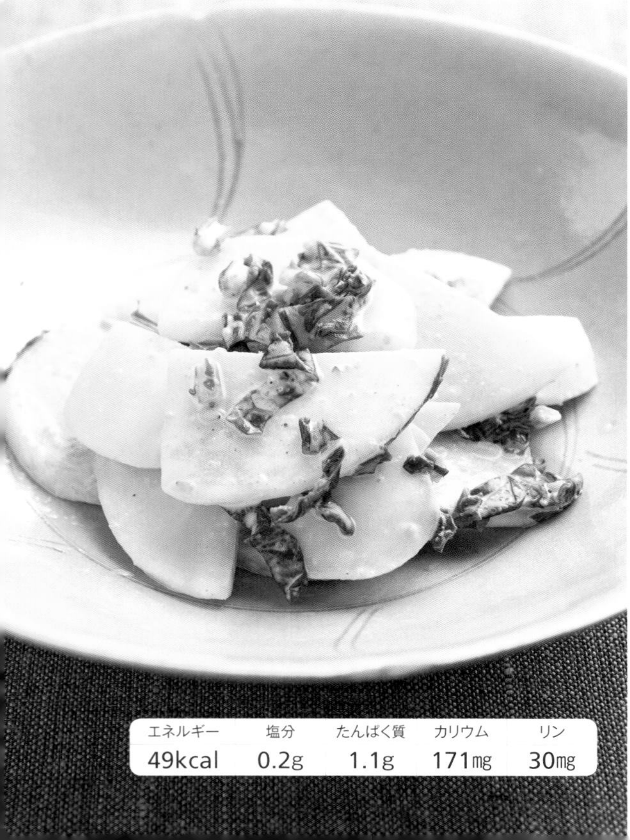

エネルギー	塩分	たんぱく質	カリウム	リン
49kcal	0.2g	1.1g	171mg	30mg

かぶ・かぶの葉のごまマヨ和え

かんたん　10分

[材料（2人分）]

かぶ	1個（90g）
かぶの葉	30g
A 白すりごま	小さじ1
マヨネーズ	小さじ2
しょうゆ	ミニスプーン1（小さじ1/5）

[作り方]

準備　1 かぶは薄切りにしてゆでる。かぶの葉もゆでて細かく刻む。

和える　2 ボウルにAを合わせ、1を加えて和える。

白菜としいたけのおかか和え

かんたん　10分

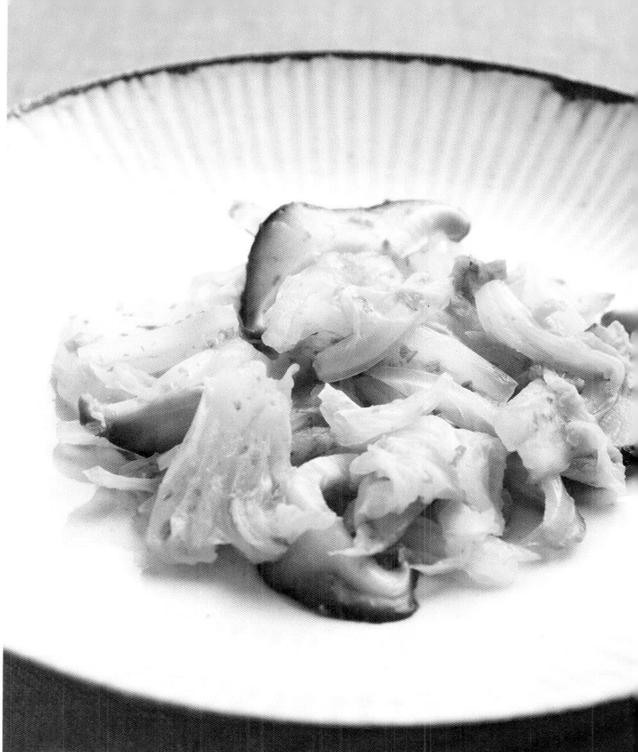

[材料（2人分）]

白菜	葉大1枚（80g）
しいたけ	1枚
A だし汁	¼カップ
しょうゆ	小さじ½
かつお節	小¼袋（0.8g）

[作り方]

準備　1 白菜は、軸は棒状、葉はざく切りにする。しいたけは薄切りにする。

煮る　2 鍋に白菜、しいたけ、Aを入れて火にかけ、煮立ったらふたをして弱火で蒸し煮にする。

仕上げる　3 火が通ったら、かつお節を加えて和える。

エネルギー	塩分	たんぱく質	カリウム	リン
10kcal	0.2g	1.0g	134mg	28mg

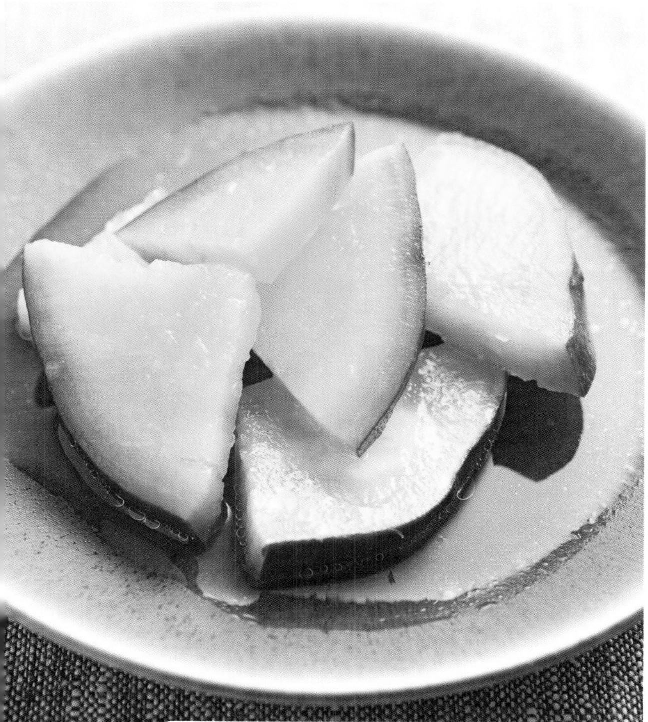

さつまいものバター煮

作りおき　15分

[材料（2人分）]

さつまいも	小1本（100g）
バター	小さじ1
コンソメスープの素（顆粒）	ミニスプーン1（小さじ⅕）
砂糖	小さじ2

[作り方]

準備　1 さつまいもは皮つきのまま、7㎜厚さのいちょう切りにする。

煮る　2 鍋にすべての材料を入れる。材料の頭が少し出るくらいまで水（分量外）を入れ、落としぶたをして火にかける。汁けが少なくなるまで煮る。

エネルギー	塩分	たんぱく質	カリウム	リン
94kcal	0.2g	0.6g	241mg	24mg

里いもと玉ねぎの和風ポテトサラダ

作りおき　20分

[材料（2人分）]

里いも	100g
玉ねぎ	¼個（50g）
A マヨネーズ	大さじ1
わさび	小さじ½
塩	ミニスプーン¼（0.3g）

[作り方]

準備　1 里いもはひと口大に切ってゆで、つぶす。玉ねぎは薄切りにする（※）。

混ぜる　2 ボウルにAを合わせ、里いもと玉ねぎを加えて混ぜる。

※カリウム制限がある場合は、玉ねぎを切った後に下ゆでする。

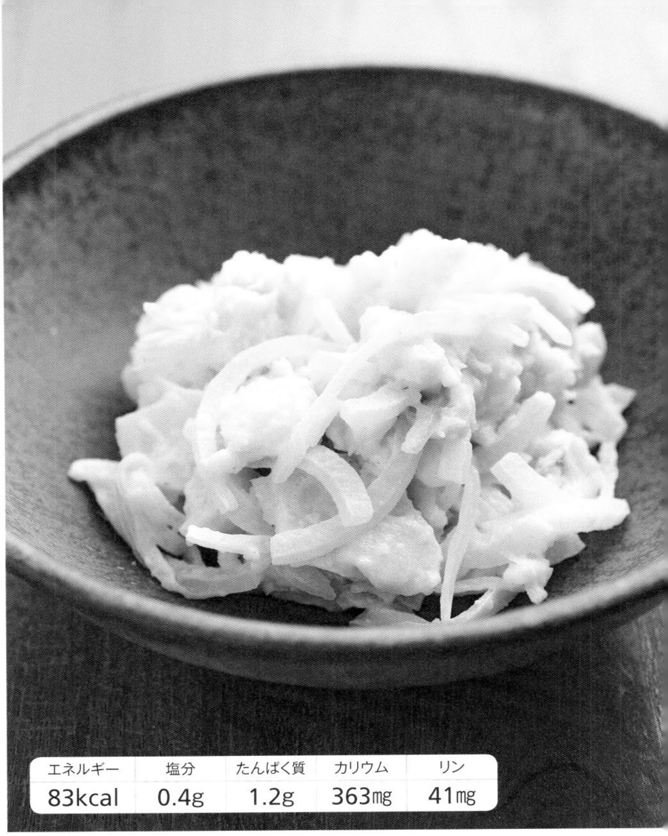

エネルギー	塩分	たんぱく質	カリウム	リン
83kcal	0.4g	1.2g	363mg	41mg

みつばのからし和え

かんたん　10分

[材料（2人分）]

みつば	1束（60g）
えのきだけ	40g
A しょうゆ	小さじ1
からし	少々

[作り方]

準備　1 みつばはゆでて食べやすい長さに切る。えのきだけは食べやすく切ってゆでる。

和える　2 ボウルにAを合わせ、みつばとえのきだけを加えて和える。

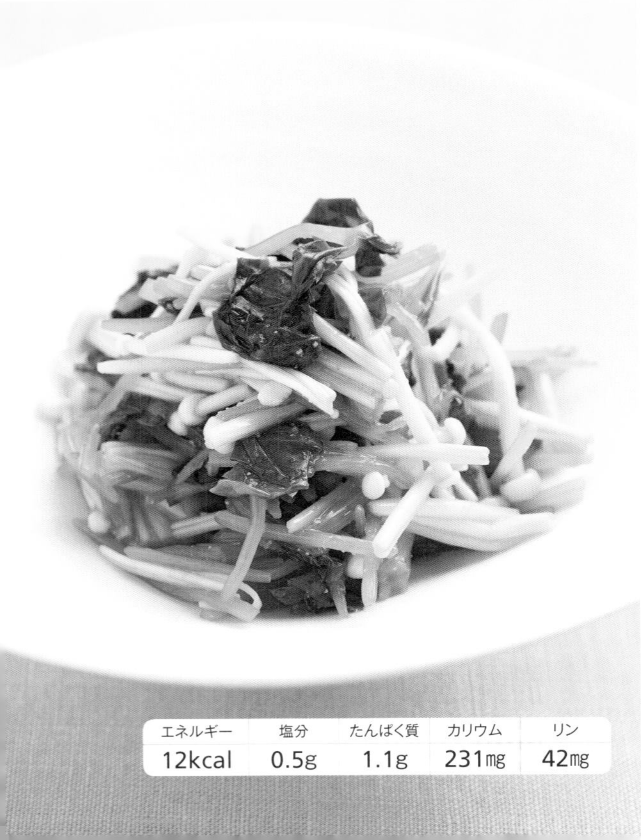

エネルギー	塩分	たんぱく質	カリウム	リン
12kcal	0.5g	1.1g	231mg	42mg

こんにゃくのソース炒り煮

かんたん　作りおき　10分

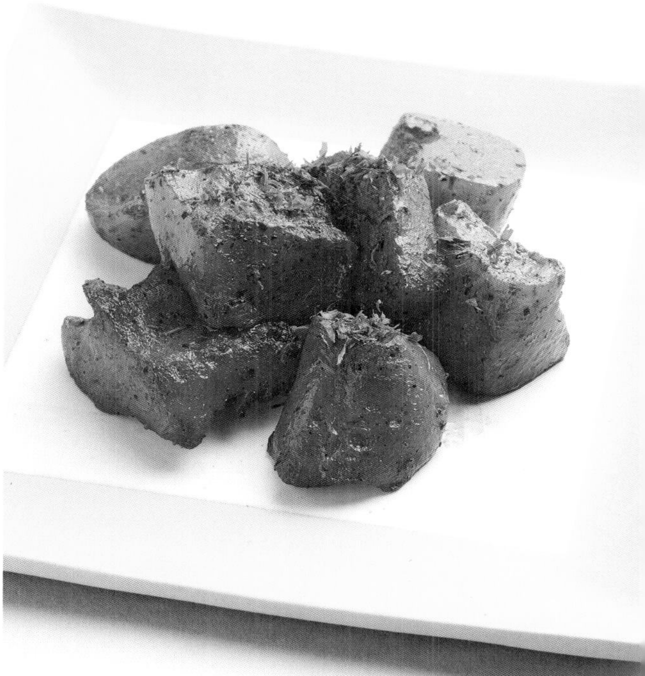

［材料（2人分）］

こんにゃく	150g
ごま油	小さじ1
A だし汁	¼カップ
ウスターソース	大さじ½
青のり	少々

［作り方］

準備　**1** **こんにゃく**はちぎって下ゆでする。

煮る　**2** フライパンにごま油を熱して**こんにゃく**を炒りつけ、**A**を加えて汁けがなくなるまで炒り煮する。

仕上げる　**3** 器に盛り、青のりをふる。

エネルギー	塩分	たんぱく質	カリウム	リン
28kcal	0.4g	0.2g	50mg	8mg

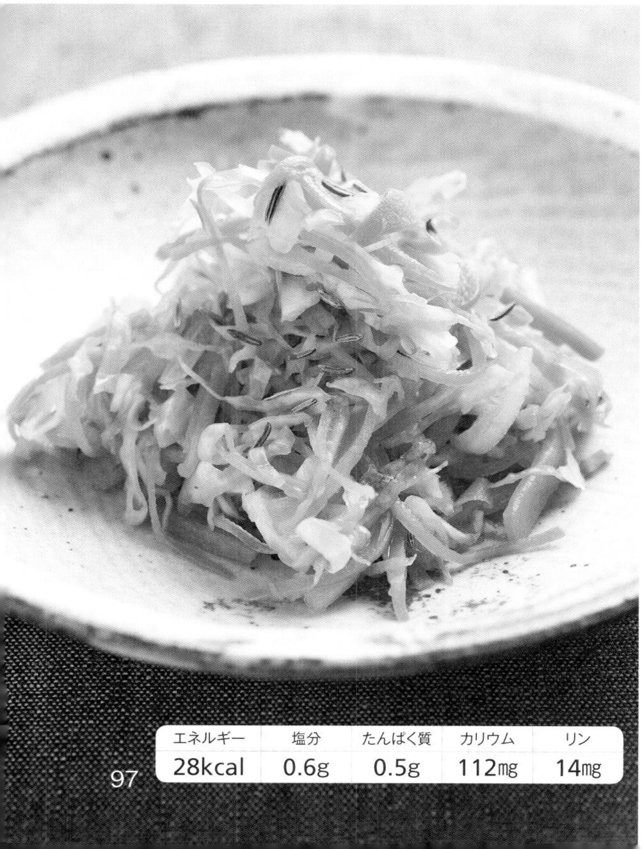

エネルギー	塩分	たんぱく質	カリウム	リン
28kcal	0.6g	0.5g	112mg	14mg

キャベツ・にんじん・玉ねぎのザワークラウト風

作りおき　15分

［材料（2人分）］

キャベツ	葉大½枚（50g）
にんじん	3cm（40g）
玉ねぎ	2cm（10g）
塩	ミニスプーン2（2g）
A 酢	小さじ2
砂糖・オリーブ油	各小さじ½
ローリエ（※）	1枚
キャラウェイシード（※）	少々

［作り方］

準備　**1** **キャベツ、にんじん、玉ねぎ**はせん切りにし、塩をふってしんなりさせ、水けをしぼる。

和える　**2** ボウルに**A**を合わせ、**1**を加えて和える。

※ローリエとキャラウェイシードがない場合はあらびきこしょう少々を使う。

column 2

減塩につながる調味料の使い方

日本人は塩味の濃い食べ物に慣れているので、いきなり塩分を減らしてしまうと、食欲が減退してしまうこともあります。塩分に頼らない味つけや、少ない調味料で満足感を得るためには、次のような方法があります。

塩分を控えながらおいしく食べる方法

- ●新鮮な食材を使う。素材のおいしさを味わうため、濃い味つけが不要になる
- ●市販のだしは塩分が多いので使用せず、だしは削りがつおで取り（昆布だしはカリウムが多いので避ける）しっかりきかせる
- ●酢や香辛料、香味野菜を活用して薄味を引き締める
- ●料理に油を活用する。コクが加わるので低塩ですむ
- ●照り焼きなど、素材の表面に味をつける料理は、少ない塩分量でも濃い味に感じる
- ●１食の中で、薄味としっかりした味つけのメリハリをつけると満足感が高い

減塩食品の使い方

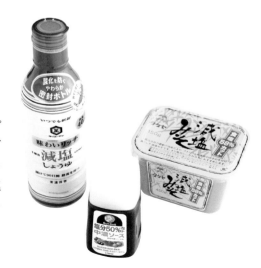

しょうゆ、みそ、ケチャップ、めんつゆ、ぽん酢しょうゆなど、さまざまな減塩調味料が市販されています。塩分摂取量を減らすために上手に活用しましょう。ただし、中には塩化ナトリウムの代わりに塩化カリウムが使われているものがあるので、カリウム制限がある人は成分表示をよく見て選びましょう。

「塩分が多いから……」
とあきらめなくてもOK！

汁物・スープレシピ

みそ汁は通常、1杯2g程度の塩分が
含まれるといわれていますが、
ここで紹介する12品に含まれる
塩分は約半分の1g以下！
水分と調味料の量のバランスを
守ることで、おいしく仕上がります。

なめことねぎのみそ汁

かんたん　10分

［材料（2人分）］

なめこ	40g
長ねぎ	3㎝（10g）
だし汁	220ml
みそ	小さじ2

［作り方］

準備　1 **なめこ**は水でさっと洗う。**長ねぎ**は小口切りにする（※）。

煮る　2 鍋にだし汁を入れて温める。**長ねぎ**、**なめこ**を加え、みそを溶き入れる。

※カリウム制限がある場合は、長ねぎは切った後に下ゆでする。

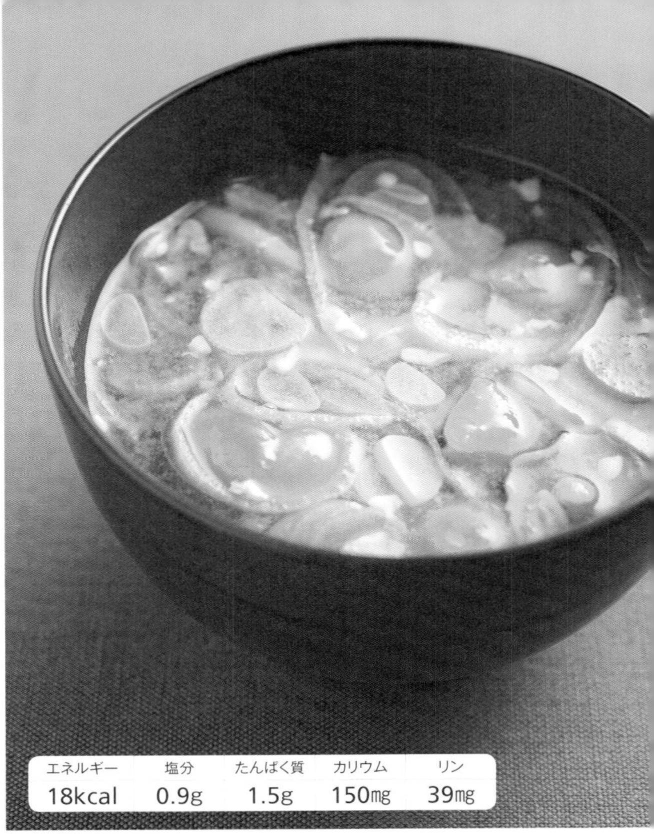

エネルギー	塩分	たんぱく質	カリウム	リン
18kcal	0.9g	1.5g	150㎎	39㎎

トマトとレタスのコンソメスープ

かんたん　10分

［材料（2人分）］

トマト	¼個（40g）
レタス	1枚（20g）
コンソメスープの素（顆粒）	小さじ⅔
水	220ml
塩	ミニスプーン½（0.5g）

［作り方］

準備　1 **トマト**はさいの目に切る。**レタス**はせん切りにする（※）。

煮る　2 鍋に水、コンソメスープの素を入れて温める。**トマト**、**レタス**を加えて煮て、塩で味をととのえる。

※カリウム制限がある場合は、レタスは切った後に下ゆでする。

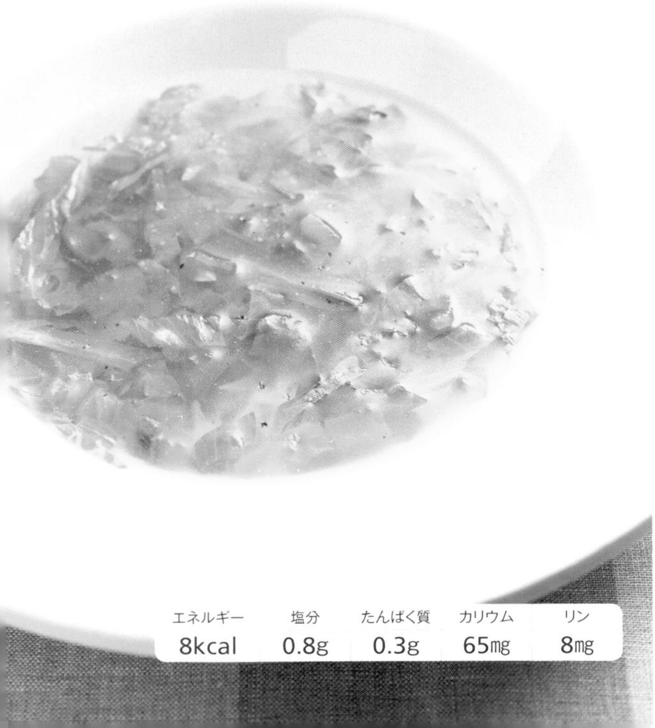

エネルギー	塩分	たんぱく質	カリウム	リン
8kcal	0.8g	0.3g	65㎎	8㎎

かぼちゃとにらのみそ汁

かんたん　10分

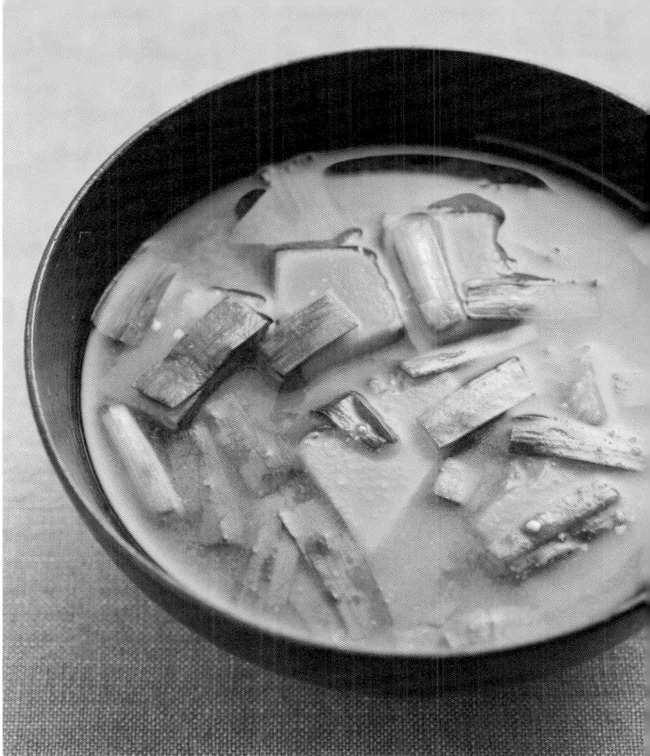

[材料（2人分）]

かぼちゃ	2㎝厚さの薄切り（40g）
にら	10g
だし汁	220ml
みそ	小さじ2

[作り方]

準備　**1** **かぼちゃ**はいちょう切りにし、**にら**は2～3㎝の長さに切る（※）。

煮る　**2** 鍋にだし汁を入れて温める。**かぼちゃ**、**にら**を加え、火が通ったらみそを溶き入れる。

※カリウム制限がある場合、かぼちゃとにらは切った後に下ゆでする。

エネルギー	塩分	たんぱく質	カリウム	リン
33kcal	0.9g	1.5g	208㎎	35㎎

春雨とレタスの中華風スープ

かんたん　10分（春雨を戻す時間は省く）

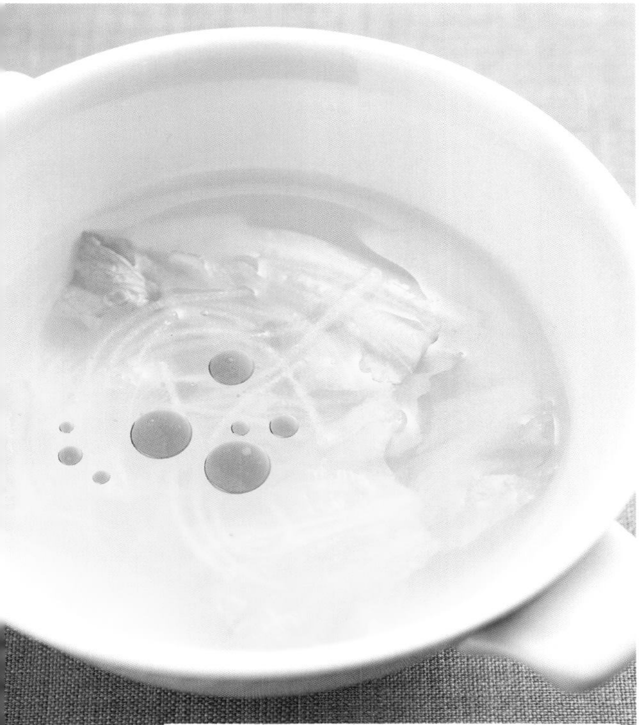

[材料（2人分）]

春雨（乾物）	5g
レタス	1枚（25g）
鶏がらスープの素（顆粒）	小さじ⅔
水	220ml
ラー油	少々

[作り方]

準備　**1** 春雨は戻して食べやすく切る。**レタス**はちぎる（※）。

煮る　**2** 鍋に鶏がらスープの素、水を入れて温める。**1**を加えてひと煮し、塩少々（分量外）で味をととのえる。

仕上げる　**3** 器によそい、ラー油をたらす。

※カリウム制限がある場合、レタスはちぎった後にゆでる。

エネルギー	塩分	たんぱく質	カリウム	リン
15kcal	0.7g	0.2g	35㎎	5㎎

玉ねぎのカレー風味スープ

15分

[材料（2人分）]

玉ねぎ	½個
バター	小さじ1
カレー粉	少々
A コンソメスープの素（顆粒）	小さじ½
水	220ml
塩	ミニスプーン½（0.5g）
パセリ（みじん切り）	少々

[作り方]

準備 **1** 玉ねぎは薄切りにする。

炒める・煮る **2** 鍋にバターを熱して玉ねぎをよく炒める。きつね色に色づいたらカレー粉を入れてなじむように炒める。Aを加えてひと煮し、塩で味をととのえる。

仕上げる **3** 器によそい、パセリを散らす。

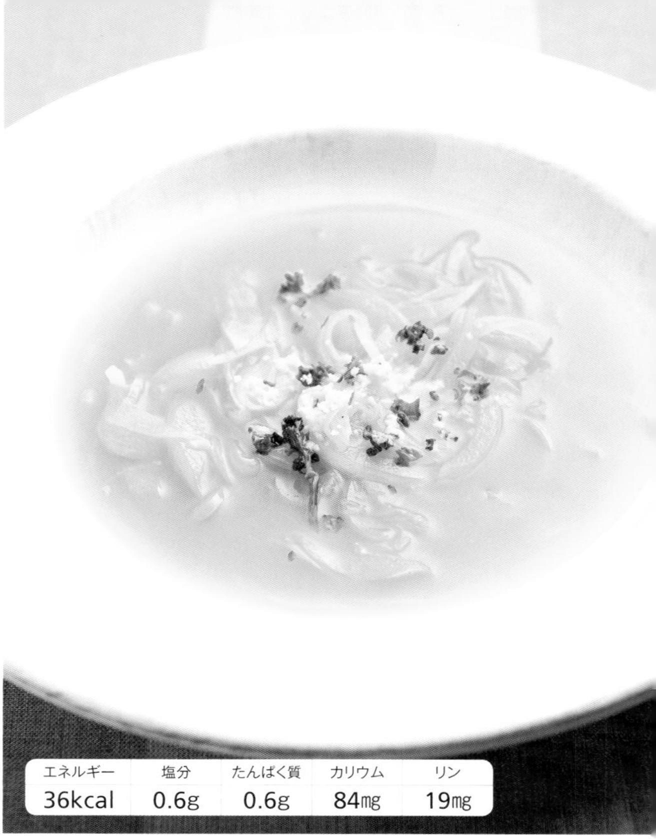

エネルギー	塩分	たんぱく質	カリウム	リン
36kcal	0.6g	0.6g	84mg	19mg

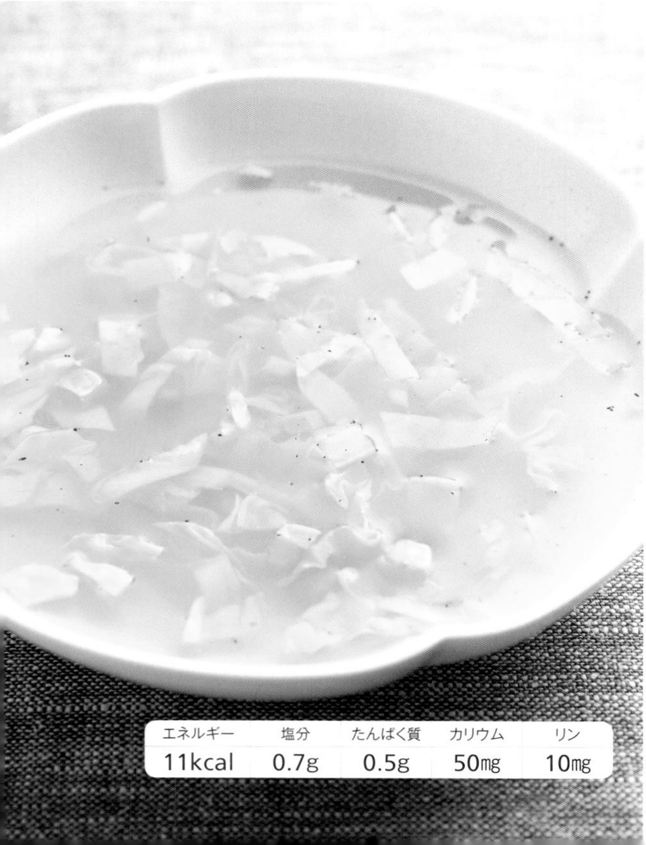

エネルギー	塩分	たんぱく質	カリウム	リン
11kcal	0.7g	0.5g	50mg	10mg

キャベツとコーンの中華風スープ

かんたん 10分

[材料（2人分）]

キャベツ	葉1枚（30g）
コーン	大さじ⅔（10g）
A 鶏がらスープの素（顆粒）	小さじ⅔
水	220ml
しょうゆ	ミニスプーン2（小さじ⅖）
こしょう	少々

[作り方]

準備 **1** キャベツはせん切りにする（※）。

煮る **2** 鍋にAを入れて温める。キャベツ、コーンを加えてひと煮し、しょうゆで味をととのえる。器によそい、こしょうをふる。

※カリウム制限がある場合、キャベツは切った後に下ゆでする。

チンゲン菜となすのみそ汁

かんたん　10分

［材料（2人分）］

チンゲン菜	½株（40g）
なす	¼本（20g）
だし汁	220ml
みそ	小さじ2

［作り方］

準備　**1** チンゲン菜は短冊切りに、なすは薄切りにする（※）。

煮る　**2** 鍋にだし汁を入れて温め、チンゲン菜、なすを加え、火が通ったらみそを溶き入れる。

※カリウム制限がある場合、チンゲン菜となすは切った後に下ゆでする。

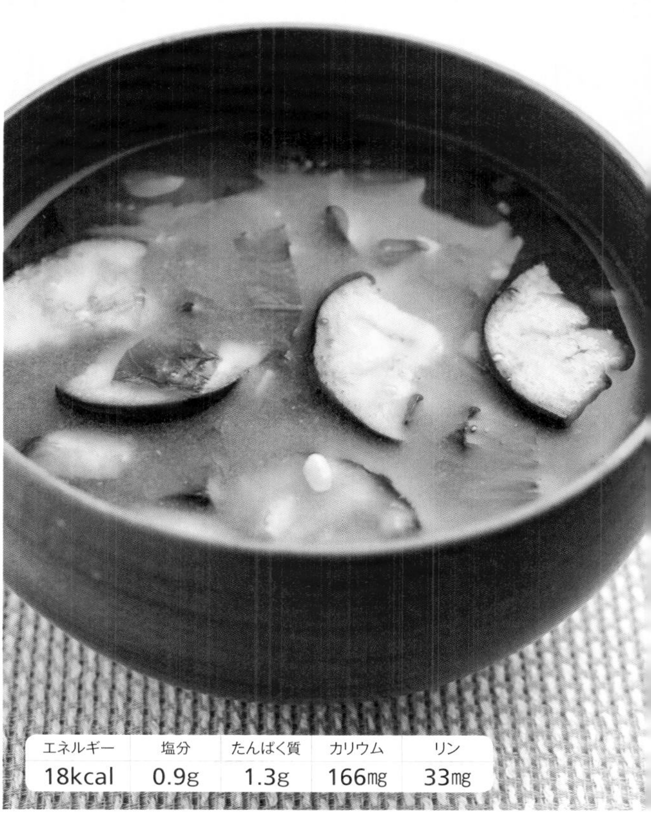

エネルギー	塩分	たんぱく質	カリウム	リン
18kcal	0.9g	1.3g	166mg	33mg

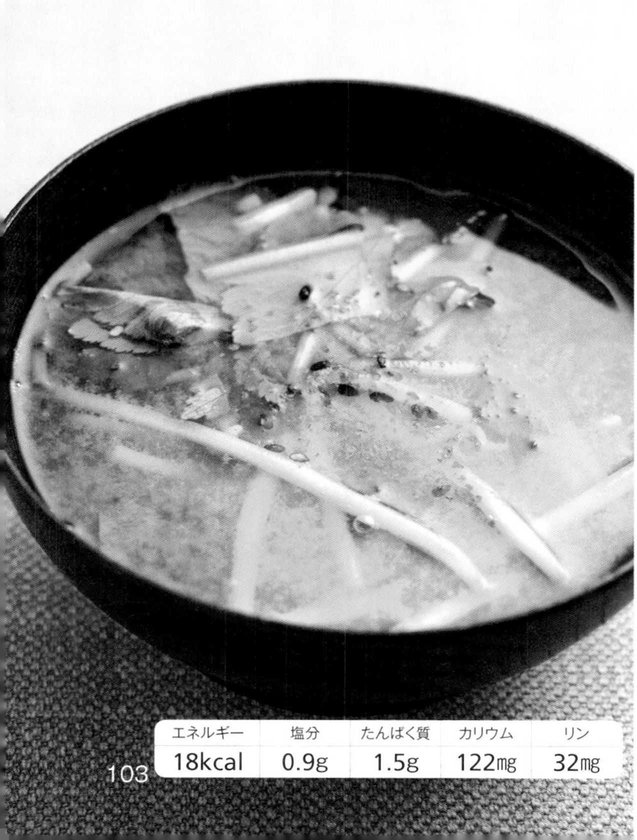

エネルギー	塩分	たんぱく質	カリウム	リン
18kcal	0.9g	1.5g	122mg	32mg

もやしとみつばのみそ汁

かんたん　10分

［材料（2人分）］

もやし	50g
みつば	3本（5g）
だし汁	220ml
みそ	小さじ2
七味唐辛子	少々

［作り方］

準備　**1** もやしはひげ根を取る（※）。みつばはざく切りにする。

煮る　**2** 鍋にだし汁を入れて温める。もやし、みつばを加え、もやしに火が通ったらみそを溶き入れる。七味唐辛子をふる。

※カリウム制限がある場合、もやしはひげ根を取った後に下ゆでする。

とうがんとわかめの中華風スープ

かんたん　10分

[材料（2人分）]

とうがん	40g
カットわかめ（乾物）	1g
水	220ml
鶏がらスープの素（顆粒）	小さじ$\frac{2}{3}$
オイスターソース	ミニスプーン2（小さじ$\frac{2}{5}$）

[作り方]

準備
1 **とうがん**はいちょう切りにする（※）。**カットわかめ**は戻して水けを切る。

煮る
2 鍋に水、鶏がらスープの素を入れて温める。**とうがん**を入れて火を通し、**わかめ**を加えてひと煮し、オイスターソースで味をととのえる。

※カリウム制限がある場合、とうがんは切って下ゆでする。

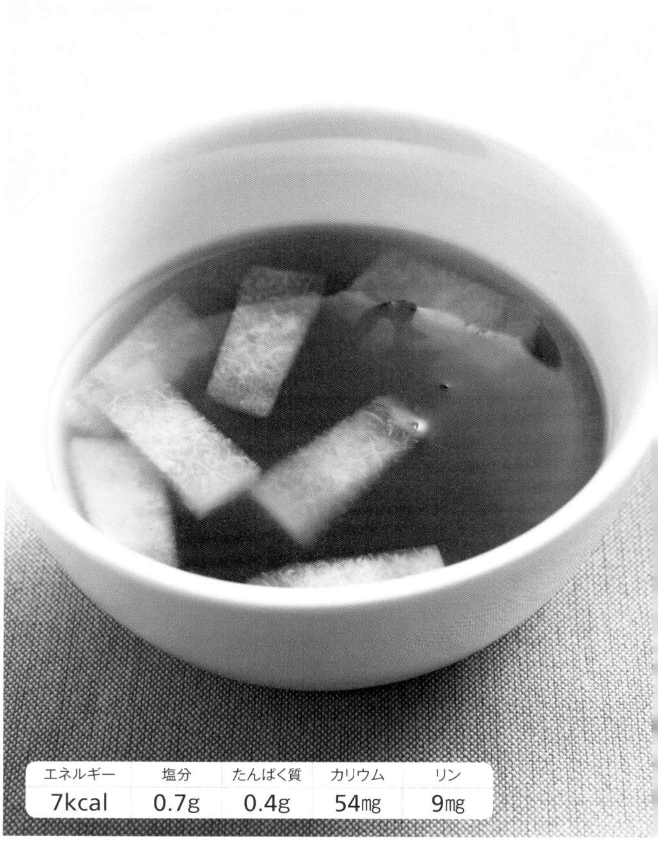

エネルギー	塩分	たんぱく質	カリウム	リン
7kcal	0.7g	0.4g	54mg	9mg

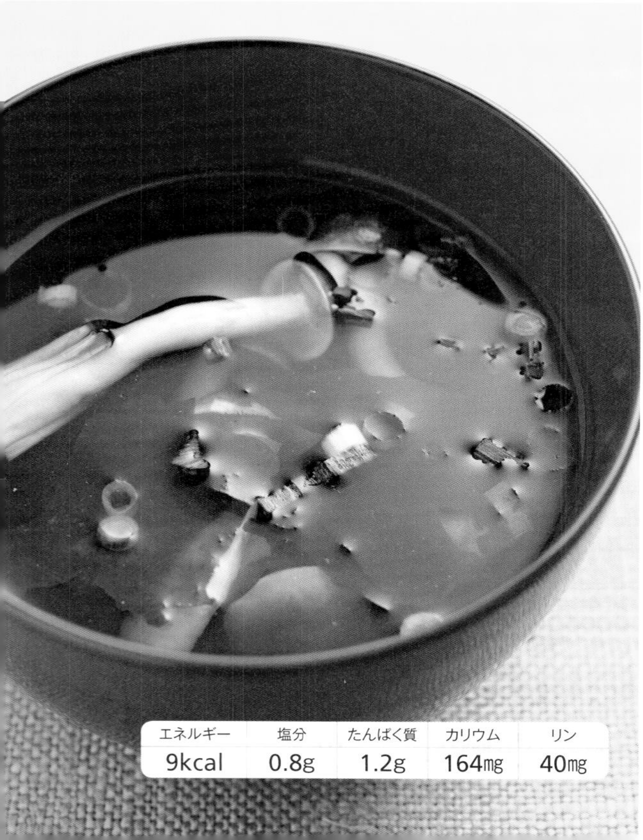

エネルギー	塩分	たんぱく質	カリウム	リン
9kcal	0.8g	1.2g	164mg	40mg

しめじとわかめのすまし汁

かんたん　10分

[材料（2人分）]

しめじ	小$\frac{1}{2}$パック（40g）
カットわかめ（乾物）	1g
だし汁	220ml
塩	ミニスプーン$\frac{1}{2}$（0.5g）
しょうゆ	小さじ1弱
小ねぎ	1本（5g）

[作り方]

準備
1 **しめじ**は石づきを落とし、ほぐす（※）。**小ねぎ**は小口切りにする。**カットわかめ**は戻して水けを切る。

煮る
2 鍋にだし汁を入れて温める。**しめじ**を入れて火を通し、**わかめ**を加えてひと煮する。**小ねぎ**を加えて塩、しょうゆで味をととのえる。

※カリウム制限がある場合、しめじはほぐした後に下ゆでする。

麩のみそ汁

かんたん　10分

[材料（2人分）]

小町麩（乾物）	4個（2g）
小ねぎ	1本（5g）
だし汁	220ml
みそ	小さじ2

[作り方]

準備　1 小町麩はぬるま湯で戻し、水けをしぼる。小ねぎは小口切りにする。

煮る　2 鍋にだし汁を入れて温める。戻した麩、小ねぎを加え、みそを溶き入れる。

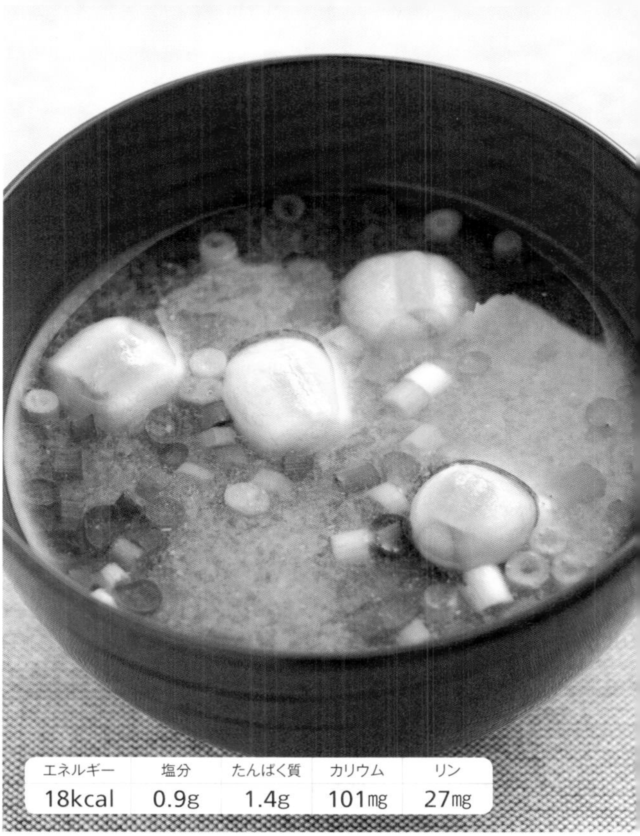

エネルギー	塩分	たんぱく質	カリウム	リン
18kcal	0.9g	1.4g	101mg	27mg

しいたけとかいわれ菜のすまし汁

かんたん　10分

[材料（2人分）]

しいたけ	1枚
かいわれ菜	10g
だし汁	220ml
塩	ミニスプーン ½（0.5g）
しょうゆ	小さじ1弱

[作り方]

準備　1 しいたけは薄切りにし、かいわれ菜は刻む（※）。

煮る　2 鍋にだし汁を入れて温める。しいたけ、かいわれ菜を加えてさっと煮て、塩、しょうゆで味をととのえる。

※カリウム制限がある場合、しいたけ、かいわれ菜は切った後にさっとゆでる。

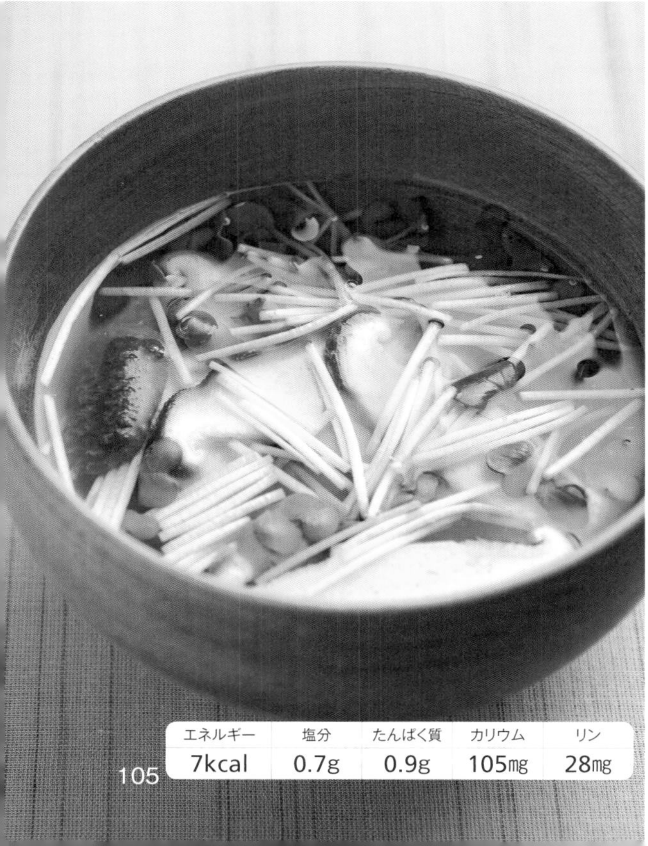

エネルギー	塩分	たんぱく質	カリウム	リン
7kcal	0.7g	0.9g	105mg	28mg

column
3

同じ食材でも違う、栄養素の含有量

同じ素材から作られた食品でも、加工の仕方や種類によって、たんぱく質量や塩分量は変わります。同じ程度の栄養素が含まれていると思い込み、うっかりたんぱく質や塩分をとりすぎてしまうことがないよう注意しましょう。

たんぱく質の量の比較

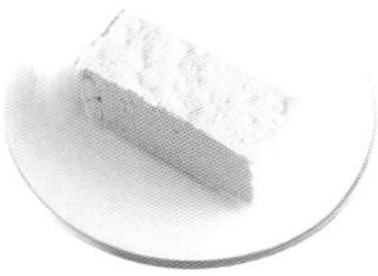
＞
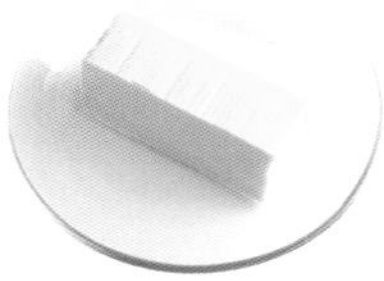

木綿豆腐（100g）
たんぱく質7.0g
＞
絹ごし豆腐（100g）
たんぱく質5.3g

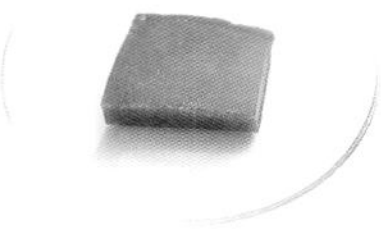
＞
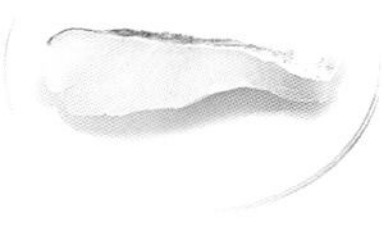

赤身魚（マグロ90g）
たんぱく質23.8g
＞
白身魚（マダラ90g）
たんぱく質15.8g

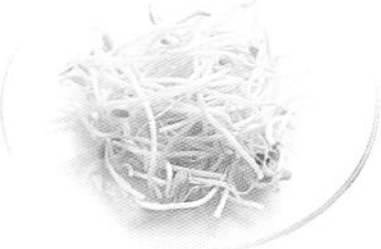
＞
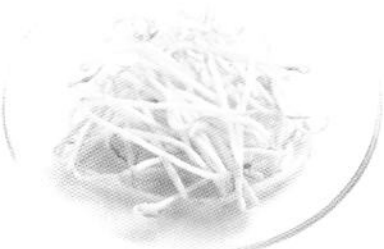

大豆もやし（50g）
たんぱく質1.9g
＞
緑豆もやし（50g）
たんぱく質0.9g

塩分の量の比較

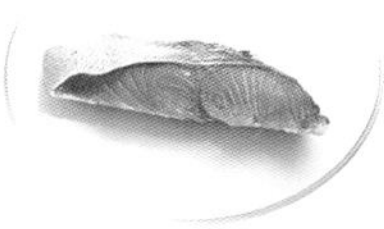
＞
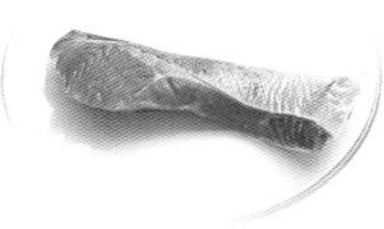

塩さけ・甘塩（1切れ80g）
塩分1.4g
＞
生さけ（1切れ120g）
塩分0.2g

＞

プロセスチーズ
（25g）
塩分0.7g
＞
カマンベールチーズ
（25g）
塩分0.5g

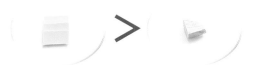

アドバイス
加工食品は塩分が多いものもあるので、パッケージの栄養成分表示をきちんと確認する習慣をつけましょう

お昼や時間のないときに
作りたい!

麺・丼・ワンプレートレシピ

通常の主食と特殊食品の２パターンの
材料を使った場合の栄養成分も表示。
制限に合わせて材料を選びましょう。

※レシピで使用している特殊食品は、ごはん、パン、スパゲティについては、21ページで紹介しているものを使用しています。そうめん、そばは「げんたそうめん」「げんたそば」（キッセイ薬品工業）、中華麺、マカロニは「アプロテン たんぱく調整中華めんタイプ」「アプロテン たんぱく調整マカロニタイプ」（ともにハインツ）を使用しています。

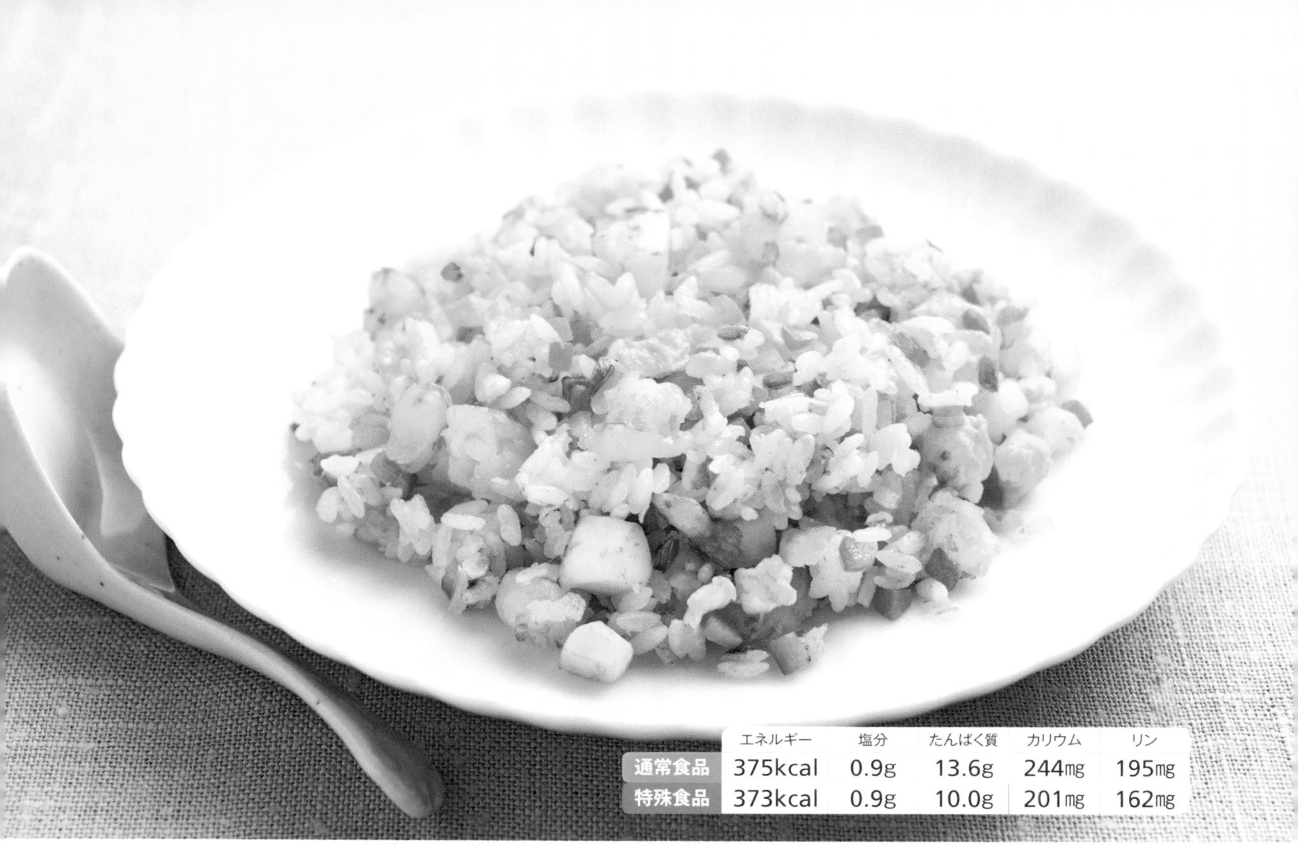

	エネルギー	塩分	たんぱく質	カリウム	リン
通常食品	375kcal	0.9g	13.6g	244mg	195mg
特殊食品	373kcal	0.9g	10.0g	201mg	162mg

摂取エネルギーを確保しやすい

五目チャーハン

20分

[材料（2人分）]

ごはん （通常または低たんぱく食品）	300g
むきえび	40g
いか	20g
卵	1個
ピーマン	1個（20g）
にんじん	2cm（20g）
長ねぎ	3cm（10g）
しょうゆ（減塩）	小さじ1
塩	ミニスプーン 2/3（0.7g）
白こしょう	少々
サラダ油	大さじ1弱

[作り方]

準備

1 むきえび、いかは1cm角に切る。ピーマン、にんじんは5mm角に切る。長ねぎはあらみじん切りにする。卵は割りほぐしておく。

炒める

2 フライパンに油の半量を入れ、1の卵を入れて、半熟状になったら取り出す。

3 2のフライパンに残りの油を加え、長ねぎをさっと炒め、むきえび、いか、にんじん、ピーマンの順に入れて炒める。ごはんを加えてさらに炒め、しょうゆ、塩で味をととのえる。卵を戻し入れ、なじむように炒め、白こしょうをふる。

[おすすめ献立例]

＋大根ときゅうりのしそ風味

→p.89

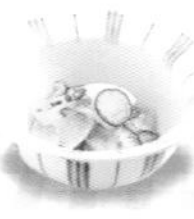

＋春雨と絹さやの中華和え

→p.88

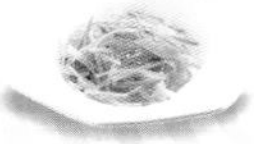

低たんぱく質のコツ!

低たんぱく米はフライパンにつきやすいため具を先に炒めます。その後米を入れて、軽く混ぜるだけにするとよいでしょう。

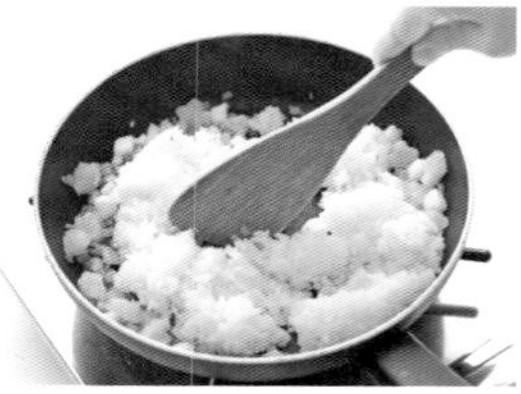

具だくさんだから、栄養バランス◯

海鮮焼きそば

15分

[材料（2人分）]

蒸し中華麺（通常または低たんぱく食品）	240g
いか	40g
ハム	20g
むきえび	30g
キャベツ	葉大1枚（120g）
玉ねぎ	小2/3個（80g）
にんじん	3cm（30g）
サラダ油	大さじ1と1/3
A ウスターソース	大さじ1
トマトケチャップ・しょうゆ	各小さじ1
塩	ミニスプーン1/2（0.5g）
ごま油	小さじ1
青のり	少々

[作り方]

準備

1 いかとハムは食べやすい大きさに切る。キャベツはひと口大、玉ねぎは5mm幅に切り、にんじんは短冊切りにする（※）。

炒める

2 フライパンにサラダ油を熱し、むきえび、いかを中火で炒める。ハム、キャベツ、玉ねぎ、にんじんを加えてしんなりしたら、蒸し中華麺を加える。Aを回し入れて全体になじんだらごま油をたらす。

仕上げる

3 器に盛り、青のりをふる。

※カリウム制限がある場合、キャベツ、玉ねぎ、にんじんは切った後に下ゆでする。

[おすすめ献立例]

＋もずくのキムチ和え

→p.93

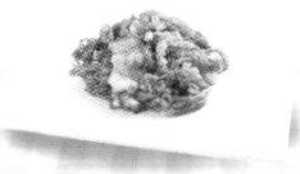

＋とうがんとわかめの中華風スープ

→p.104

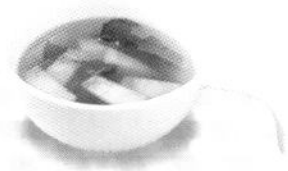

減塩のコツ!

商品にもよりますが、低たんぱく麺は下ゆでが必要。ゆでるとき、塩は入れません。

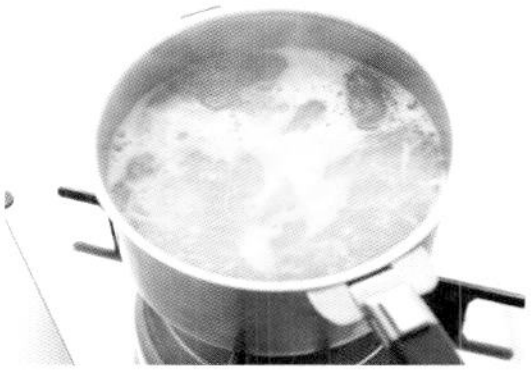

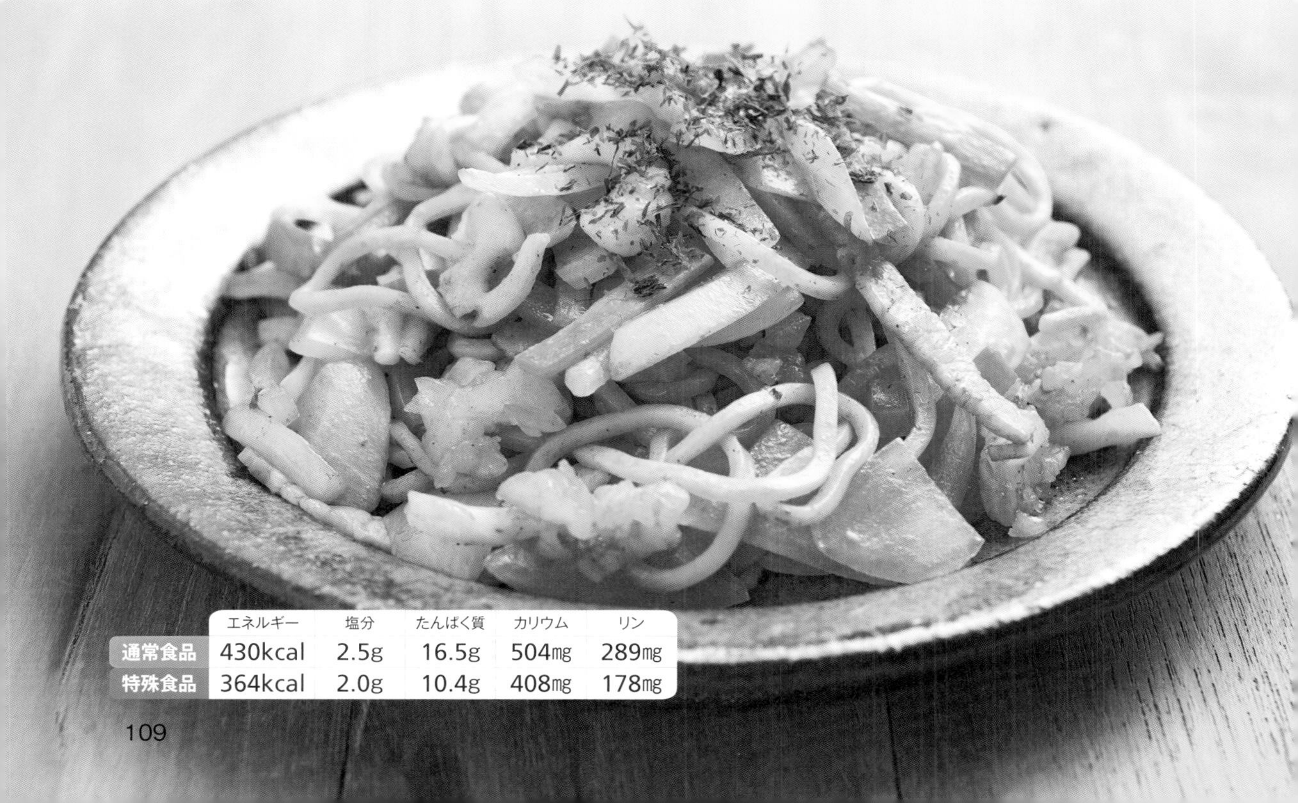

	エネルギー	塩分	たんぱく質	カリウム	リン
通常食品	430kcal	2.5g	16.5g	504mg	289mg
特殊食品	364kcal	2.0g	10.4g	408mg	178mg

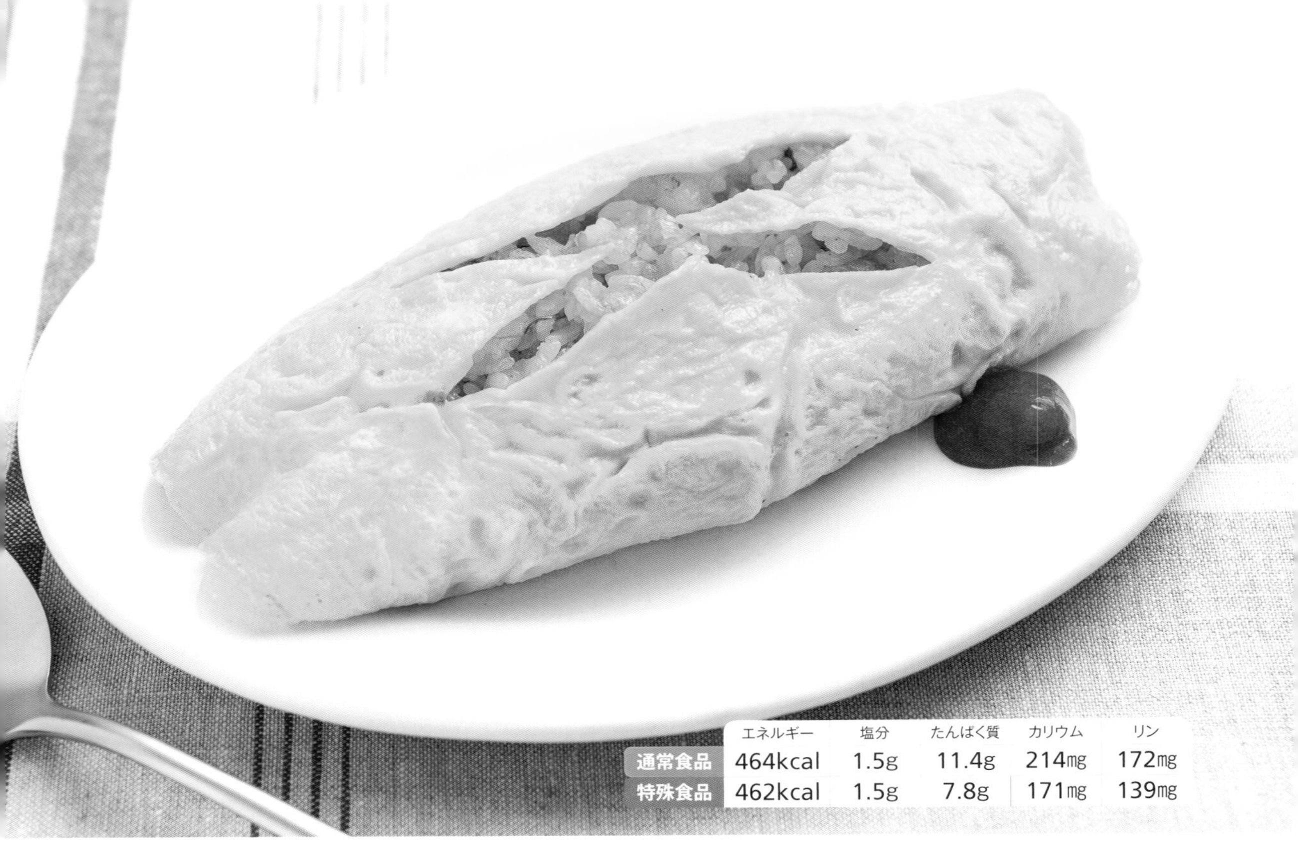

	エネルギー	塩分	たんぱく質	カリウム	リン
通常食品	464kcal	1.5g	11.4g	214mg	172mg
特殊食品	462kcal	1.5g	7.8g	171mg	139mg

卵1個でおいしく作れる

オムライス

20分

[材料（2人分）]

ごはん（通常または低たんぱく食品）	300g
ベーコン	10g
玉ねぎ	中¼個（50g）
ピーマン	½個（15g）
A トマトケチャップ	小さじ2
塩	小さじ¼
サラダ油	大さじ1と½
卵	2個
B コーンスターチ	小さじ1
塩・こしょう	各少々
トマトケチャップ	小さじ2

[作り方]

準備

1 ベーコンは細切り、玉ねぎはみじん切り、ピーマンは2cm長さの細切りにする。

炒める

2 サラダ油大さじ1を中火で熱し、ベーコン、玉ねぎ、ピーマンを炒めて、しんなりしたらごはんを加えてざっと混ぜる。Aを加えてなじむように炒め、器にこんもりと盛る。

仕上げる

3 卵を割りほぐし、Bを加えて混ぜる。2のフライパンにサラダ油大さじ½を熱し、卵液の半量（1人分）を回し入れ、丸く焼き上げて2を包む。トマトケチャップを添え、好みで上の写真のように飾り包丁を入れる。

[おすすめ献立例]

＋ポテトサラダ

→p.83

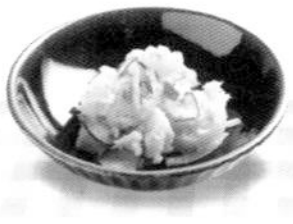

＋トマトの玉ねぎドレッシング

→p.82

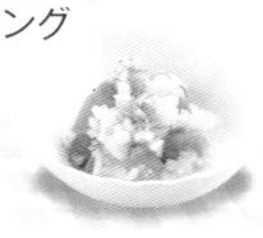

低たんぱく質のコツ！

卵の量が少ないので、コーンスターチを混ぜてとろみをつけ、食感をよくします。ない場合は片栗粉でも代用できます。

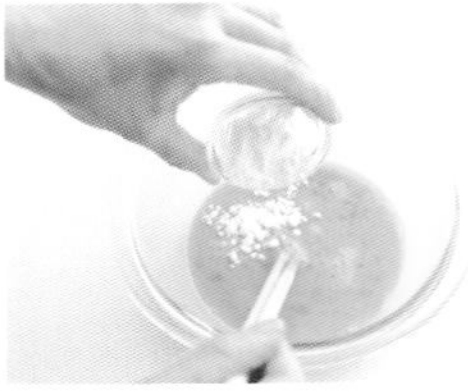

さっと作って朝食やお弁当に

BLTサンドイッチ

かんたん　15分

[材料（2人分）]

サンドイッチ用12枚切りパン（通常または低たんぱく食品）	4枚（120g）
バター	大さじ½
粒マスタード	小さじ1
ベーコン	2枚
トマト	½個（80g）
レタス	2枚（40g）
マヨネーズ	小さじ2

[作り方]

準備

1 バターは室温に戻し、粒マスタードと混ぜる。ベーコンは半分に切ってさっと焼く。トマトは薄切りにする。レタスはちぎる。

2 サンドイッチ用のパンをトーストし、1の粒マスタードを混ぜたバターをぬる。

仕上げる

3 レタス、トマトをのせ、マヨネーズをかけ、ベーコンをのせて、サンドする。食べやすく切る。

[おすすめ献立例]

＋ラタトゥイユ →p.90

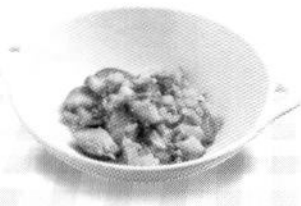

＋里いもと玉ねぎの和風ポテトサラダ →p.96

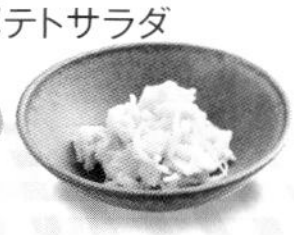

減塩のコツ！

ベーコンやハムは塩分が多め。食べすぎに注意しましょう。塩分が気になるときはゆでて塩けを抜きます。

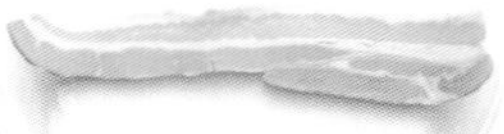

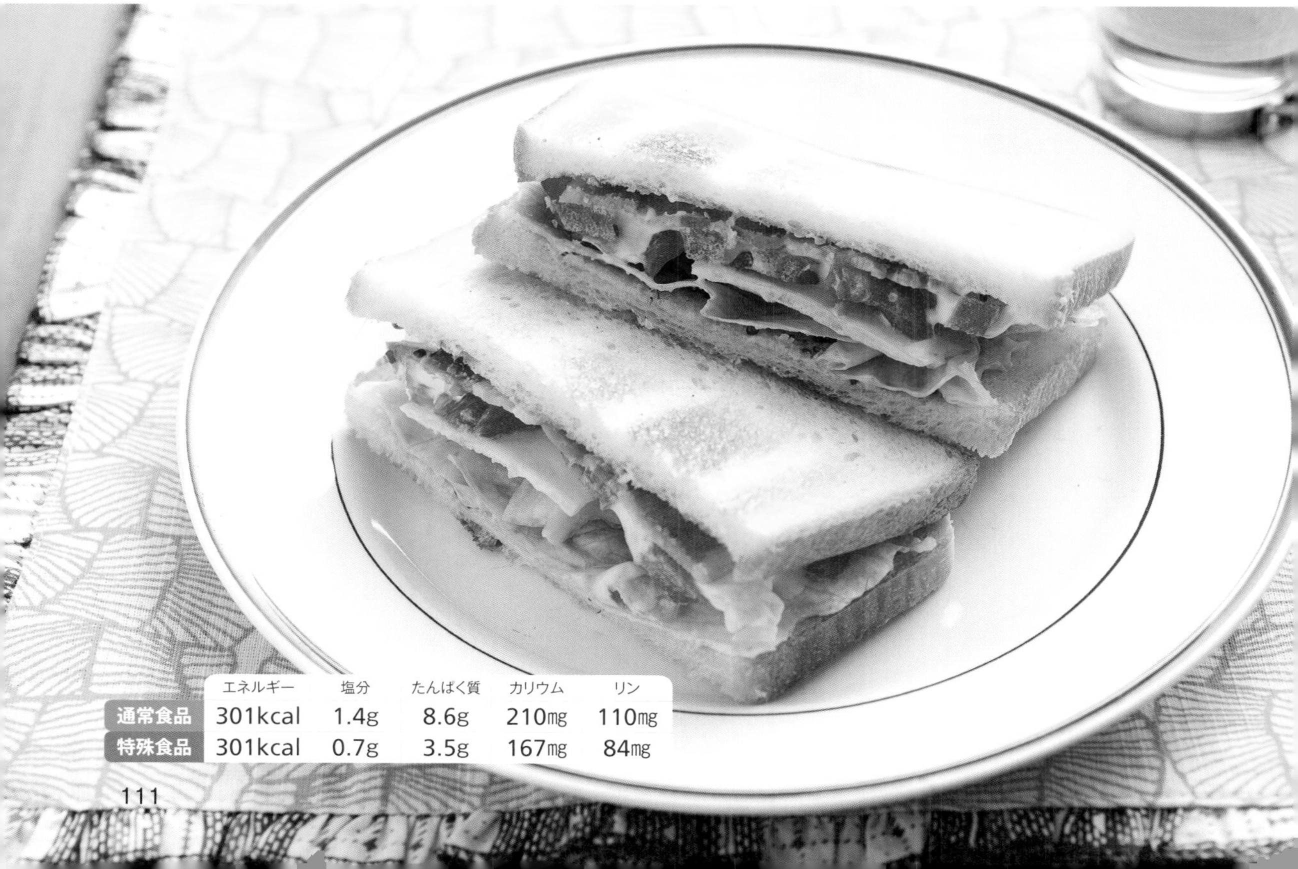

	エネルギー	塩分	たんぱく質	カリウム	リン
通常食品	301kcal	1.4g	8.6g	210mg	110mg
特殊食品	301kcal	0.7g	3.5g	167mg	84mg

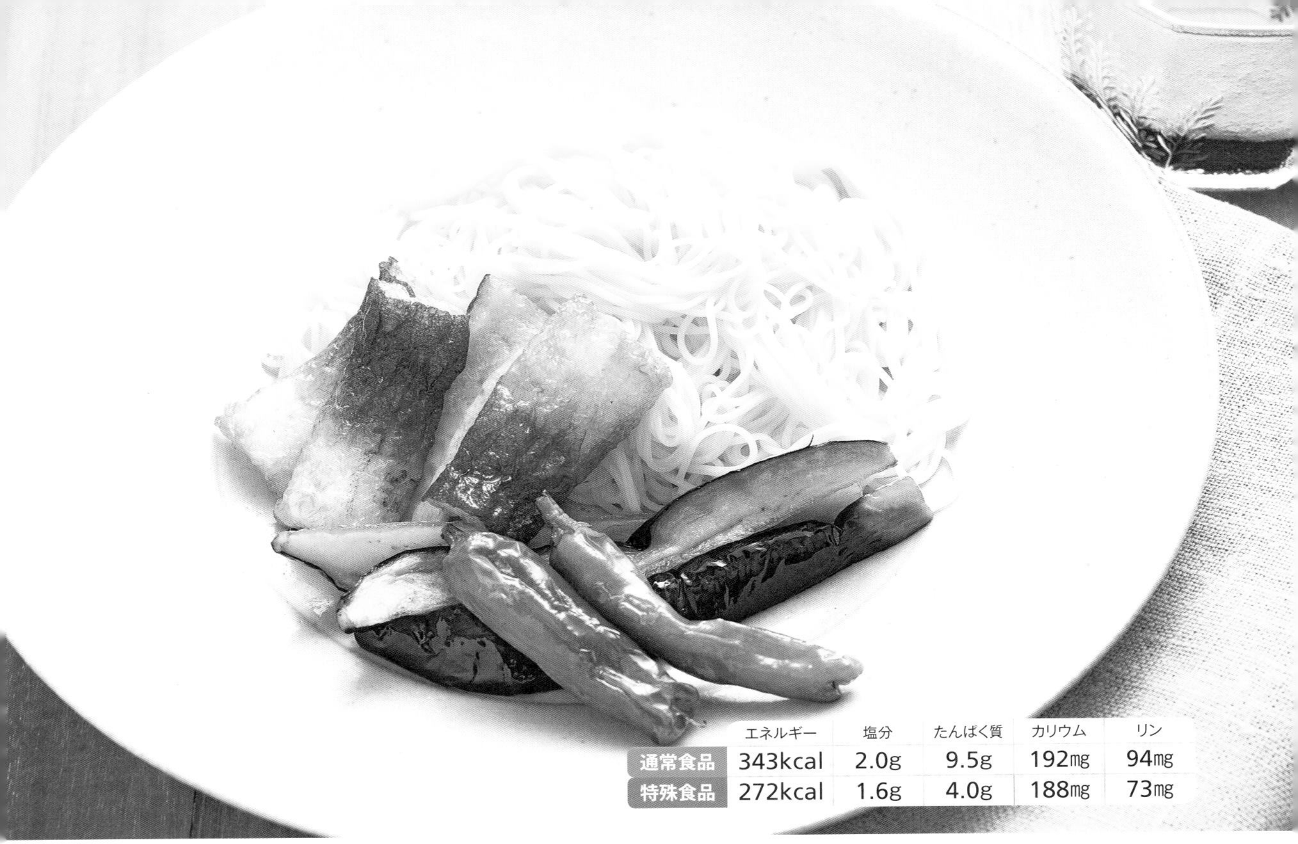

	エネルギー	塩分	たんぱく質	カリウム	リン
通常食品	343kcal	2.0g	9.5g	192mg	94mg
特殊食品	272kcal	1.6g	4.0g	188mg	73mg

素揚げ野菜でエネルギー確保

そうめん 素揚げ野菜添え

15分

[材料（2人分）]

そうめん（乾麺） （通常または低たんぱく食品）	130g
めんつゆ（ストレート）	80ml（80g）
なす	1本（80g）
ししとう	4本
ちくわ	1本
揚げ油	適量

[作り方]

準備

1 なす、ちくわは食べやすく切って揚げ油で素揚げにする。**ししとう**も素揚げにする。**そうめん**はゆでて水に取り、ぬめりを取る。

仕上げる

2 器に**そうめん**となす、ししとう、**ちくわ**を盛り合わせ、めんつゆを添える。

[おすすめ献立例]

＋白菜としいたけのおかか和え

→p.95

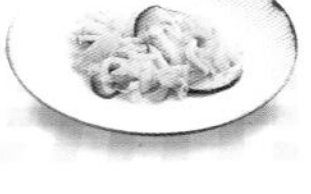

＋なすとオクラのみそ炒め

→p.86

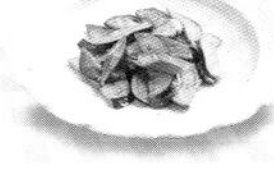

低たんぱく質のコツ！

商品にもよりますが、そうめん（乾麺）1人分65gは1束半くらいです。たんぱく制限を超えないよう食べる量に注意。

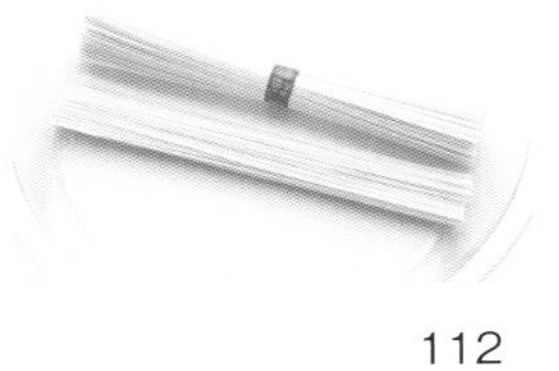

せん切り大根で麺をかさ増し

納豆とろろそば

15分

[材料（2人分）]

そば（乾麺） （通常または低たんぱく食品）	80g
大根	2㎝（50g）
オクラ	2本
刻みのり	適量
山いも	50g
納豆	1パック（40g）
めんつゆ（ストレート）	80ml（80g）
わさび	少々

[作り方]

準備

1 **大根**はせん切りにしてゆでる。**山いも**はすりおろす。**オクラ**はゆでて刻む。**そば**はゆでて水で洗い、水けを切っておく。

仕上げる

2 **そば**と**大根**を合わせ、器に盛り、**オクラ**、刻みのりを散らす。

3 めんつゆを器に入れ、**山いも**、**納豆**を加えて、わさびを添える。

[おすすめ献立例]

＋とうがんと くずきりの煮物 →p.87

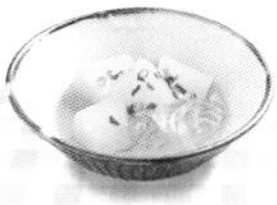

＋長いもとパプリカの 素揚げ山椒風味 →p.86

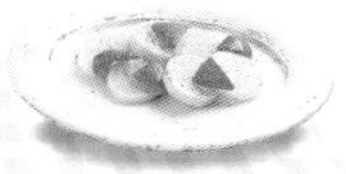

低たんぱく質のコツ！

大豆や納豆は、肉や魚と同じくらいたんぱく質が多い食品。納豆1パック（40g）なら6.6gのたんぱく質を含みます。

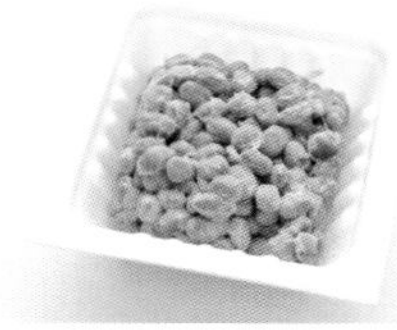

	エネルギー	塩分	たんぱく質	カリウム	リン
通常食品	221kcal	1.4g	10.0g	390㎎	155㎎
特殊食品	197kcal	1.4g	5.8g	363㎎	87㎎

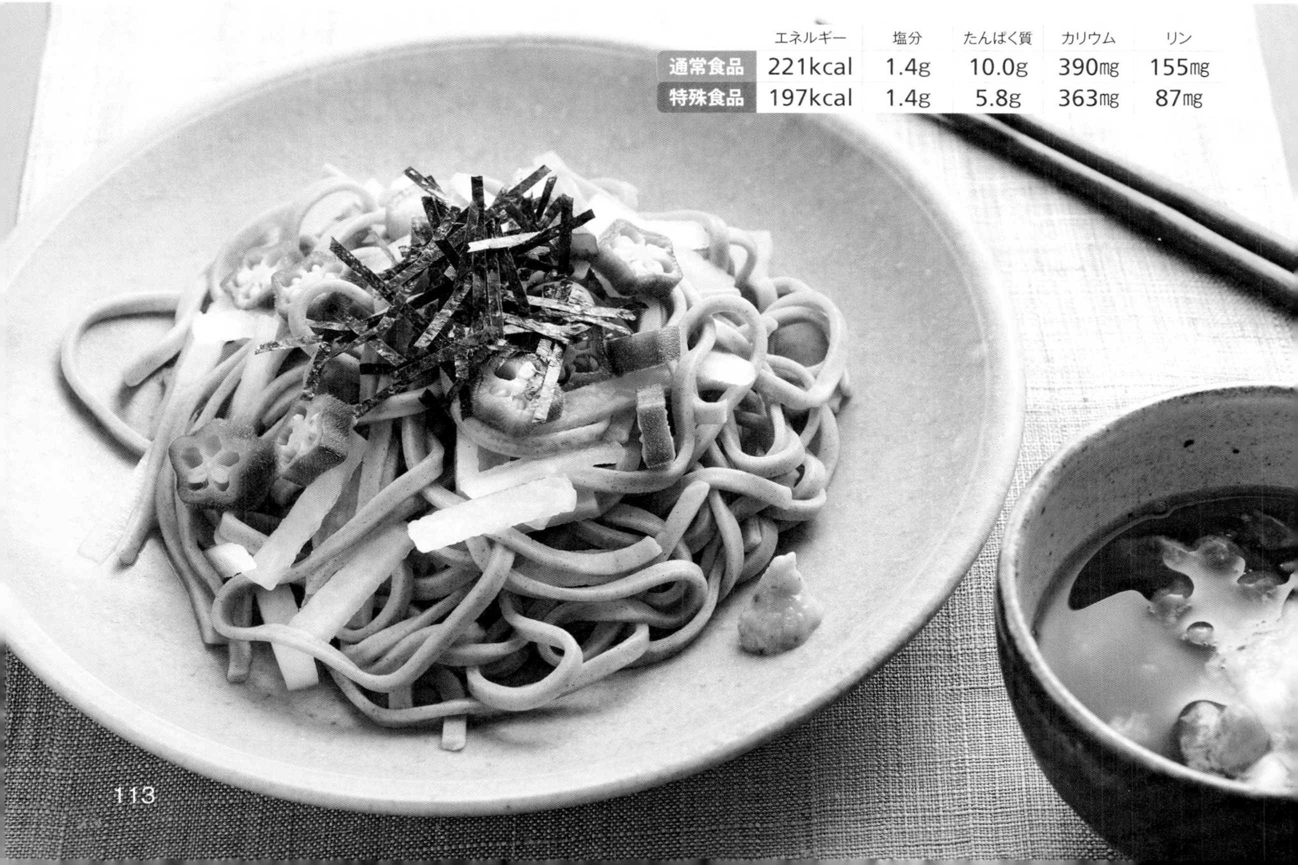

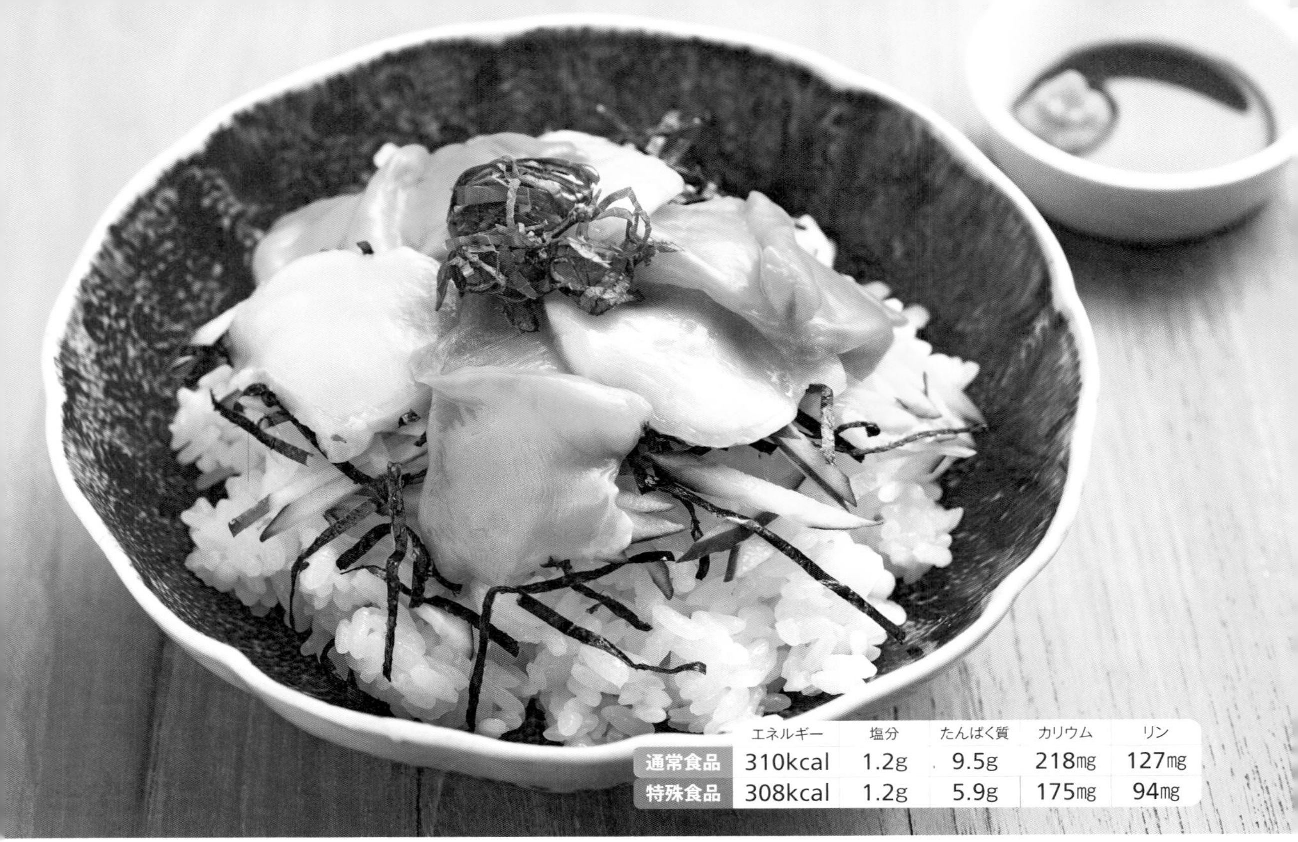

	エネルギー	塩分	たんぱく質	カリウム	リン
通常食品	310kcal	1.2g	9.5g	218mg	127mg
特殊食品	308kcal	1.2g	5.9g	175mg	94mg

たんぱく質が比較的少ない貝を使います

貝ちらし寿司

かんたん　10分

[材料（2人分）]

ごはん（通常または低たんぱく食品）	300g
A 酢	大さじ1と½
砂糖	大さじ1強
塩	ミニスプーン1（1g）
ほたて	2個（30g）
赤貝	6枚（40g）
きゅうり	大⅓本（40g）
しその葉	1枚
刻みのり	少々
しょうゆ	小さじ1
わさび	少々

[作り方]

準備

1 ほたては薄く切る。きゅうりとしその葉はせん切りにする。

仕上げる

2 ごはんにAを混ぜて、器に盛る。きゅうり、刻みのりをのせ、その上にほたてと赤貝、しその葉をのせる。しょうゆとわさびを添える。

[おすすめ献立例]

＋にんじんとセロリのきんぴら

→p.83

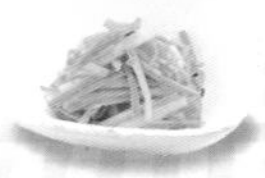

＋しいたけとかいわれ菜のすまし汁

→p.105

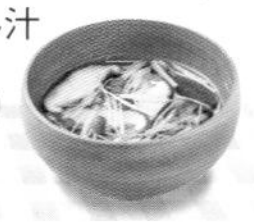

低たんぱく質のコツ！

貝類は魚に比べて低たんぱく質な食品です。赤貝3枚（20g）ならたんぱく質2.7g、ほたて1個（15g）なら2.7gです。

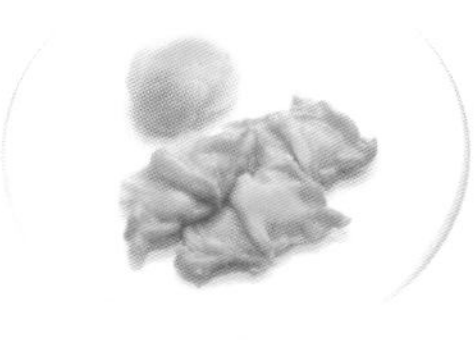

たんぱく質が少ないビーフンを中華麺の代わりに

揚げビーフンのあんかけ焼きそば風

20分

[材料（2人分）]

ビーフン（乾物）	40g
むきえび	60g
にんじん	2cm（20g）
白菜	葉1.5枚（140g）
きくらげ	2枚
絹さや	5枚（10g）
しょうが	少々
うずらの卵	2個
サラダ油	大さじ1
A 湯	½カップ
しょうゆ（減塩）	小さじ2
オイスターソース	小さじ1強
塩	ミニスプーン⅔（0.7g）
片栗粉	小さじ2
揚げ油	適量

[作り方]

準備

1 **ビーフン**は半分に折り180℃の揚げ油で揚げる。**にんじん**と**白菜**は細切りにする。**きくらげ**はゆでる。**絹さや**はゆでて斜めに切る。**うずらの卵**はゆでて半分に切る。

炒める・仕上げる

2 フライパンにサラダ油を熱し、**しょうが**、**むきえび**、**にんじん**、**白菜**、**きくらげ**の順に炒める。合わせたAを加え、とろみがついたら**絹さや**を加えさっと混ぜる。

3 器に**ビーフン**、2を盛り、**うずらの卵**をのせる。

[おすすめ献立例]

＋にんじんのチヂミ

→p.126

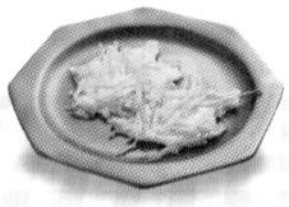

＋きゅうりとえのきのピリ辛和え

→p.87

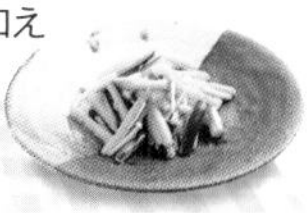

低たんぱく質のコツ!

米粉で作るビーフンやでんぷん主体の春雨は低たんぱくなので、通常の麺の代わりになります。

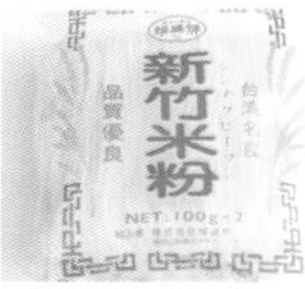

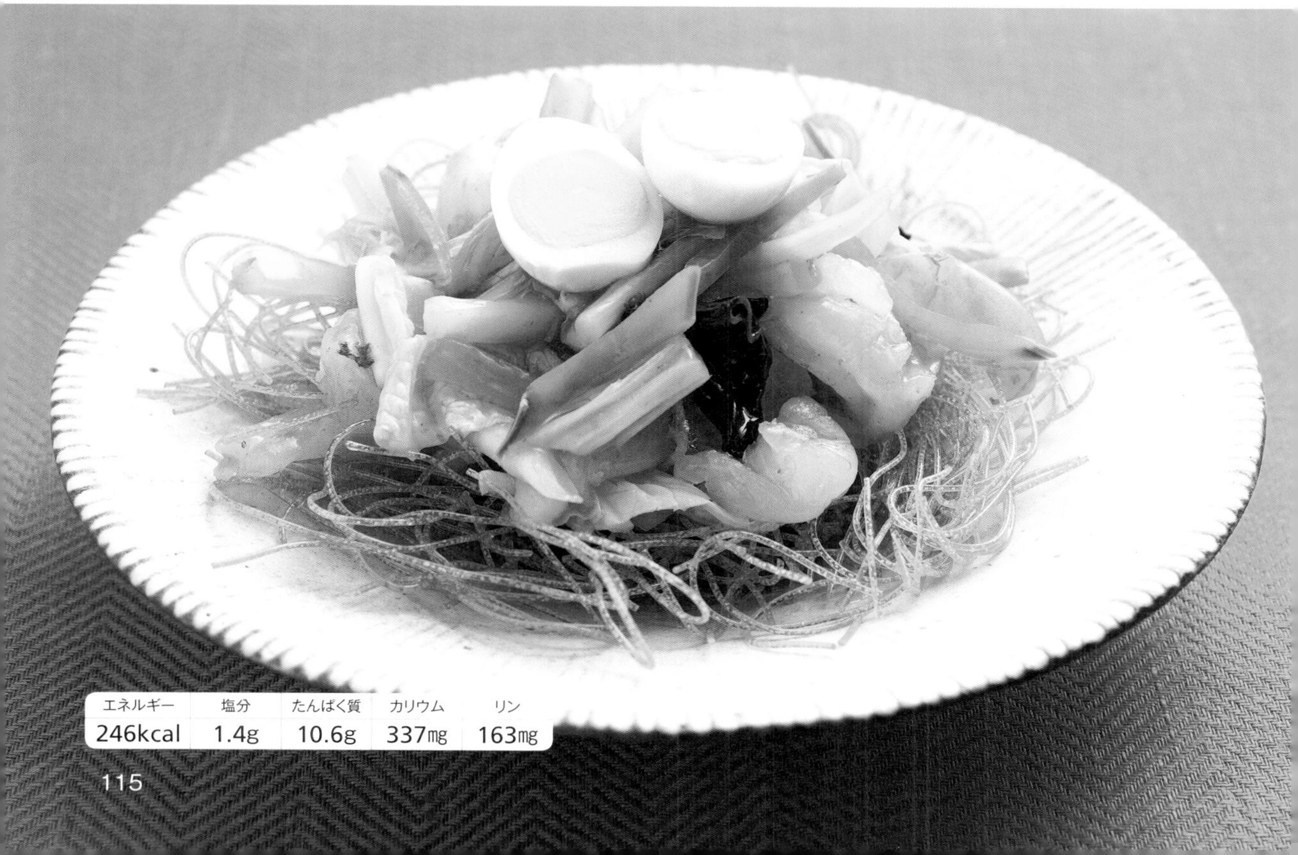

エネルギー	塩分	たんぱく質	カリウム	リン
246kcal	1.4g	10.6g	337mg	163mg

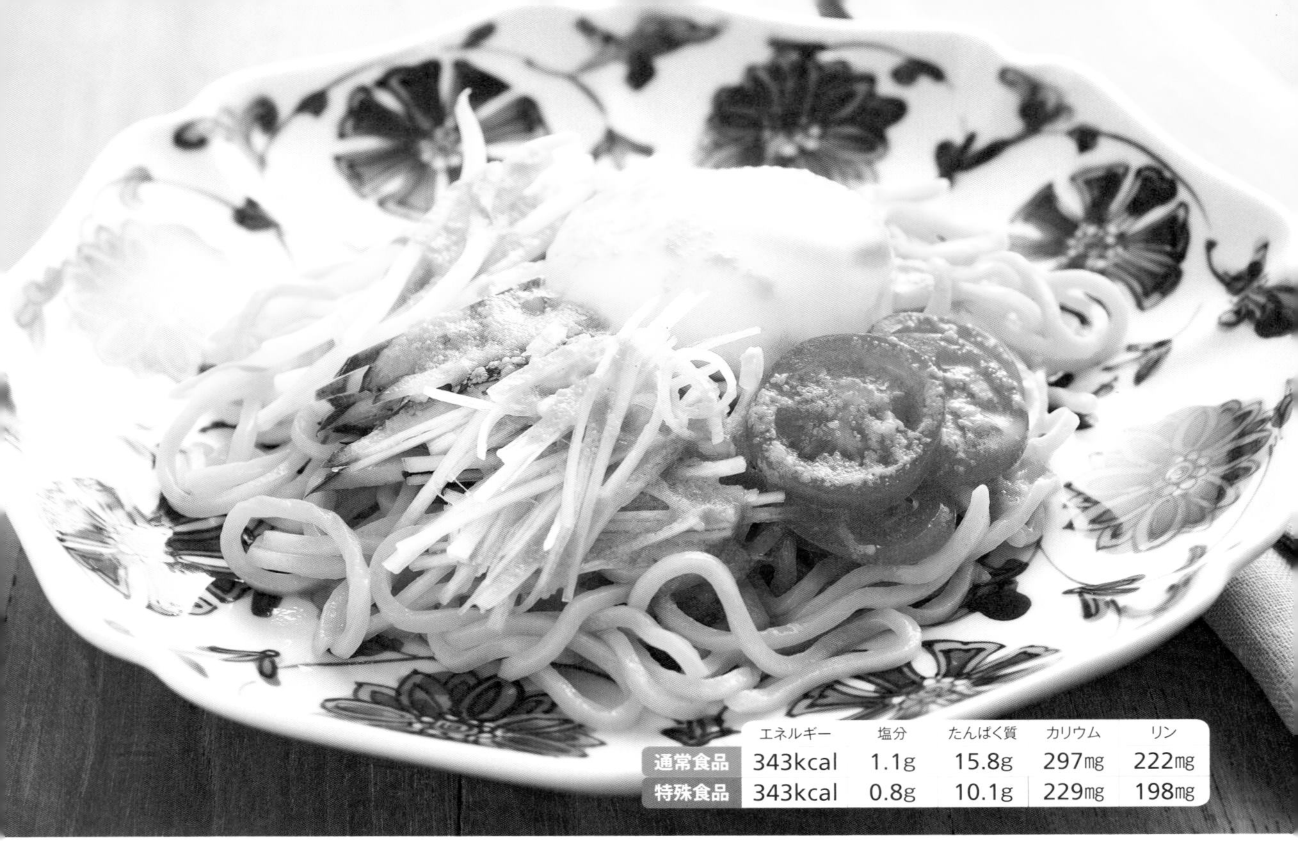

	エネルギー	塩分	たんぱく質	カリウム	リン
通常食品	343kcal	1.1g	15.8g	297mg	222mg
特殊食品	343kcal	0.8g	10.1g	229mg	198mg

手作りのごまだれだから、塩分控えめ

ごまだれ冷やし中華

かんたん　10分

[材料（2人分）]

ゆで中華麺（通常または低たんぱく食品）	240g
温泉卵	2個
もやし	40g
きゅうり	中1/5本（20g）
長ねぎ	4cm（20g）
ミニトマト	2個（30g）
A めんつゆ（ストレート）	40ml
白練りごま	小さじ4
水	大さじ2

[作り方]

準備

1 もやしはひげ根を取ってゆでる。きゅうりと長ねぎはせん切りにする。ミニトマトは輪切りにする。

仕上げる

2 ゆで中華麺を器にのせ、1と温泉卵をのせる。Aを混ぜてかける。

[おすすめ献立例]

＋うどの梅肉和え

→p.85

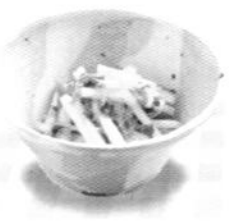

＋みつばのからし和え

→p.96

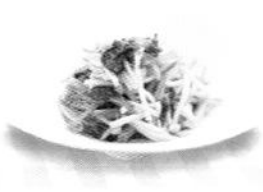

低たんぱく質のコツ！

通常のゆで中華麺のたんぱく質は、1食分120gで5.9g。たんぱく質制限が厳しい人は特殊食品を使うのがおすすめです。

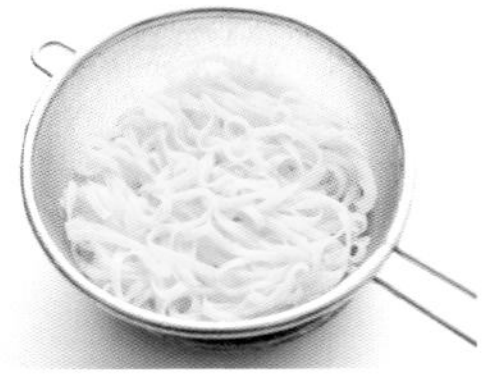

鶏むね肉＋片栗粉で食感がよくなります

親子丼

20分

[材料（2人分）]

ごはん（通常または低たんぱく食品）	300g
鶏むね肉	60g
酒	小さじ1
片栗粉	少々
玉ねぎ	中½個（100g）
だし汁	1カップ
A しょうゆ（減塩）	小さじ2
A みりん	小さじ2
卵	小2個
みつば	少々

[作り方]

準備 1 **鶏肉**はそぎ切りにして酒、片栗粉をもみこむ。**玉ねぎ**は1.5cm角に切る（※）。

煮る 2 鍋にだし汁、Aを入れて煮立て、**玉ねぎ**を加えてやわらかくなるまで煮る。煮立ったら1の**鶏肉**を少しずつ加え、火が通ったら**卵**を回し入れ、とじる。

仕上げる 3 器に**ごはん**を盛り、2をのせ、**みつば**を飾る。

※カリウム制限がある場合、玉ねぎは切った後に下ゆでする。

[おすすめ献立例]

＋大根とにんじんの炒めなます →p.94

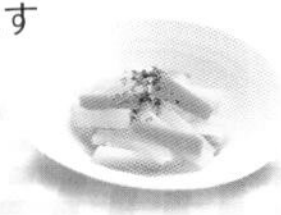

＋うどの梅肉和え →p.85

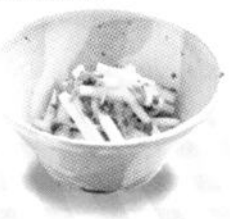

低たんぱく質のコツ!

レシピで使う鶏むね肉と卵の1人分の分量は、鶏むね肉30g、卵小1個（写真の通り）。分量を計量しながら作りましょう。

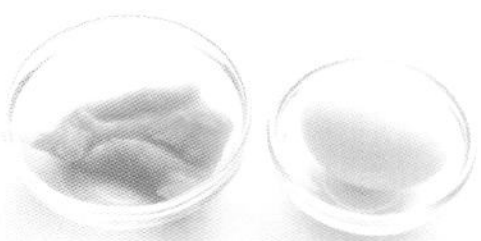

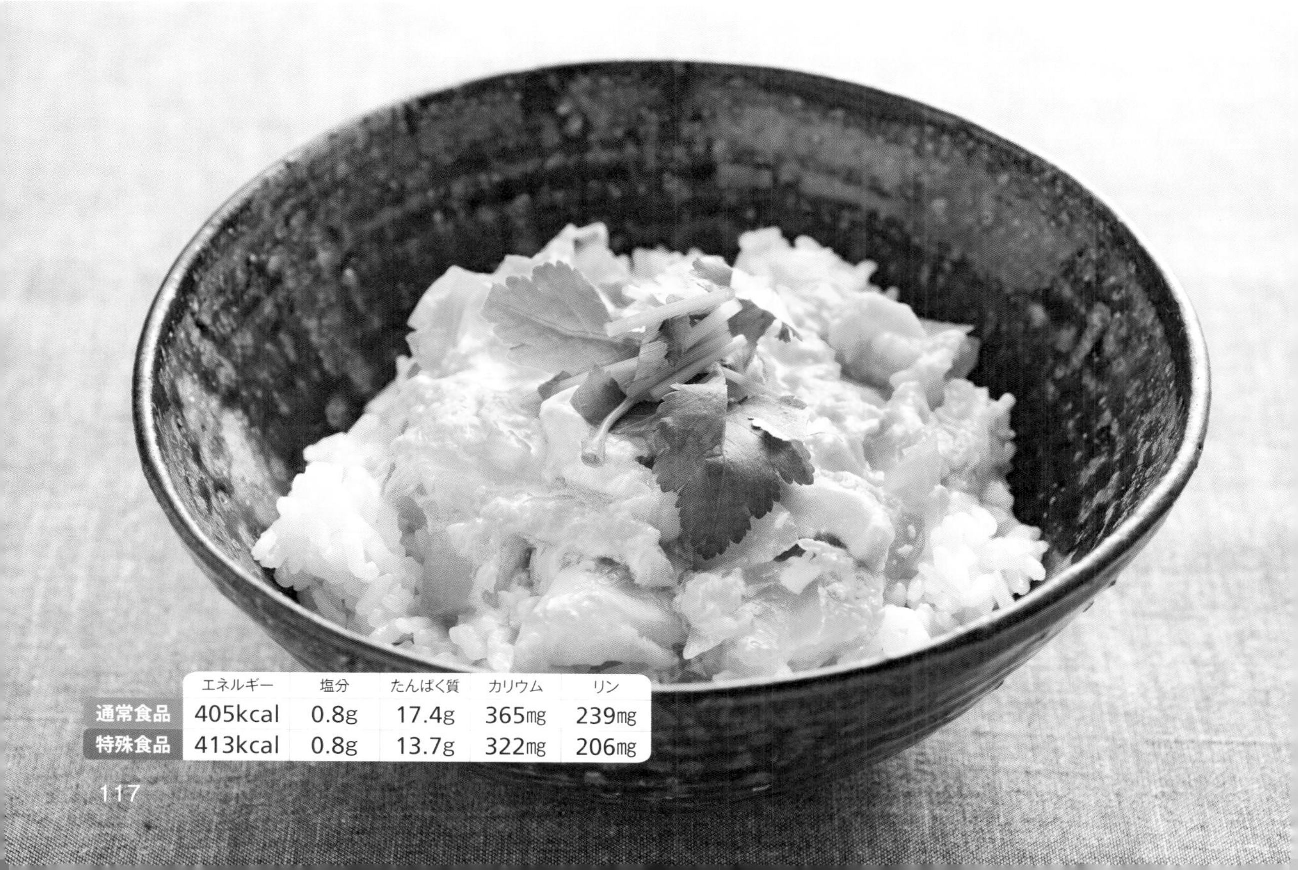

	エネルギー	塩分	たんぱく質	カリウム	リン
通常食品	405kcal	0.8g	17.4g	365mg	239mg
特殊食品	413kcal	0.8g	13.7g	322mg	206mg

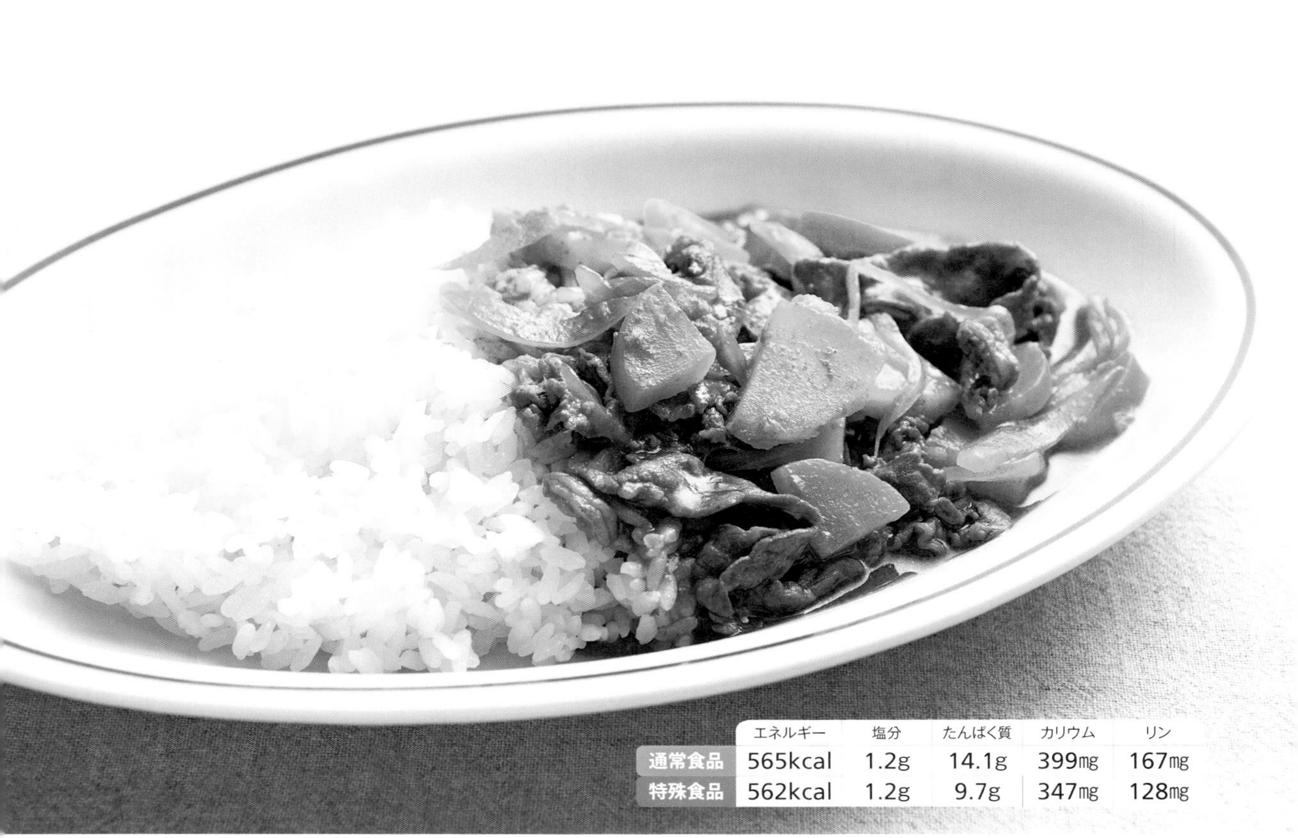

	エネルギー	塩分	たんぱく質	カリウム	リン
通常食品	565kcal	1.2g	14.1g	399mg	167mg
特殊食品	562kcal	1.2g	9.7g	347mg	128mg

市販のルウを使うのに、塩分控えめ

ビーフカレーライス

作りおき（カレーのみOK） 20分

[材料（2人分）]

ごはん（通常または低たんぱく食品）	360g
牛こま肉	100g
玉ねぎ	小½個（60g）
にんじん	3cm（40g）
じゃがいも	小½個（40g）
おろしにんにく	少々
おろししょうが	少々
サラダ油	小さじ1
水	¾カップ
カレールウ（市販）	20g

[作り方]

準備

1 **牛肉**はひと口大に切る。**玉ねぎ**は薄切り、**にんじん**と**じゃがいも**はいちょう切りにする（※）。

炒める・煮る

2 鍋にサラダ油を熱し、おろしにんにく、おろししょうがをさっと炒め、**牛肉**を加えて炒める。色が変わったら**玉ねぎ**、**じゃがいも**、**にんじん**を加え、水を加える。煮立ったらアクをとり、ふたをして弱火で煮込む。野菜がやわらかくなったら、カレールウを加えて軽く煮る。

仕上げる

3 器にごはんをよそい、2を盛る。

※カリウム制限がある場合は、玉ねぎ、にんじん、じゃがいもは切った後に下ゆでする。

[おすすめ献立例]

＋焼きねぎのマリネ

→p.84

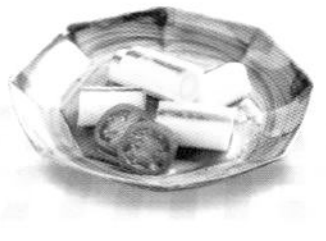

＋トマトとレタスのコンソメスープ

→p.100

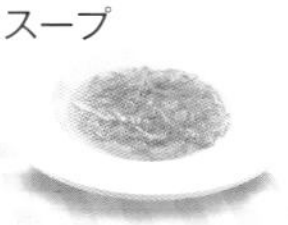

低たんぱく質のコツ！

低たんぱく米の味やにおいが気になる場合は、チャーハンやカレーなどにアレンジすると食べやすくなります。

生クリームと粉チーズでしっかり味のソースが完成

チキンドリア

25分

[材料（2人分）]

ごはん（通常または低たんぱく食品）	360g
鶏ひき肉	50g
玉ねぎ	2㎝（20g）
ミックスベジタブル	20g
A バター	小さじ2
小麦粉	10g
B 牛乳	大さじ4
コンソメスープの素（顆粒）	ミニスプーン1（小さじ1/5）
塩	ミニスプーン2/3（0.7g）
生クリーム	20g
粉チーズ	小さじ1

[作り方]

準備

1 玉ねぎは1㎝角に切る（※）。ミックスベジタブルは熱湯を回しかける。Aは練り合わせておく。ごはんは温めておく。

炒める

2 フライパンを中火で熱してひき肉を炒め、玉ねぎ、ミックスベジタブルを加え、サッと炒める。ごはんに混ぜ、耐熱皿に入れる。

焼く

3 鍋にBを入れて温め、練り合わせたAを加えて混ぜながら煮る。生クリームを加え、なじんだら2にかけ、粉チーズをふる。オーブントースターでチーズが溶けて色づくまで焼く。

※カリウム制限がある場合、玉ねぎは切った後に下ゆでする。

[おすすめ献立例]

＋キャベツとブロッコリーの蒸し煮

→p.82

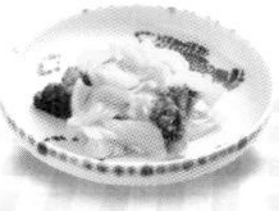

＋さつまいものバター煮

→p.95

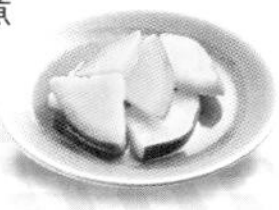

低たんぱく質のコツ！

生クリームは乳製品の中では低たんぱく。ホワイトソースを作るときに牛乳に加えると、風味も豊かになります。

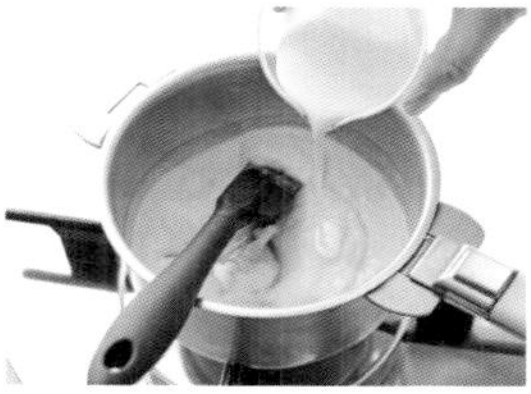

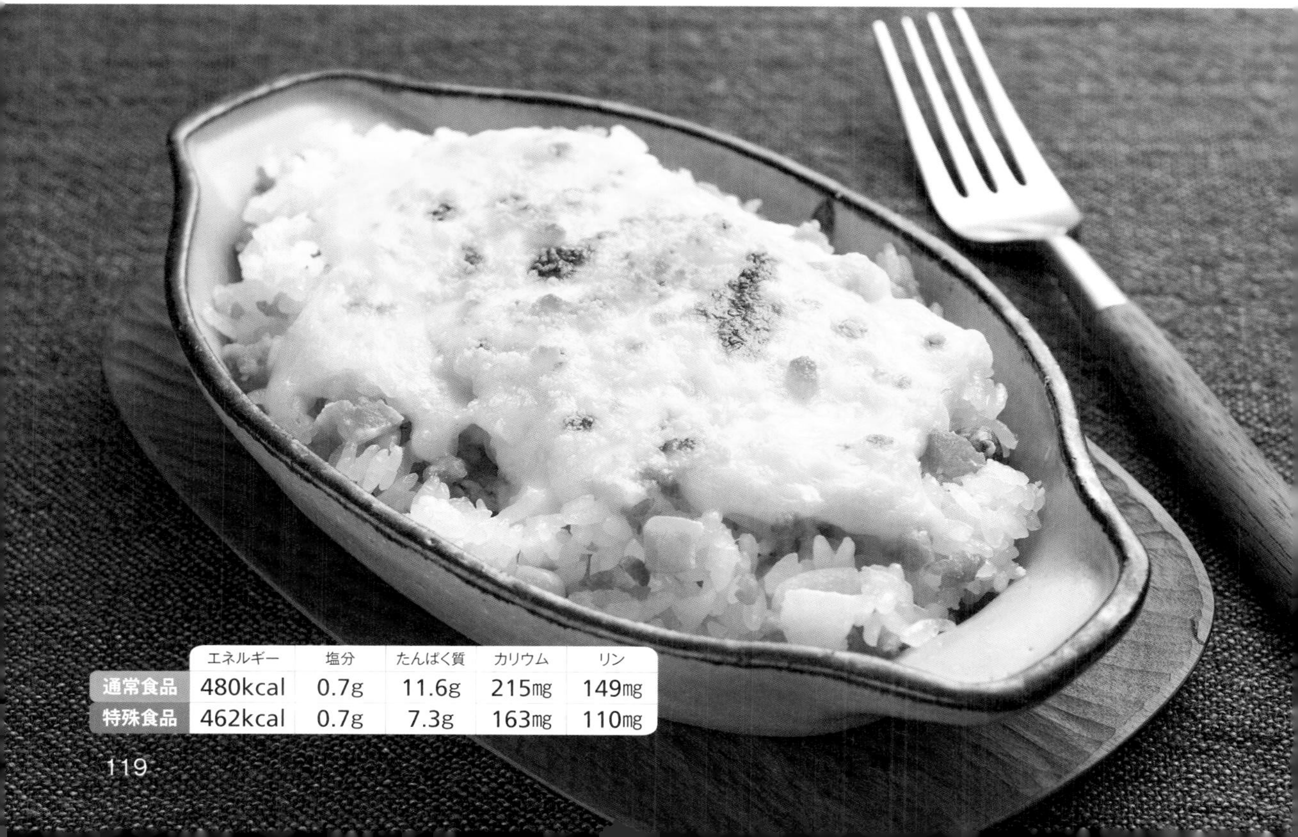

	エネルギー	塩分	たんぱく質	カリウム	リン
通常食品	480kcal	0.7g	11.6g	215㎎	149㎎
特殊食品	462kcal	0.7g	7.3g	163㎎	110㎎

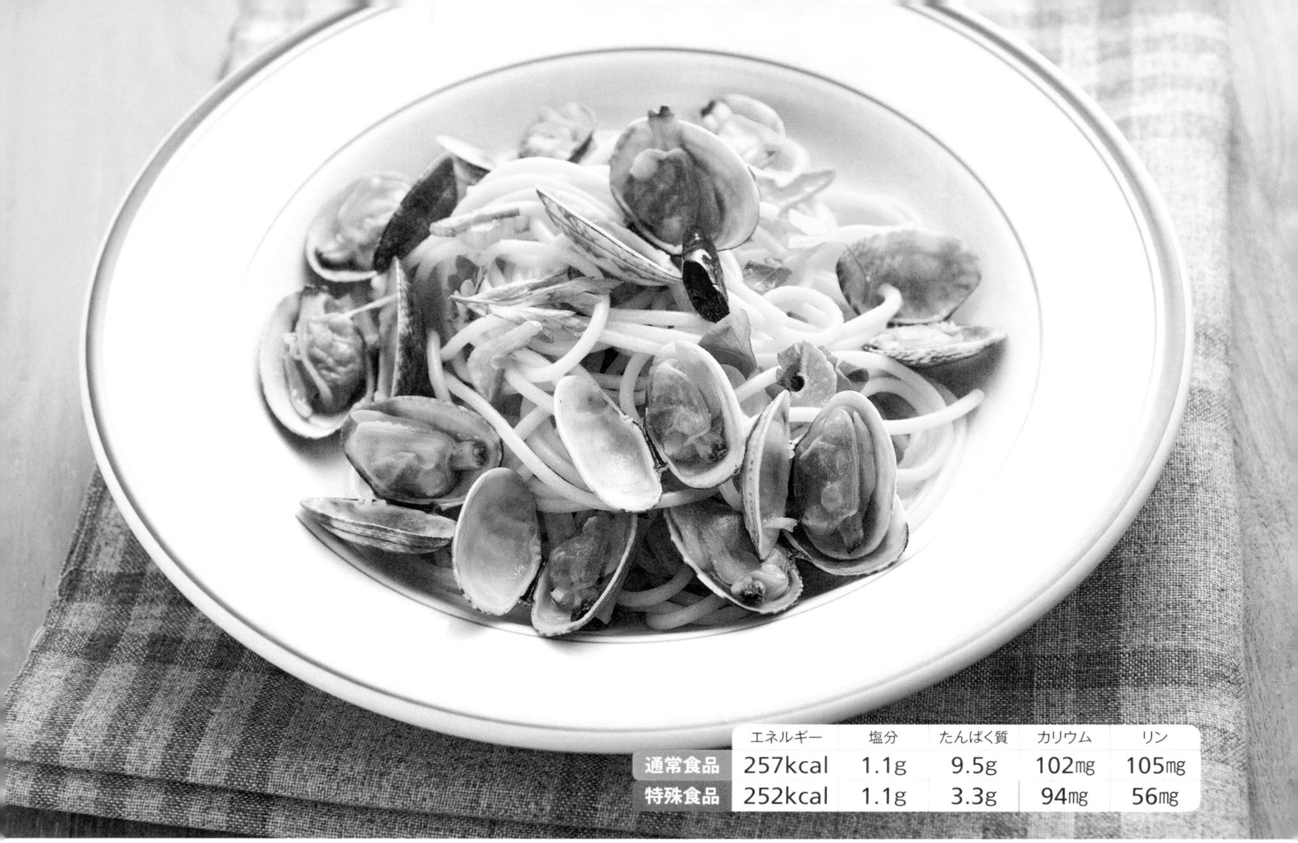

	エネルギー	塩分	たんぱく質	カリウム	リン
通常食品	257kcal	1.1g	9.5g	102mg	105mg
特殊食品	252kcal	1.1g	3.3g	94mg	56mg

貝のうま味と塩けでおいしく仕上げます

ボンゴレスパゲティ

20分（砂抜きの時間は省く）

［材料（2人分）］

スパゲティ（乾麺）（通常または低たんぱく食品）	100g
あさり	250g
にんにく（薄切り）	½かけ
赤唐辛子	1本
オリーブ油	大さじ1
A 白ワイン	大さじ2
水	大さじ2
あらびきこしょう	少々
イタリアンパセリ	少々

［作り方］

準備

1 スパゲティはゆでる。あさりは砂抜きしておく。赤唐辛子は斜めに切って種を取る。

炒める・和える

2 フライパンにオリーブ油、にんにく、赤唐辛子を入れて弱火で炒める。色づいたら、にんにく、赤唐辛子を取り出す。

3 2のフライパンにあさり、Aを入れ、ふたをして強火で蒸す。あさりの口が開いたらふたを取りアルコールをとばす。スパゲティを加えて和え、器に盛る。

仕上げる

4 2で取り出したにんにく、赤唐辛子を添えてあらびきこしょうをふり、イタリアンパセリをのせる。

［おすすめ献立例］

＋さやいんげんとパプリカのごま和え

→p.90

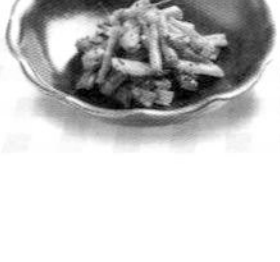

＋ピーマンの揚げ浸し

→p.92

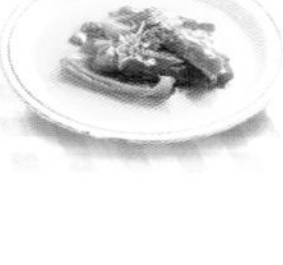

低たんぱく質のコツ！

通常のスパゲティ（乾麺）50gのたんぱく質の量は6.5g。ゆでるときは、減塩のため塩は入れません。

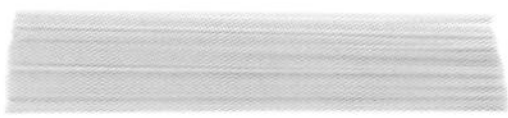

あっという間にミートソースが完成

ミートソーススパゲティ

作りおき（ミートソースのみOK）　20分

[材料（2人分）]

スパゲティ（乾麺）（通常または低たんぱく食品）	100g
オリーブ油（スパゲティ用）	小さじ2
合いびき肉	50g
玉ねぎ	中½個（100g）
にんじん	2cm（20g）
おろしにんにく	少々
オリーブ油（ミートソース用）	小さじ2
水	¼カップ
A デミグラスソース	大さじ4
トマトケチャップ	大さじ2
パセリ（みじん切り）	少々

[作り方]

準備
1 スパゲティはゆでてオリーブ油をからめる。玉ねぎ、にんじんはみじん切りにする。

炒める・煮る
2 フライパンにオリーブ油を熱し、にんにく、玉ねぎ、にんじんをよく炒める。合いびき肉を加え、色が変わったら、Aと水を加えて野菜に火が通るまで弱火で煮る。

仕上げる
3 器にスパゲティを盛り、2をかけてパセリを散らす。

[おすすめ献立例]

＋なすのフライ →p.129

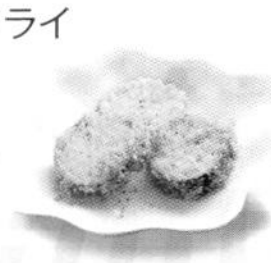

＋焼きねぎのマリネ →p.84

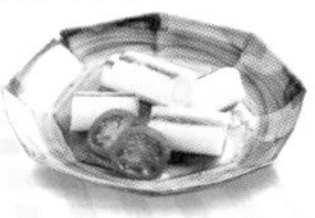

減塩のコツ！

トマトケチャップとデミグラスソースはきちんと計量すること。塩分量を守りながら味をしっかり決めるコツです。

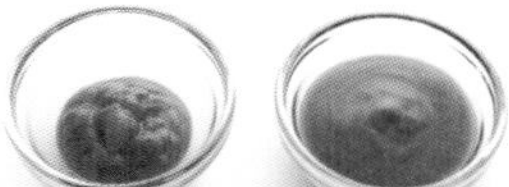

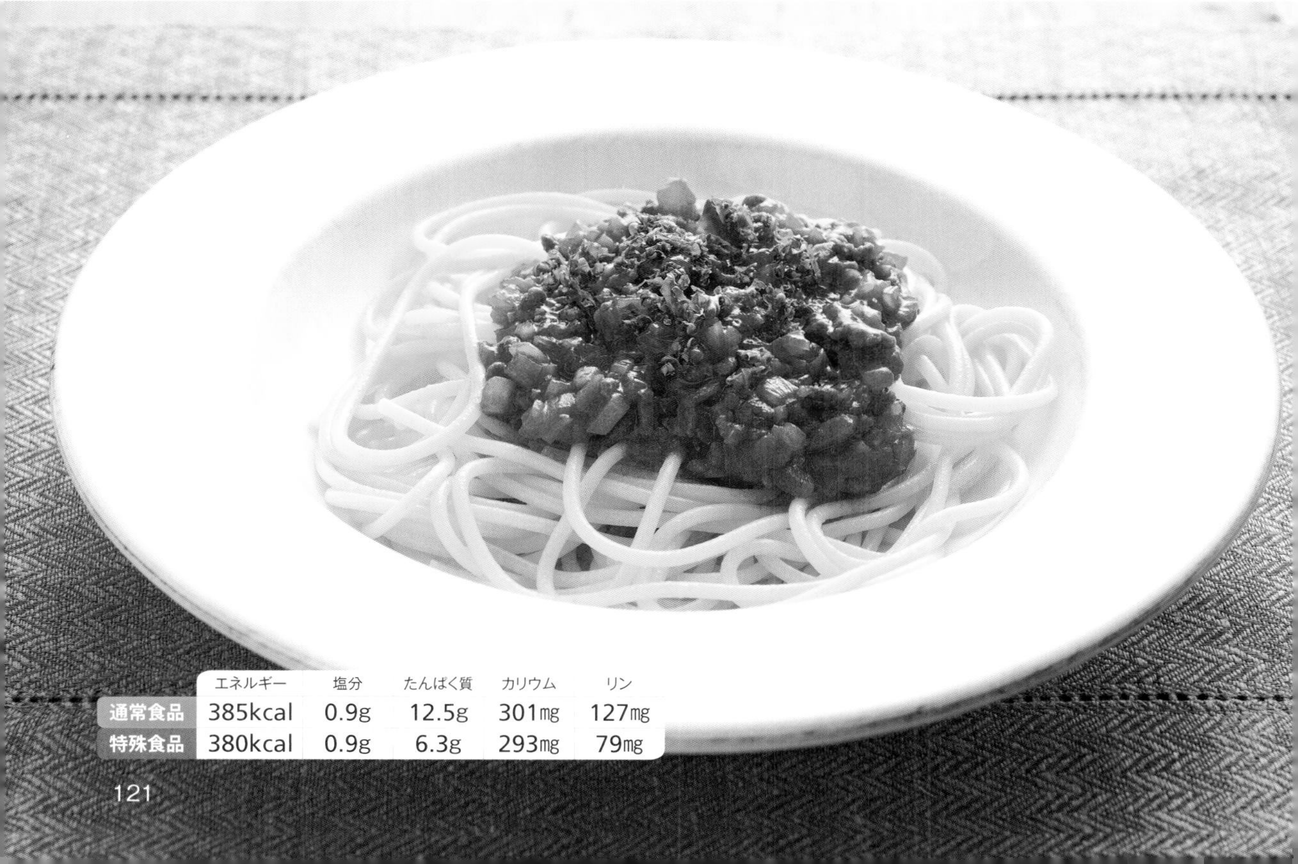

	エネルギー	塩分	たんぱく質	カリウム	リン
通常食品	385kcal	0.9g	12.5g	301mg	127mg
特殊食品	380kcal	0.9g	6.3g	293mg	79mg

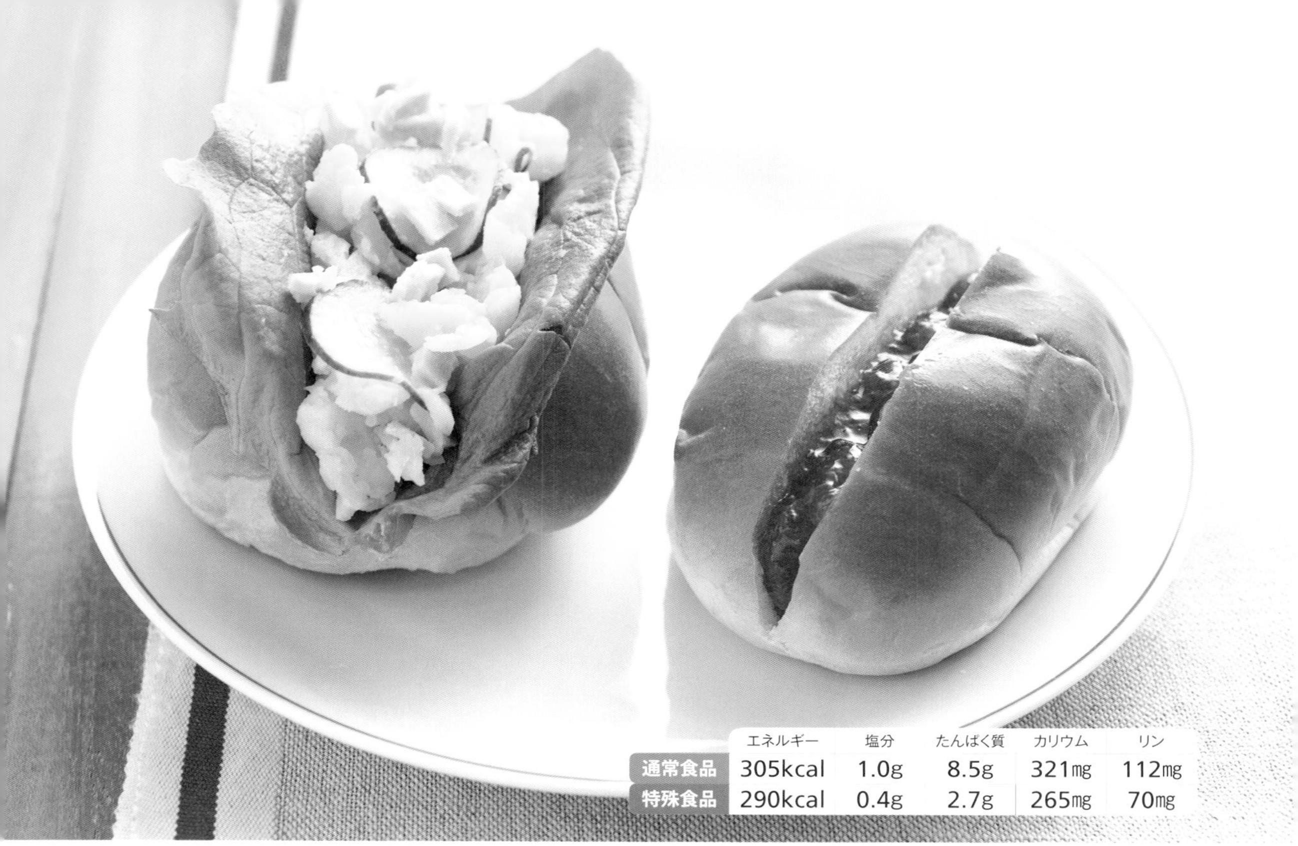

	エネルギー	塩分	たんぱく質	カリウム	リン
通常食品	305kcal	1.0g	8.5g	321mg	112mg
特殊食品	290kcal	0.4g	2.7g	265mg	70mg

あまったポテトサラダを使って作ってもOK！

ポテトサラダとジャムのサンドイッチ

20分

[材料（2人分）]

ロールパン（通常または低たんぱく食品）	4個（120g）
ハム	1枚（15g）
じゃがいも	小1個（100g）
きゅうり	3cm（15g）
玉ねぎ（みじん切り※）	大さじ½（5g）
マヨネーズ	小さじ2
サラダ菜	2枚
バター（室温）	小さじ1
ジャム	大さじ2

[作り方]

準備 1 ロールパンは切れ目を入れる。きゅうりは薄切りにする。ハムはあらみじん切りにする。

和える 2 じゃがいもはゆでてつぶし、きゅうり、玉ねぎ、ハムを加え、マヨネーズで和える。

仕上げる 3 パン2個は切れ目にサラダ菜と2のポテトサラダをはさむ。残りの2個は切れ目にバターをぬってジャムをはさむ。

※材料の玉ねぎは、カリウム制限がある場合はゆでてみじん切りにする。

[おすすめ献立例]

＋トマトの玉ねぎドレッシング

→p.82

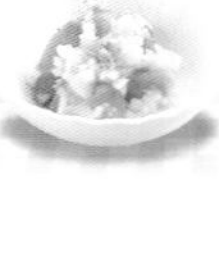

＋かぼちゃのポタージュ

→p.128

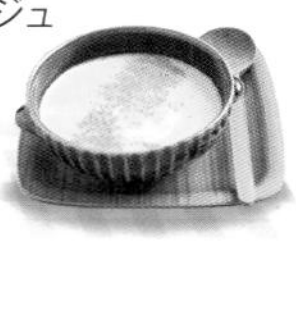

適正エネルギー のコツ！

通常の食品だけで食事を作ろうとすると、摂取エネルギーが減ってしまいます。ジャムなどの糖類で上手にエネルギー補給を。

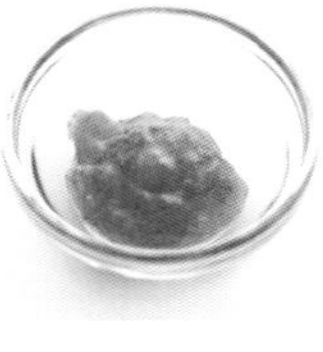

ツナのコクと油分でおいしい一品に

マカロニナポリタン

20分

[材料（2人分）]

マカロニ（乾麺）（通常または低たんぱく食品）	100g
ツナ（油漬け缶詰）	40g
玉ねぎ	½個（100g）
ピーマン	½個（15g）
赤パプリカ	¼個（30g）
おろしにんにく	少々
オリーブ油	大さじ1
A トマトケチャップ	大さじ1
ソース（減塩）	小さじ2
あらびきこしょう	少々
粉チーズ	小さじ½

[作り方]

準備

1 マカロニはゆでる。ツナは汁けを切る。**玉ねぎ**は薄切り、**ピーマン**と**赤パプリカ**はせん切りにする。

炒める

2 フライパンにオリーブ油と**にんにく**を入れて火にかけ、**玉ねぎ**、**ピーマン**、**赤パプリカ**を炒める。しんなりしたら**マカロニ**、**ツナ**を入れ、Aを加えてなじむように炒め合わせる。

仕上げる

3 器に盛り、あらびきこしょう、粉チーズをふる。

[おすすめ献立例]

＋キャベツ・にんじん・玉ねぎのザワークラウト風

→p.97

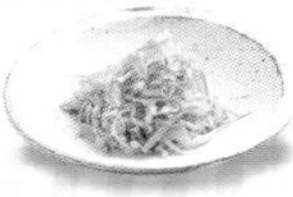

＋ハッシュドポテト

→p.127

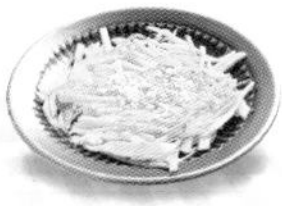

低たんぱく質のコツ！

通常のマカロニ（乾麺）1人分 50gのたんぱく質の量は 6.5g。ゆでるときに塩は入れません。

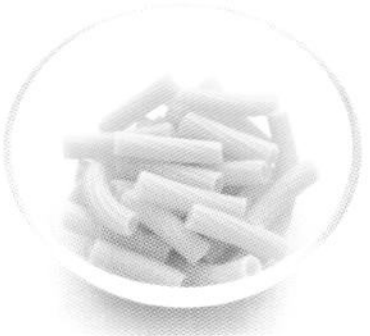

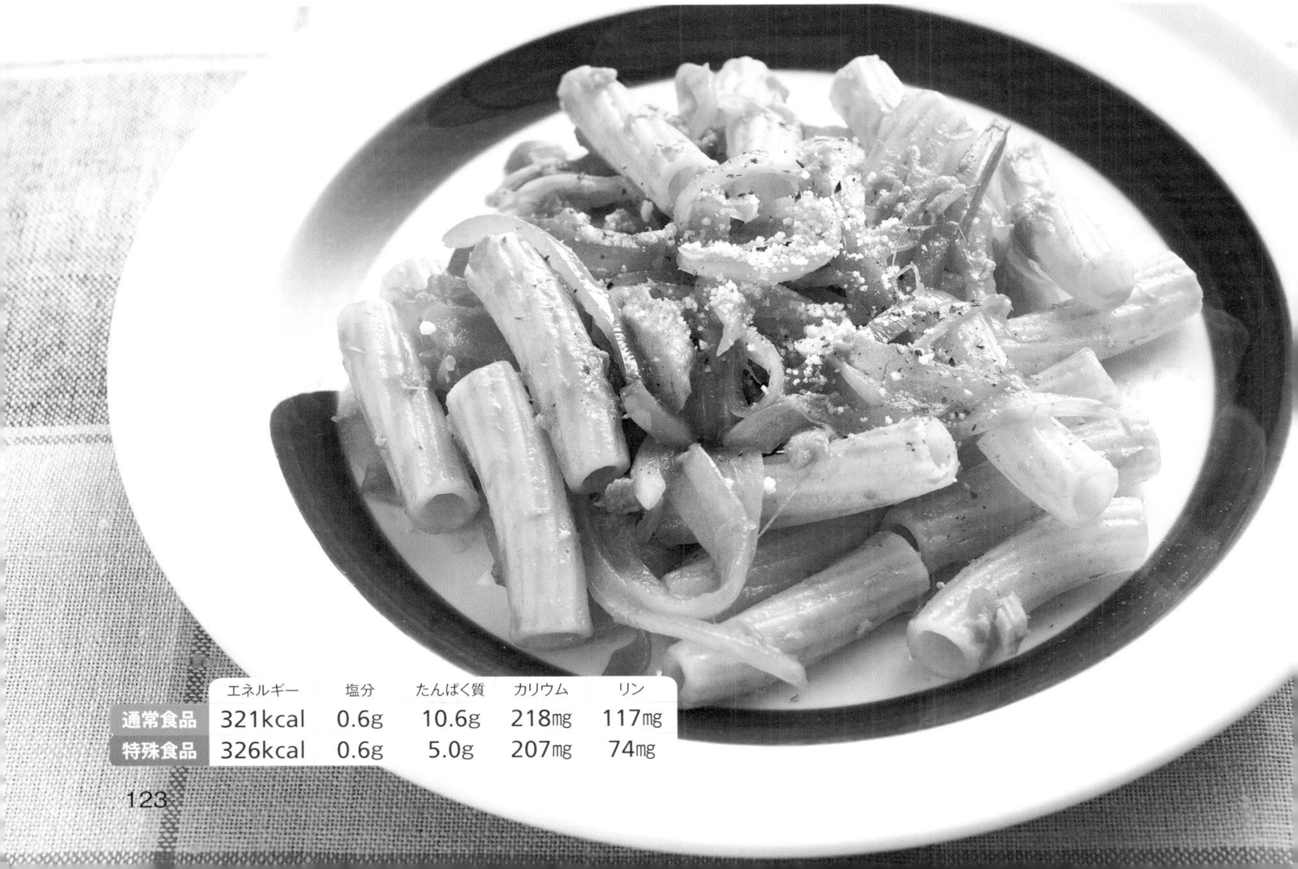

	エネルギー	塩分	たんぱく質	カリウム	リン
通常食品	321kcal	0.6g	10.6g	218mg	117mg
特殊食品	326kcal	0.6g	5.0g	207mg	74mg

column 4

外食と上手につき合うコツ

外食や市販の弁当は、基本的には塩分やカロリーが多いものですが、メニューの選び方や食べ方を工夫すれば健康を維持することは可能です。

外食や市販の弁当を食べることがわかっているときは、まず自分の1日のエネルギー摂取量や塩分、たんぱく質などの栄養素の摂取量から3食の配分を考えます。外食や弁当のエネルギーや塩分、たんぱく質の摂取量を考えてほかの2食の量を控えめにするなど、1日の中でやりくりを考えます。

好きなメニューの塩分量、たんぱく質量などはあらかじめ覚えておくとよいでしょう。さらにその場でできる工夫として、単品より定食を選ぶ、メニューにカロリーや塩分表示のある店を選ぶ、主食は残さずに、主菜や汁物などは残す勇気をもつこと、などを心がけてください。

外食するときのポイント

- メニューに料理のカロリーや塩分量が表示されている店を選ぶ
- 「単品」ではなく「定食」を選ぶ
- 肉や魚以外のたんぱく質量が少ないメニューを選ぶ
- 塩分が多く含まれる汁物や漬物は残す

摂取エネルギーや塩分に
余裕があるときにどうぞ!

もう一品
レシピ
(低塩・低たんぱく/デザート)

摂取エネルギー量に余裕があるとき、
もう一品追加したいときに便利な
低塩・低たんぱくのレシピを12品と、
甘いものが食べたいときにうれしい
デザートのレシピを6品紹介します。

玉ねぎのかき揚げ

15分

[材料（2人分）]

玉ねぎ	中¼個（50g）
みつば	7本（10g）
赤パプリカ	1/12個（10g）
A 卵	⅖個
水	¼カップ
小麦粉	30g
揚げ油	適量

[作り方]

準備

1 玉ねぎは1cm幅に切る。みつばは3cm長さに切る。赤パプリカは細切りにする。

2 Aを合わせ、1を加える。

揚げる

3 平たくまとめて、170℃に熱した揚げ油に滑り込ませ、カラリと揚げる。

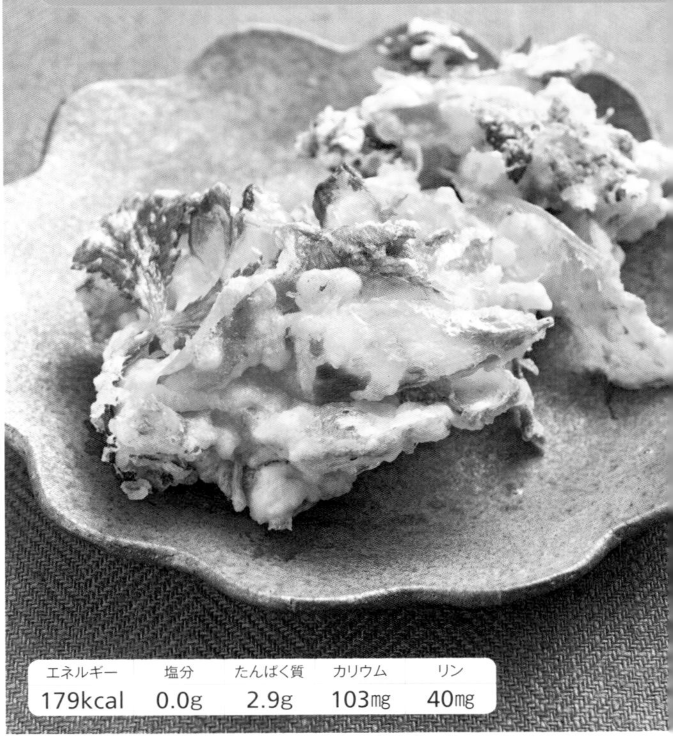

エネルギー	塩分	たんぱく質	カリウム	リン
179kcal	0.0g	2.9g	103mg	40mg

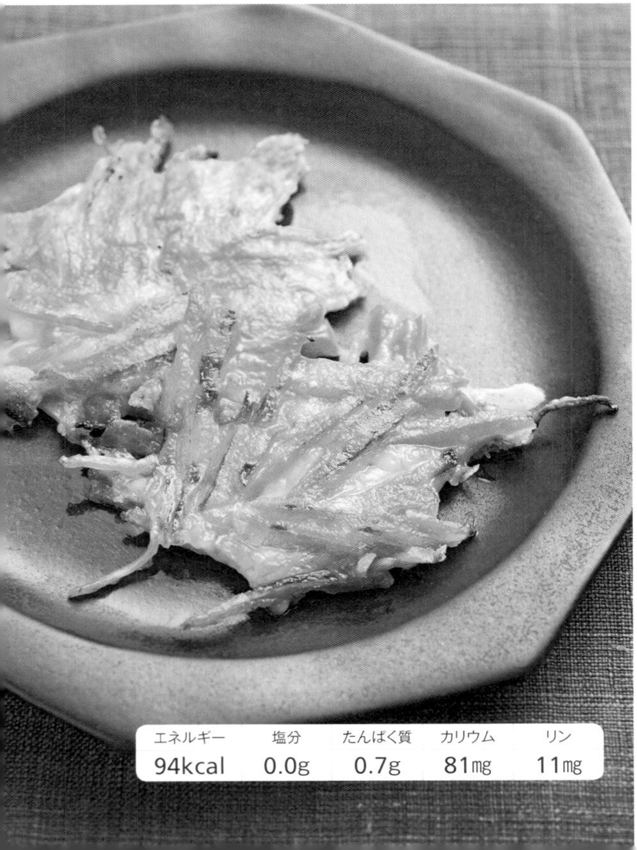

エネルギー	塩分	たんぱく質	カリウム	リン
94kcal	0.0g	0.7g	81mg	11mg

にんじんのチヂミ（ジョン）

15分

[材料（2人分）]

にんじん	中⅓本（60g）
白玉粉	15g
水	大さじ2
ごま油	大さじ1

[作り方]

準備

1 にんじんはせん切りにする。白玉粉と水を合わせ、にんじんを加えて混ぜる。

焼く

2 フライパンにごま油を熱し、1を丸く広げて焼く。

低たんぱくスパゲティのペペロンチーノ

15分

[材料（2人分）]

スパゲティ（低たんぱく食品）	60g
にんにく	½かけ
赤唐辛子（小口切り）	少々
オリーブ油	大さじ1
塩	ミニスプーン½（0.5g）
あらびきこしょう	少々
粉チーズ	小さじ½
パセリ（みじん切り）	少々

[作り方]

準備　1 スパゲティはゆでる。

炒める・仕上げる　2 フライパンにオリーブ油とにんにく、赤唐辛子を熱し、スパゲティを加えてからめる。塩、あらびきこしょう、粉チーズで味をととのえ、パセリを散らす。

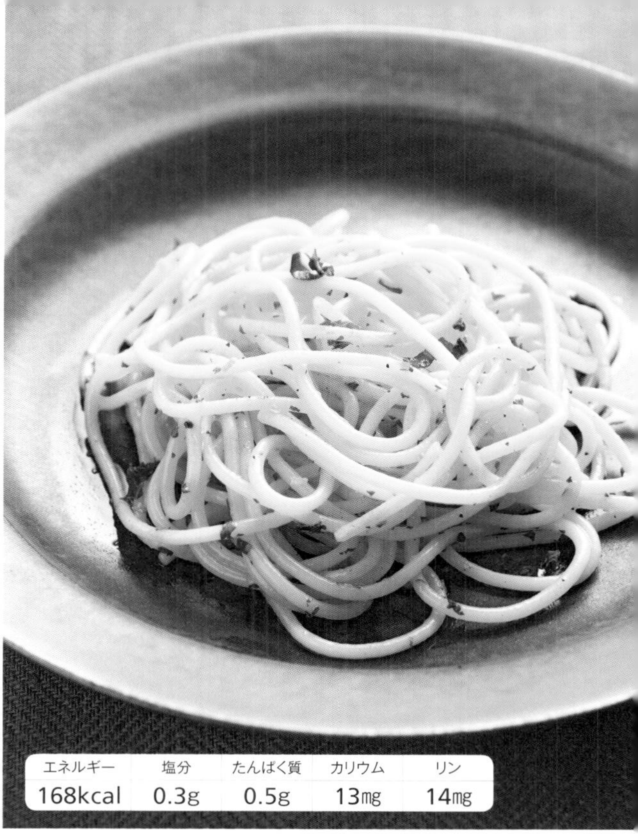

エネルギー	塩分	たんぱく質	カリウム	リン
168kcal	0.3g	0.5g	13mg	14mg

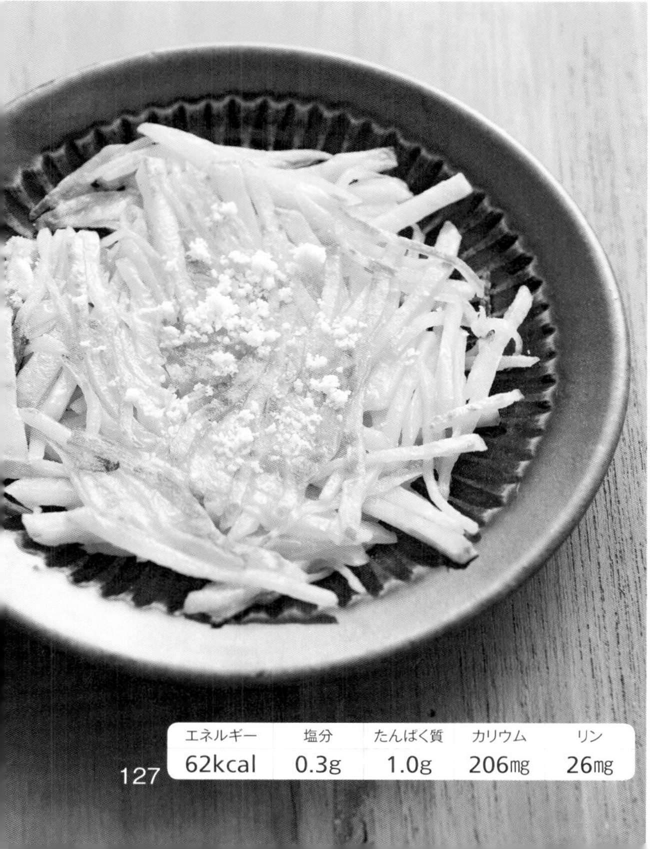

ハッシュドポテト

かんたん　10分

[材料（2人分）]

じゃがいも	小1個（100g）
片栗粉	小さじ1
オリーブ油	小さじ1
塩	ミニスプーン½（0.5g）
粉チーズ	ミニスプーン1（小さじ⅕）

[作り方]

準備　1 じゃがいもはせん切りにする（水にはさらさない）。片栗粉と合わせて混ぜる。

焼く　2 フライパンにオリーブ油を熱し、1をひと口大に広げて、両面じっくりと焼く。焼き上がったら塩と粉チーズをふる。

エネルギー	塩分	たんぱく質	カリウム	リン
62kcal	0.3g	1.0g	206mg	26mg

かぼちゃのポタージュ

20分

[材料（2人分）]

かぼちゃ	100g
牛乳	½カップ
A 水	½カップ
コンソメスープの素（顆粒）	小さじ¼
生クリーム	大さじ2
シナモン	少々

[作り方]

準備　1 かぼちゃは薄いいちょう切りにする。

煮る　2 鍋にかぼちゃとAを入れて、ふたをして火にかける。かぼちゃがやわらかくなったら牛乳を加え、ミキサーにかける。

仕上げる　3 2を鍋に戻して温め、器によそい生クリームを加え、シナモンをふる。

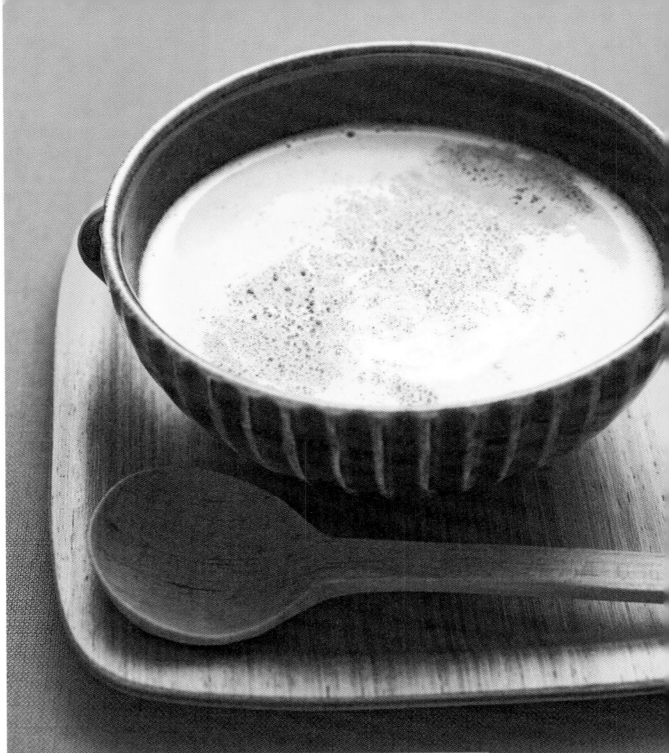

エネルギー	塩分	たんぱく質	カリウム	リン
147kcal	0.3g	3.0g	317mg	78mg

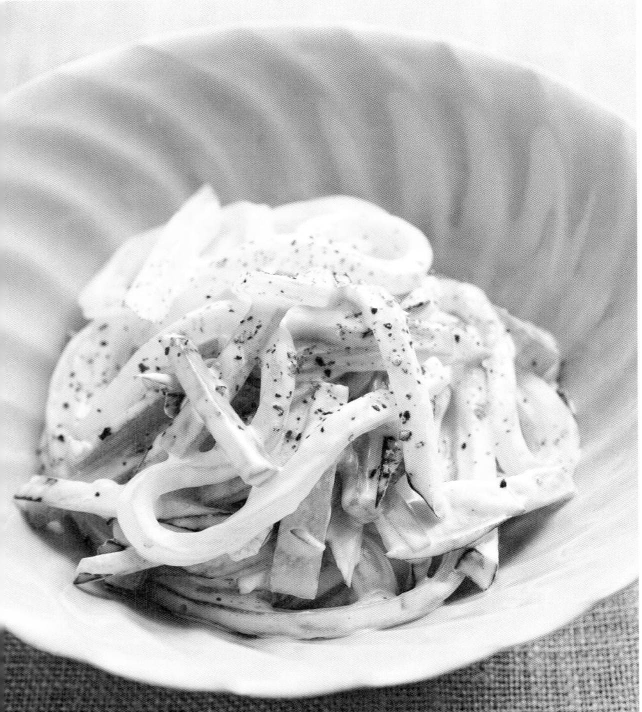

エネルギー	塩分	たんぱく質	カリウム	リン
57kcal	0.1g	0.3g	35mg	9mg

くずきりときゅうりのマヨネーズサラダ

20分

[材料（2人分）]

くずきり（乾物）	15g
きゅうり	中⅕本（20g）
にんじん	中⅛本（10g）
マヨネーズ	小さじ2
あらびきこしょう	少々

[作り方]

準備　1 くずきりは戻す。きゅうりとにんじんはせん切りにする。にんじんはゆでる。

和える　2 1を合わせ、マヨネーズで和える。器に盛り、あらびきこしょうをふる。

大学いも

作りおき　15分

［材料（2人分）］

さつまいも	小1本（100g）
揚げ油	適量
砂糖	小さじ1
しょうゆ（減塩）	小さじ1
黒炒りごま	少々

［作り方］

揚げる　**1** さつまいもは小さめの乱切りにして揚げ油で素揚げにする。

仕上げる　**2** フライパンに砂糖、しょうゆを熱し、とろりとしてきたら1をからめ、黒炒りごまをふる。

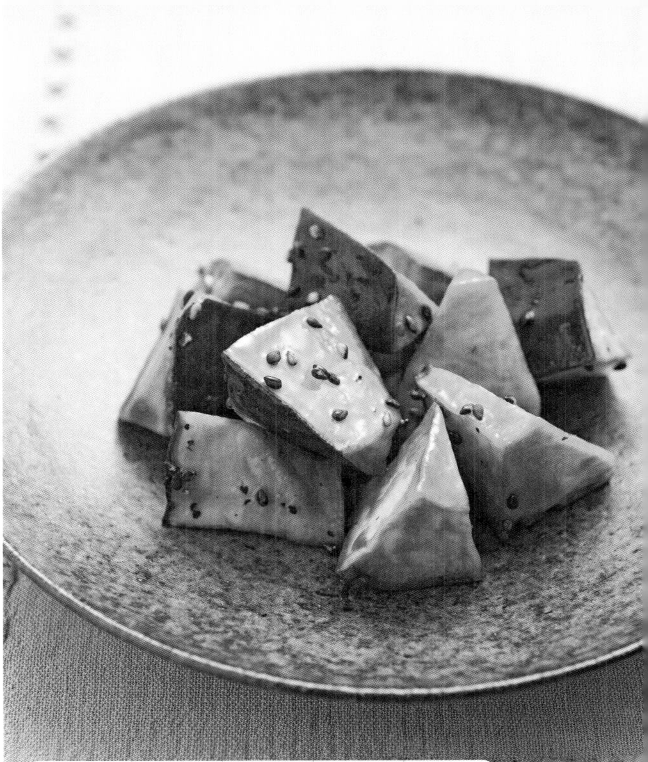

エネルギー	塩分	たんぱく質	カリウム	リン
75kcal	0.2g	0.9g	248mg	29mg

なすのフライ

かんたん　10分

［材料（2人分）］

なす	1本（80g）
塩	ミニスプーン½（0.5g）
小麦粉	少々
溶き卵	少々
パン粉（細かくして）	大さじ2
揚げ油	適量
あらびきこしょう	少々

［作り方］

準備　**1** なすは輪切りにして塩をふり、小麦粉、溶き卵、パン粉の順に衣をつける。

揚げる　**2** 170℃に熱した揚げ油でカラリと揚げ、あらびきこしょうをふる。

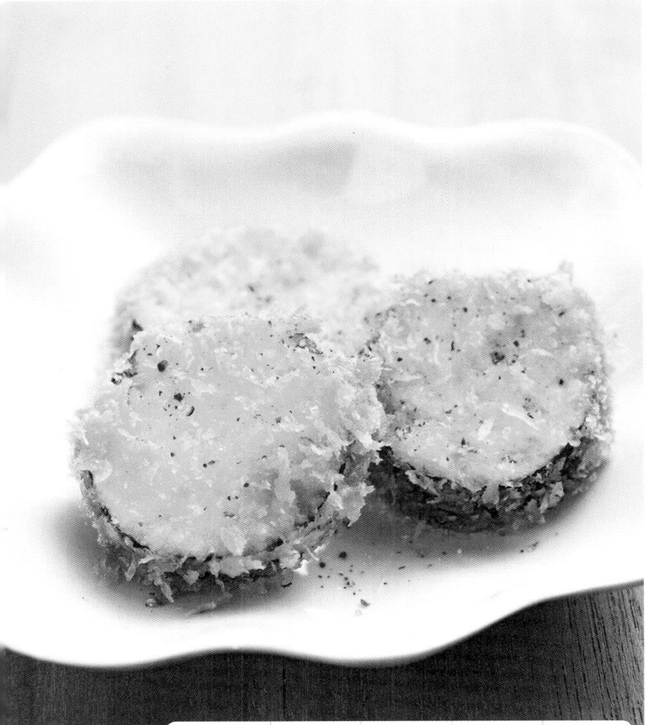

エネルギー	塩分	たんぱく質	カリウム	リン
51kcal	0.3g	0.9g	94mg	17mg

揚げもちのおろし和え

15分

[材料（2人分）]

もち	2個
揚げ油	適量
大根おろし	50g
おろししょうが	少々
しょうゆ（減塩）	小さじ1

[作り方]

揚げる

1 もちはサイコロ状に切って200℃に熱した揚げ油で揚げる。

仕上げる

2 1と大根おろしを合わせて和える。

3 器に盛り、おろししょうがをのせ、しょうゆを回しかける。

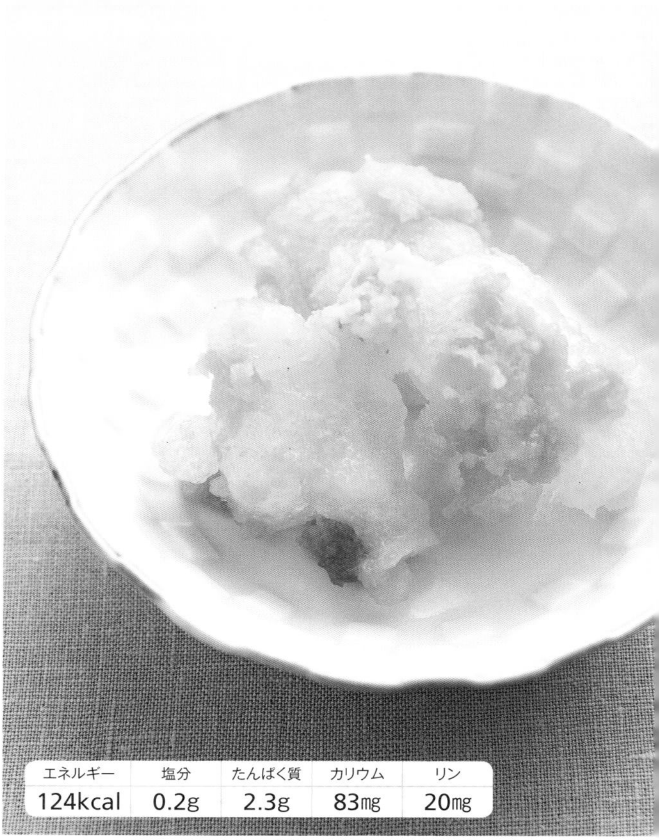

エネルギー	塩分	たんぱく質	カリウム	リン
124kcal	0.2g	2.3g	83mg	20mg

春雨とトマトの中華風サラダ

かんたん　10分

[材料（2人分）]

春雨（乾物）	40g
トマト	大½個（100g）
セロリ	10cm（20g）
A 砂糖	小さじ½
酢	小さじ1
しょうゆ	小さじ1
ごま油	小さじ4
白炒りごま	少々

[作り方]

準備

1 春雨は戻す。トマトはくし切りに、セロリは細切りにする。

仕上げる

2 春雨とトマト、セロリを合わせて器に盛りつけ、Aを混ぜてかける。

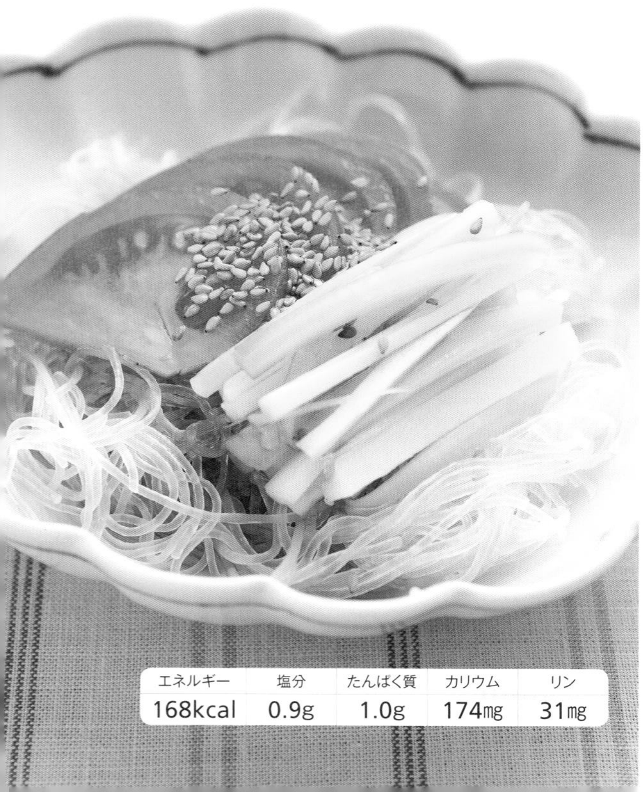

エネルギー	塩分	たんぱく質	カリウム	リン
168kcal	0.9g	1.0g	174mg	31mg

里いもの磯辺揚げ

15分

[材料(2人分)]

里いも	100g
片栗粉	小さじ1
揚げ油	適量
青のり	少々

[作り方]

準備 **1** 里いもは輪切りにしてゆでる。

揚げる **2** 水けをふき、片栗粉をまぶして170℃に熱した揚げ油で揚げ、青のりをまぶす。

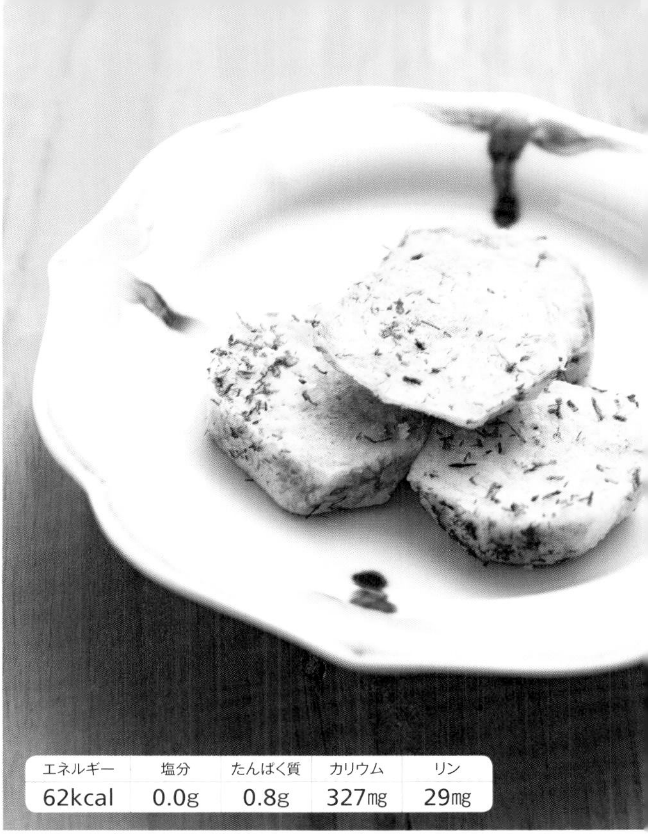

エネルギー	塩分	たんぱく質	カリウム	リン
62kcal	0.0g	0.8g	327mg	29mg

揚げ春雨のサラダ

20分

[材料(2人分)]

春雨(乾物)	20g
なす	½本(40g)
きゅうり	3cm(20g)
揚げ油	適量
ぽん酢しょうゆ	小さじ2

[作り方]

揚げる **1** **なす**は棒状に切って170℃に熱した揚げ油で揚げ、その後、200℃に温度を上げて春雨を揚げる。**きゅうり**はせん切りにする。

仕上げる **2** 器に**1**を盛り合わせ、ぽん酢しょうゆをかける。

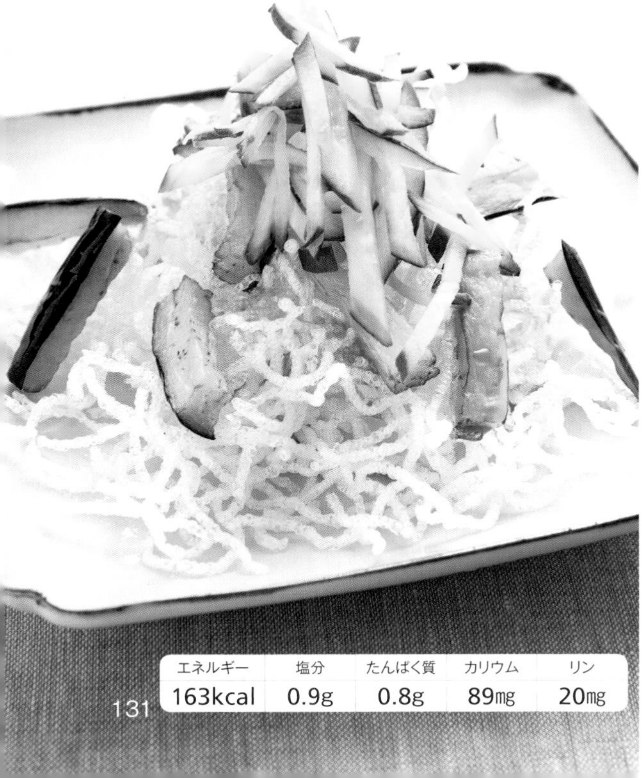

エネルギー	塩分	たんぱく質	カリウム	リン
163kcal	0.9g	0.8g	89mg	20mg

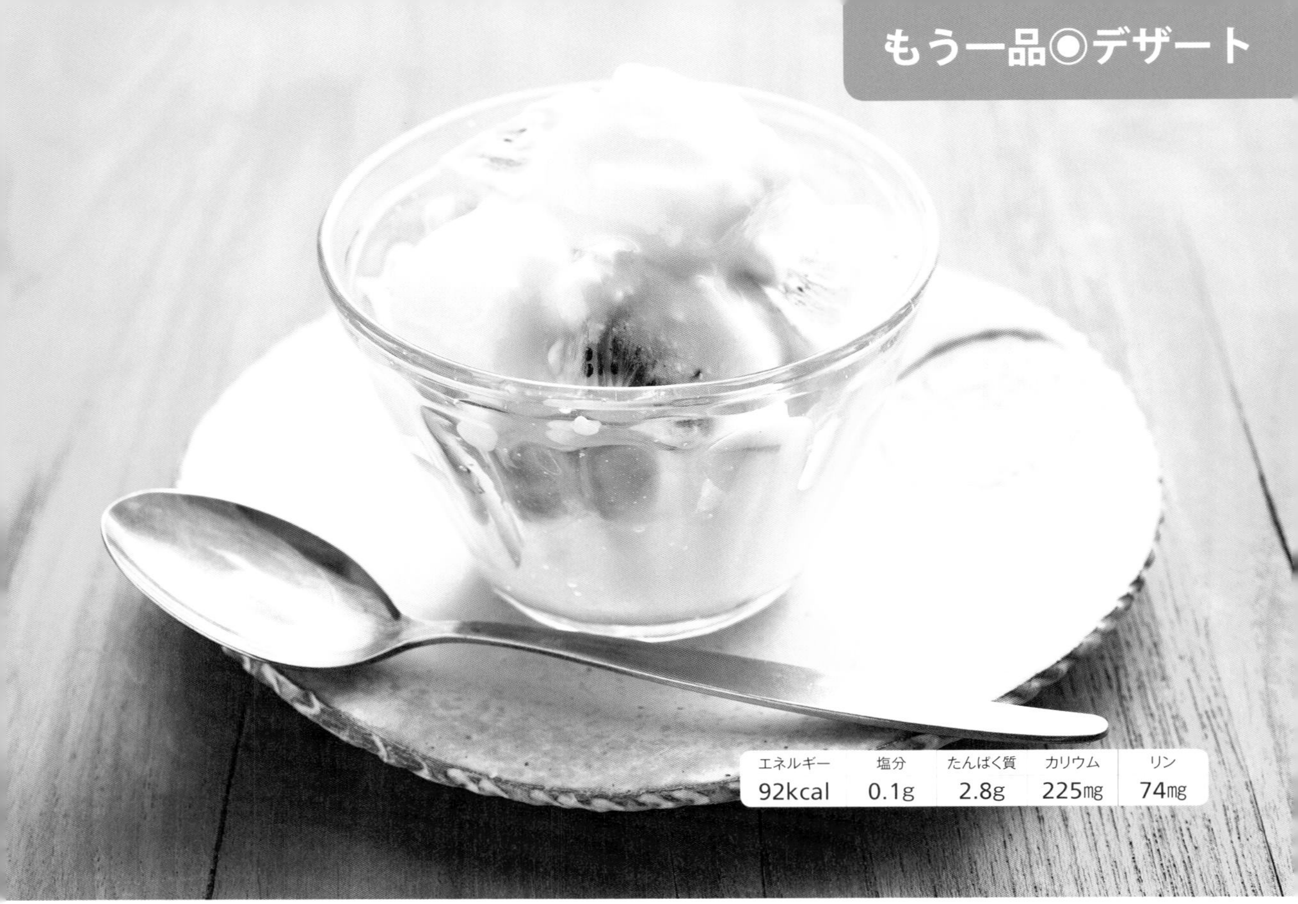

エネルギー	塩分	たんぱく質	カリウム	リン
92kcal	0.1g	2.8g	225mg	74mg

少ない量のヨーグルトをおいしく食べたいならこの一品!

マシュマロヨーグルト

かんたん　5分（漬ける時間は省く）

[材料（2人分）]

ヨーグルト	120g
マシュマロ	20g
キウイフルーツ	1個

[作り方]

準備
1 ヨーグルトにマシュマロを漬けて、半日以上冷蔵庫で冷やす。

仕上げる
2 キウイフルーツをいちょう切りにして器に盛り、**1**をかける。

低たんぱく質のコツ!

ヨーグルトにマシュマロを混ぜてボリュームアップ。たんぱく質を抑えながら、エネルギーアップにもつながります。

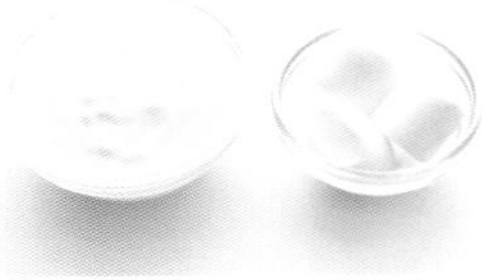

りんごがたくさん手に入ったらまとめて作るのもおすすめ

りんごのコンポート

作りおき　15分

［材料（2人分）］

りんご	200g
A 白ワイン	大さじ1
砂糖	大さじ2
レモン汁	小さじ2
B 生クリーム	小さじ2
砂糖	大さじ½

［作り方］

準備

1 **りんご**は皮をむいてくし切りにする。

加熱する

2 耐熱皿に**りんご**を入れ、Aをかける。落としぶたのようにラップをのせ、ボウルの上からさらにラップをかける。電子レンジ（600W）で2分加熱し、そのまま10分ほど蒸らす。

仕上げる

3 2を器に盛り、Bを混ぜて添える。

カリウム減のコツ！

りんごは加熱することでカリウムを減らすことができます。少量の煮汁でしっかり加熱するため、ラップを落としぶたにして加熱します。

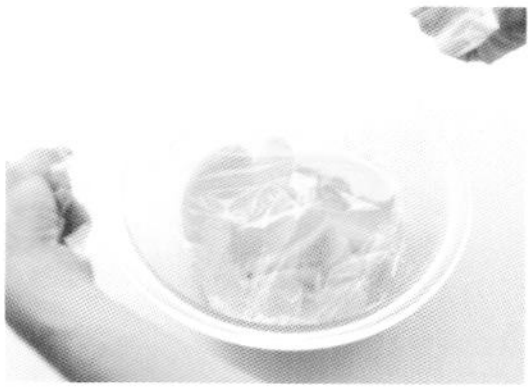

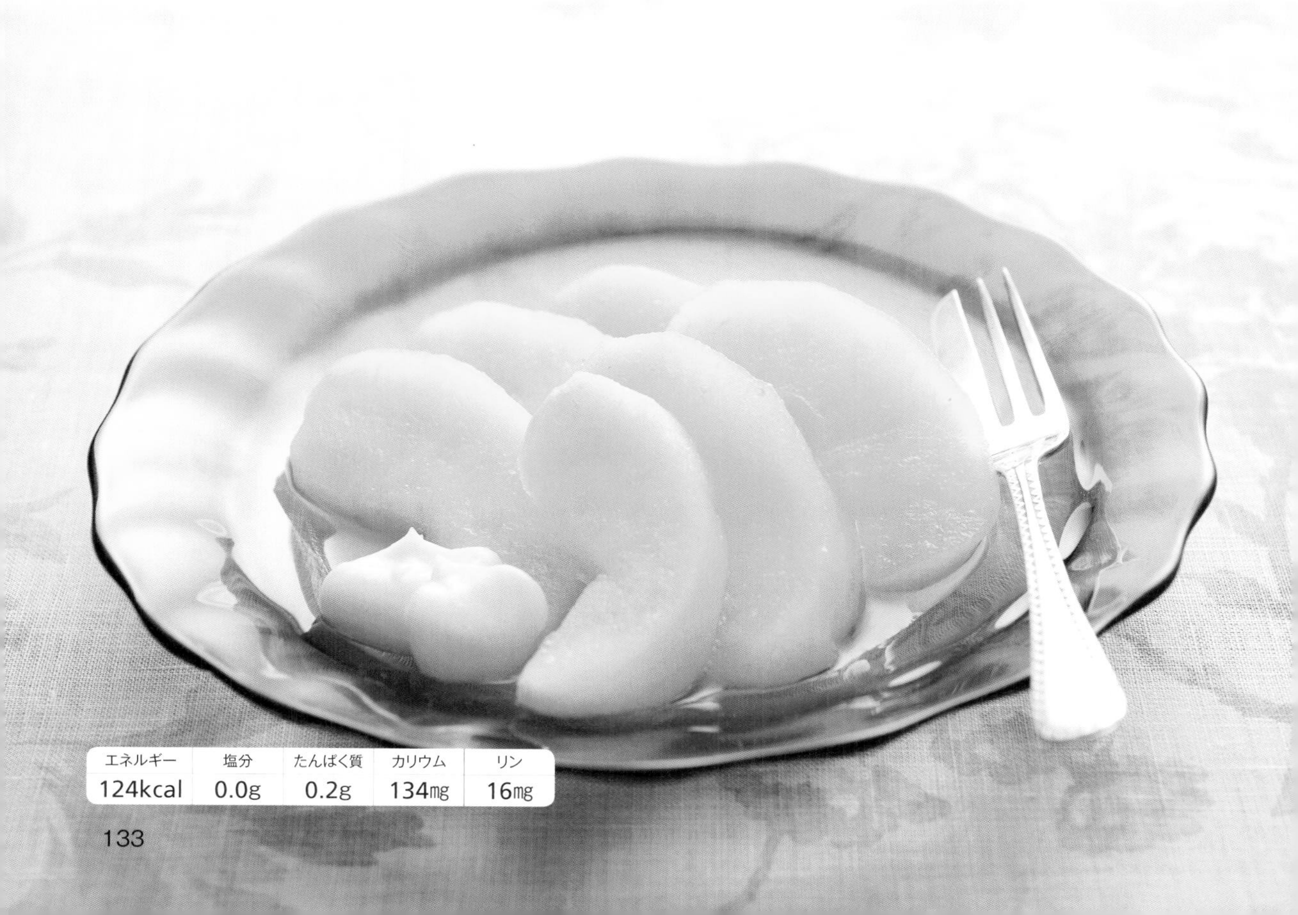

エネルギー	塩分	たんぱく質	カリウム	リン
124kcal	0.0g	0.2g	134㎎	16㎎

くずきりの黒みつがけ

20分（冷やす時間は省く）

［材料（2人分）］

くずきり（乾物）	30g
黒みつ	大さじ2
いちご	2個

［作り方］

準備　**1** **くずきり**は戻して冷やす。**いちご**は4つ割りにする。

仕上げる　**2** 器に**くずきり**を盛り、**黒みつ**をかけ、**いちご**を添える。

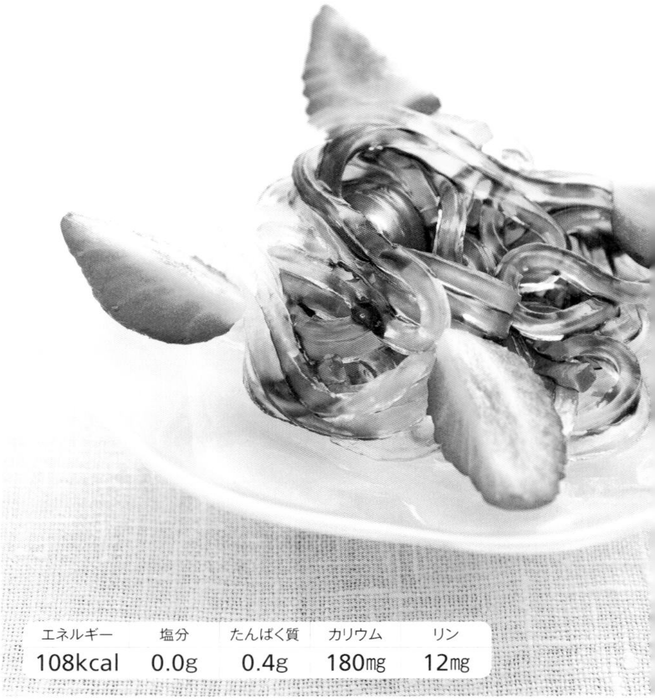

エネルギー	塩分	たんぱく質	カリウム	リン
108kcal	0.0g	0.4g	180mg	12mg

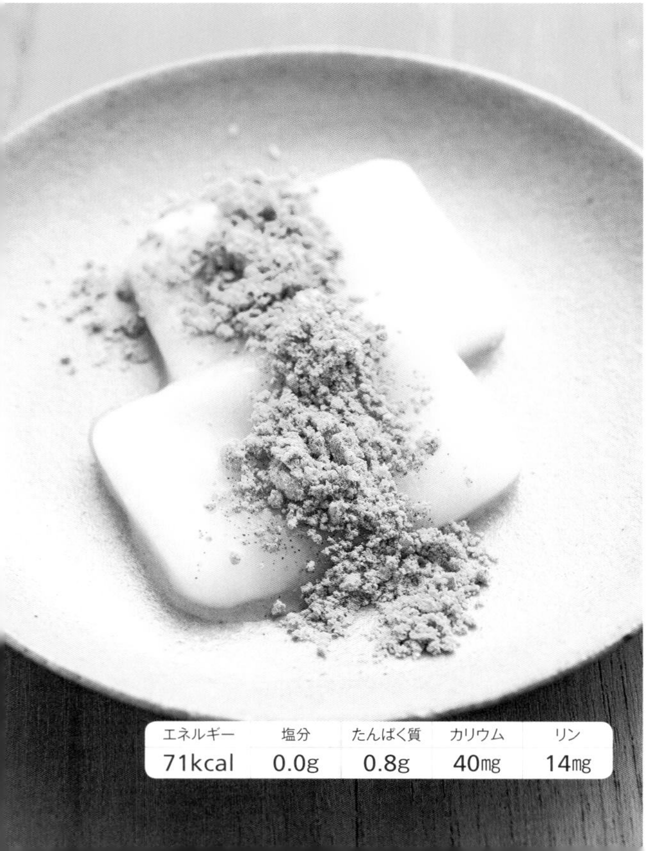

エネルギー	塩分	たんぱく質	カリウム	リン
71kcal	0.0g	0.8g	40mg	14mg

低たんぱくもちの安倍川

かんたん　5分

［材料（2人分）］

もち（低たんぱく食品）	4枚
A きな粉	小さじ2
砂糖	小さじ1

［作り方］

準備　**1** バットに**もち**を並べ、水をひたひたになるまで注いで1分ほど戻す。

仕上げる　**2** **もち**を取り出し、器に盛り、**A**を混ぜてかける。

タピオカのココナッツミルクかけ

40〜50分（タピオカの大きさによってゆで時間が異なる）

［材料（2人分）］

タピオカ（乾物）	40g
みかん（缶詰）	40g
パイナップル（缶詰）	20g
A ココナッツミルク	60g
砂糖	小さじ4
生クリーム	大さじ2

［作り方］

準備 1 **タピオカ**は透明になるまでゆでて、冷水で冷やす（ゆで時間は袋の表示に従う）。**パイナップル**はさいの目に切る。

混ぜる 2 **A**を混ぜ合わせ、**タピオカ**、**みかん**、**パイナップル**を加えて冷蔵庫で冷やす。

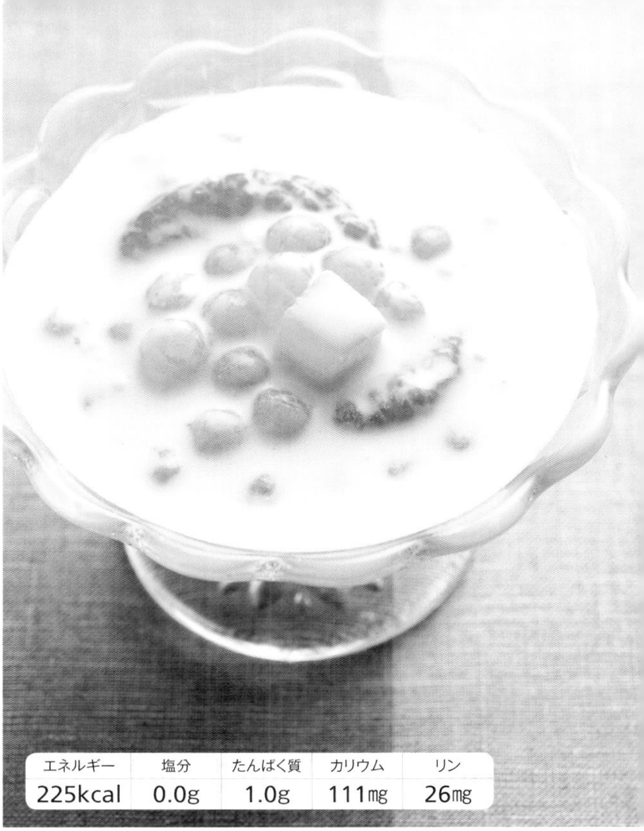

エネルギー	塩分	たんぱく質	カリウム	リン
225kcal	0.0g	1.0g	111mg	26mg

オレンジ寒天ゼリー

かんたん 10分（冷やす時間は省く）

［材料（2人分）］

オレンジ果汁	½カップ
レモン汁	小さじ1
水	⅔カップ
粉寒天	1.6g
砂糖	大さじ2
ミントの葉	少々

［作り方］

混ぜる 1 小鍋に水、**粉寒天**を入れて混ぜながら煮立てる。1分ほどしたら砂糖を混ぜ、**オレンジ果汁**、**レモン汁**を加え混ぜる。

固める 2 ゼリー型に入れて冷蔵庫で1〜2時間冷やし、型から出して器に盛る。**ミントの葉**を添える。

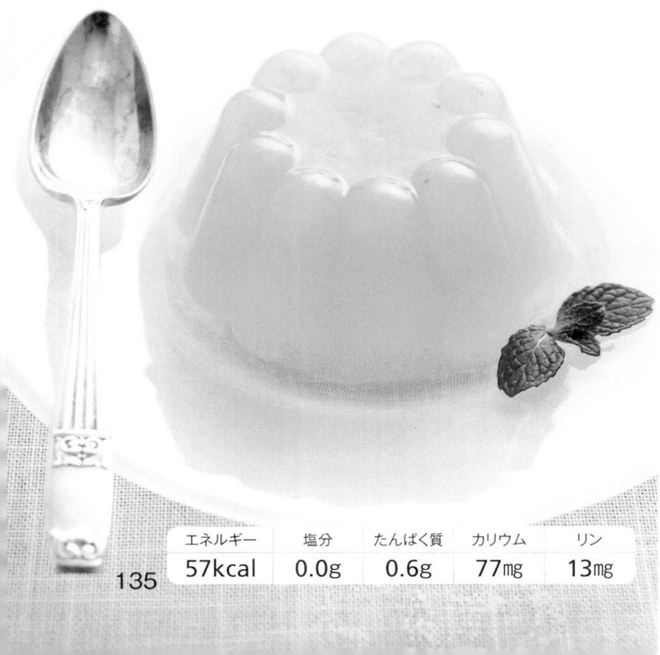

エネルギー	塩分	たんぱく質	カリウム	リン
57kcal	0.0g	0.6g	77mg	13mg

column
5

嗜好品と上手につき合うコツ

肝臓やすい臓の病気がなく腎臓の症状が安定している場合、つまみのエネルギー量や栄養素量に気をつければ、飲酒は可能です。

飲酒は、適量（アルコール量で男性40g、女性20gまで：下表参照）であれば慢性腎臓病の進行を抑制し、心血管病の発生を予防することがわかっています。ただし、大量の飲酒（アルコール量1日60g以上）は、末期腎不全や心血管病のリスクを高めてしまいます。くれぐれも飲みすぎには注意しましょう。適量を守れないのであれば、きっぱりお酒を断つことも必要です。アルコールは脱水をまねくので、お酒を飲んだ日は寝る前に水を飲みましょう。

また、お菓子は、摂取エネルギー不足を補う意味もあるので、治療用特殊食品（エネルギーをとるための調整食品）も利用して食べるとよいでしょう。

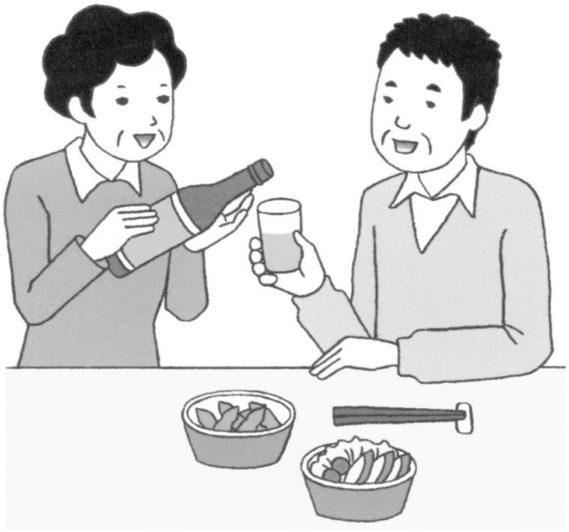

＜お酒のエネルギー量とアルコール量＞

お酒の種類	容量	エネルギー	アルコール量
ビール	350ml	141kcal	13.1g
日本酒	1合（180ml）	185kcal	22.1g
赤ワイン	100ml	73kcal	9.3g
焼酎（乙類）	100ml	142kcal	19.9g
ウイスキー	30ml	66kcal	9.4g

（「日本食品標準成分表」より算出）

腎臓病と向き合うための
情報満載!

腎臓病の
基礎知識

腎臓のしくみやはたらきは?

診断や治療の基本は?

そのほか、生活習慣の改善方法や、

腎臓病の原因となる病気など、

腎臓病に関する情報を紹介します。

腎臓のしくみとはたらき

腎臓はそら豆の形をした、にぎりこぶしほどの大きさで、腰の少し上あたりに左右ひとつずつあります。体の状態を正常に保つ重要な臓器である腎臓のしくみとはたらきについて紹介します。

腎臓は血液をろ過する血管のかたまり

腎臓の大きな役割は、血液中に含まれた老廃物をろ過することです。体内では、エネルギー源として使われた物質から多くの老廃物が生成され、血液中に排泄されます。**老廃物が体内にたまらないように、腎臓がフィルターとなって老廃物をこし取ります。**

心臓から1回の拍動で送り出される血液の約4分の1は、腎動脈を通って腎臓に送られます。そこでろ過され、きれいになった血液は、腎静脈を通って心臓に戻ります。こうして**腎臓は、1日に約150リットルもの血液をろ過しているのです。**

腎臓は腰のやや上にある、左右一対の臓器です。大きさはにぎりこぶしより少し大きく、形はそら豆に似ています。ネ

腎臓のしくみ

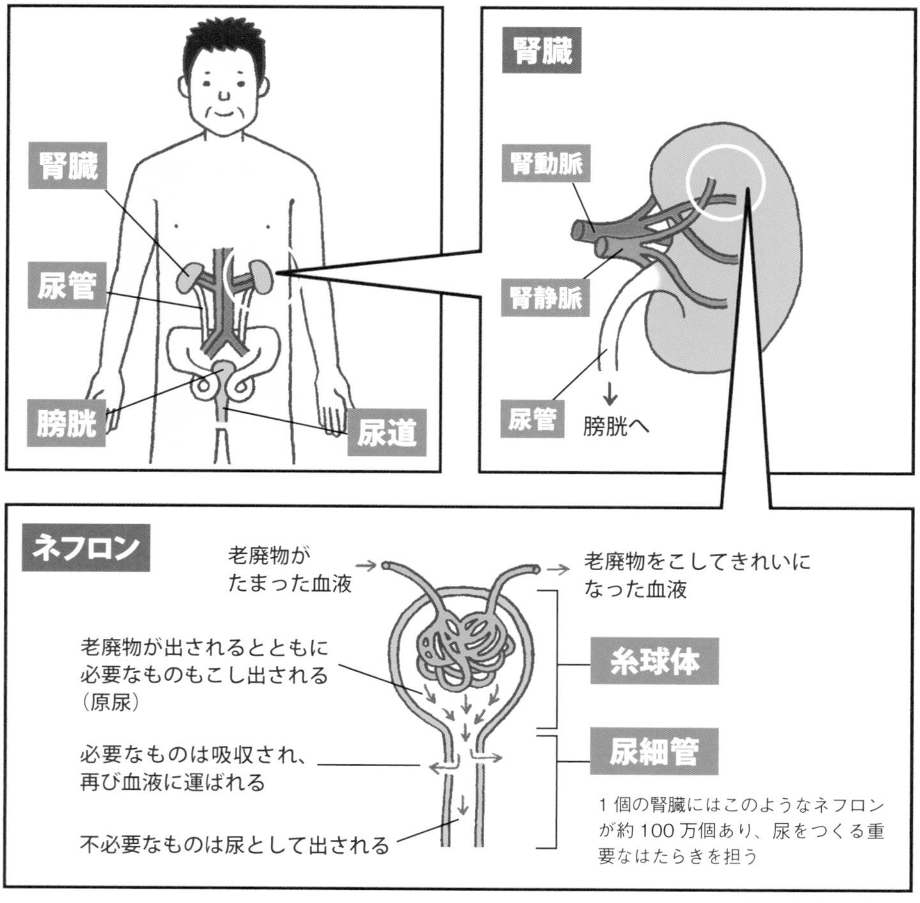

フロンという、糸球体《しきゅうたい》と尿細管で構成された組織が片方につき約１００万個存在します。腎臓に入った血液は、フィルターの役割をする糸球体でろ過され、原尿がつくられます。

原尿である老廃物と余分な水分は糸球体から続く尿細管に入ります。約99％は再吸収されますが、残りは尿として排泄されます。

尿をつくる以外にも さまざまな役割がある

原尿には、ナトリウムやカリウムなどの電解質（水に溶けると電気を通す物質。イオン）も含まれています。**全身の細胞や組織がスムーズにはたらくためには、体液の電解質バランスが重要です。**尿細管では、原尿を再吸収するときに電解質バランスの調整も行っています。

また、腎臓は、尿をつくって体内の水分調節をするほか、ホルモンなどの分泌にもかかわっています。血圧や造血に関係するホルモンを分泌し、骨を強化する役割のビタミンＤを活性化させます。

腎臓のおもなはたらき

1 血液から老廃物を取り除く

極細の血管が毛糸玉のように集まった糸球体の血管壁には微小な穴があり、血液がその穴を通り抜けることで、老廃物をろ過します。血液からろ過されたものは原尿となり、そのうちの約１％が尿として、尿管を経て膀胱《ぼうこう》に送られ排泄されます。

2 尿のもとをつくり、体液のバランスを調整する

原尿は、尿細管を通る間に水分、ブドウ糖、アミノ酸、ナトリウム、カリウムなどの約 99％が再吸収され、またわずかにカリウムなどが排出されます。血液やリンパ液などの体液の電解質バランスは、この尿細管のはたらきによって保たれています。

3 ホルモンなどの分泌を調整する

大量の血液が集められる腎臓は、内分泌器官でもあります。たとえば、血管を拡張して血圧を下げたり、逆に収縮して血圧を上げたりするホルモンや、赤血球の産生を促進するホルモンなどを分泌します。また、カルシウムの吸収を促すため、酵素を分泌してビタミンＤを活性化させます。

腎臓病の診断と治療の基本

慢性腎臓病は、一度かかるとなかなか完治することが難しい病気で、早期発見が治療のカギとなります。腎臓病の診断と進行、そして治療の基礎知識を紹介します。

初期は自覚症状なし。尿検査などで診断

慢性腎臓病の診断では、尿検査、血液検査、画像診断などで、腎臓そのものの障害の有無と機能の低下度を調べます。

腎臓病は初期症状がなく、一度かかると完治させるのが難しい病気です。腎臓に入った血液をろ過する糸球体は、一度壊れると再生しにくく、なかなか病気の前のように戻らないのです。そのため、**定期的に健康診断を受け、異常があれば必ず再検査に行くなど、早期発見を心がけます。また、腎臓病の診断を受けたら、透析が必要となる慢性腎不全におちいらないよう、症状の進行をできるだけ遅らせることが重要になってきます。**

慢性腎臓病の原因は、細菌やウイルス感染、遺伝などさまざまです。糖尿病や高血圧症、脂質異常症などの生活習慣病

腎臓病の診断と進行

腎障害がある

尿検査、血液検査、画像診断などで腎障害が明らか。具体的には尿たんぱくが陽性

腎機能が低下している

糸球体ろ過量（GFR）が60ml/分/1.73㎡未満（正常時の60%）

いずれか、または両方が3カ月以上続くと診断される

慢性腎臓病（CKD:Chronic Kidney Disease）

腎臓のはたらきが慢性的に低下していくすべての病気のこと

さらに腎機能が低下すると

腎機能がほぼ停止

正常時の10%以下になると、腎代替療法を検討します。血液をろ過する透析療法（血液透析、腹膜透析）と、他者の腎臓を用いた腎移植があります

心血管病の発症

慢性腎臓病は動脈硬化を促進するため、心血管病の原因になります。末期腎不全になるよりも、心筋梗塞、脳卒中などのリスクのほうが高くなります

も原因になります。

なかでも近年、特に問題になっているのが糖尿病です。糖尿病を長く患っている人の約30%が、合併症である腎症を発症します。糖尿病性腎症は、発症すると進行が速くなり、慢性腎不全におちいりやすいのです。糖尿病の人は、早期から尿たんぱくや腎機能を検査し、経過を観察し続ける必要があります。

治療は食事療法と運動サポート、薬物療法が基本

慢性腎臓病の治療の基本は、生活改善、食事療法、そして通院しながらの治療、おもに薬物療法になります。

生活改善は、とくに減量と禁煙が重要です。また、自分に合った運動を日常的に行いましょう。

食事療法は、本書の冒頭で紹介したように、塩分とたんぱく質量を減らすなどして腎機能を守ります。病院での治療は、糖尿病や高血圧症などの持病があればその治療をしつつ、症状や腎機能に合わせた治療薬を用います。

腎臓病の治療の基本

●慢性腎臓病と診断されたらすぐに治療開始

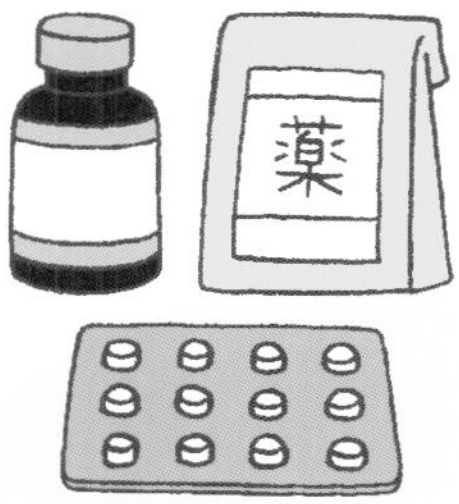

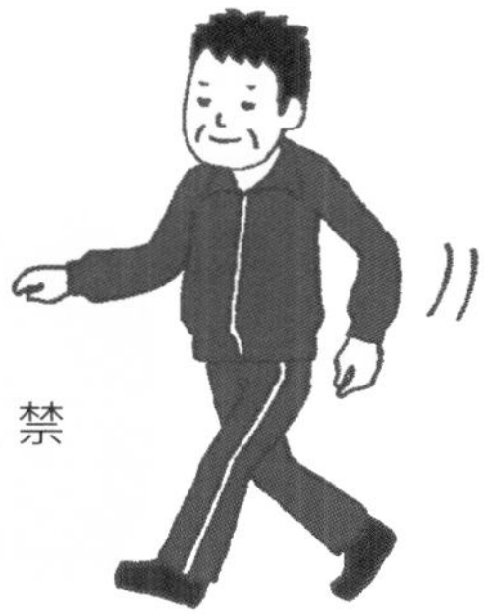

生活改善

適度な運動や減量、禁煙など
（→P144～145）

慢性腎臓病の原因となる病気の治療

糖尿病や高血圧、脂質異常症などの生活習慣病や慢性糸球体腎炎など腎臓自体の病気の治療
（→ P146 ～ 151）

食事療法

塩分とたんぱく質量を減らす、適正エネルギー量をとるなど
（→P10～25）

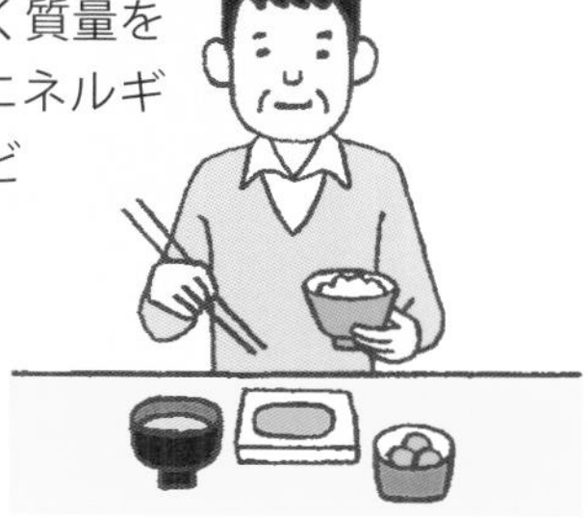

さらに

●治療効果確認のための定期的な検査も大切

腎臓病は進行度によって治療法が変わる

GFRとたんぱく尿の数値で進行度と重症度がわかる

慢性腎臓病の進行度（ステージ）は、GFR（糸球体ろ過量）とたんぱく尿の程度によって分類されます。

GFRは糸球体の血液ろ過能力を表します。数値が低いほど腎機能が低いことを表します。腎機能の低下は、ステージG3bまではゆっくり進行しますが、G4以降は急速に進行します。

たんぱく尿の量は、腎臓そのものの障害の程度を示します。進行度はA1～A3の3段階に分けられ、たんぱく尿が多いほど進行していることを表します。

GFRとたんぱく尿量によるそれぞれの進行度を見ると、慢性腎臓病の重症度と症状のリスクがわかります（下図）。

食事療法と病院での治療は進行度によって変わる

腎臓病の治療は、進行度によって変わります。**食事療法は、ステージG1、G2までは塩分制限と適正エネルギー量の摂取が中心ですが、進行するとたんぱく質量など、さまざまな制限が加わります。**

病院での治療は、ステージG2までは、腎臓病を引き起こしている腎臓そのものの病気やほかの病気（腎臓病のリスクを高める生活習慣病など）があれば治療します。G3以降になると、腎機能低下による症状の治療が加わります。

ステージG3までなら、しっかりと治療に取り組めば腎機能の回復が期待できます。ですから、早期発見と治療開始が重要になってくるのです。

慢性腎臓病の重症度

原疾患		たんぱく尿区分		A1	A2	A3
糖尿病		尿アルブミン定量（mg/日） 尿アルブミン/Cr比（mg/gCr）		正常	微量アルブミン尿	顕性アルブミン尿
				30未満	30～299	300以上
高血圧・腎炎・多発性嚢胞腎・移植腎・不明・その他		尿たんぱく定量（g/日） 尿たんぱく/Cr比（g/gCr）		正常	軽度たんぱく尿	高度たんぱく尿
				0.15未満	0.15～0.49	0.50以上
GFR区分（ml/分/1.73㎡）	G1	正常または高値	≧90			
	G2	正常または軽度低下	60～89			
	G3a	軽度～中等度低下	45～59			
	G3b	中等度～高度低下	30～44			
	G4	高度低下	15～29			
	G5	末期腎不全（ESKD）	＜15			

重症度は死亡、末期腎不全、心血管死発症のリスクについて、緑のステージを基準に、黄、オレンジ、赤の順にリスクが上昇する（KDIGO CKD guideline 2012を日本人用に改変）

腎臓病の進行度別の治療の基本

<table>
<tr><th colspan="2">進行状態</th><th>おもな治療法</th><th>食事療法</th></tr>
<tr><td>ステージ G1
GFR 90ml/ 分 /1.73㎡以上
+
たんぱく尿あり</td><td>腎機能は正常だが、腎臓の障害がはじまっている。
症状は特になし</td><td rowspan="2">●生活改善や原因・危険因子の治療で、腎障害（たんぱく尿）の改善、腎機能（GFR）の維持・改善を目指す

≪受診≫
ふだんはかかりつけ医、年 1~2 回は専門医を受診。たんぱく尿が多い場合、年 4 回は専門医を受診</td><td rowspan="2">●食塩摂取量 6g/ 日未満に
●適正エネルギー量を摂取</td></tr>
<tr><td>ステージ G2
GFR 60~89ml/ 分 /1.73㎡
+
たんぱく尿あり</td><td>腎機能は正常～軽度低下。腎臓の障害もあり。症状はとくになし</td></tr>
<tr><td>ステージ G3a
GFR 45~59ml/ 分 /1.73㎡</td><td rowspan="2">腎機能が明らかに低下。食事制限が厳格に。むくみや貧血などが現れることも</td><td rowspan="2">●慢性腎臓病の原因になる病気や危険因子の治療
●生活改善（減量、禁煙など）
●腎機能を低下させないよう、食事制限が厳格になる
●腎機能低下によって貧血などが現れたら、その症状に対する治療も行う

≪受診≫
ふだんはかかりつけ医、年 2~4 回は専門医を受診</td><td rowspan="2">●食塩摂取量 6g/ 日未満に
●たんぱく質摂取量を 1 日 0.8 ～ 1.0g/kg 標準体重に
●適正摂取エネルギー量を維持
●カリウム摂取量を 1 日 1500mg 以下に（高カリウム血症がある場合）
●リンの摂取量を減らす</td></tr>
<tr><td>ステージ G3b
GFR 30~44ml/ 分 /1.73㎡</td></tr>
<tr><td>ステージ G4
GFR 15~29ml/ 分 /1.73㎡</td><td>腎機能が高度に低下。透析療法の検討も必要。
貧血、倦怠《けんたい》感、頭痛、不眠、食欲不振、吐き気、むくみ、尿量の減少、血圧上昇、心不全などの症状があらわれる</td><td>●慢性腎臓病の原因になる病気や危険因子の治療
●生活改善（減量、禁煙など）
●腎機能低下による症状に対する治療、尿毒症対策などが必要

≪受診≫
原則、専門医のもとで治療</td><td>●食塩摂取量 6g/ 日未満に
●たんぱく質摂取量を 1 日 0.6 ～ 0.8g/kg 標準体重に
●適正摂取エネルギー量を維持
●カリウム摂取量を 1 日 1500mg 以下に（高カリウム血症がある場合）
●リンの摂取量を減らす</td></tr>
<tr><td>ステージ G5
GFR 15ml/ 分 /1.73㎡未満</td><td>腎臓がほぼ機能しなくなり（末期腎不全）、透析療法が必要になる。
貧血、倦怠感、頭痛、不眠、食欲不振、吐き気、むくみ、尿量の減少、血圧上昇、心不全など。進行するとせき、息苦しさ、出血などの症状</td><td>●ステージ G4 までと同様の治療を続けるとともに、腎機能を代替する透析療法や腎移植も積極的に検討する

≪受診≫
専門医のもとで治療。透析療法ごとに透析を受けている施設を受診</td><td>●食塩摂取量 6g/ 日未満に
●たんぱく質摂取量を 1 日 0.6 ～ 0.8g/kg 標準体重に
●適正摂取エネルギー量を維持
●カリウム摂取量を 1 日 1500mg 以下に（高カリウム血症がある場合）
●リンの摂取量を減らす

≪透析療法開始後≫
●食塩摂取量は 6g/ 日未満に
●水分をひかえる
●たんぱく質摂取量は 1 日 1.0 ～ 1.2g/kg 標準体重に
●適正摂取エネルギー量を維持
●カリウム摂取量を1日 2000mg 以下に
●リンの摂取量を減らす</td></tr>
</table>

日本腎臓学会編『CKD 診療ガイドライン 2018』（東京医学社）、日本腎臓学会編『慢性腎臓病に対する食事療法基準 2014 年版』（東京医学社）より作成

※「食塩摂取量」は人間が塩分を取り込む際の塩分量を指し、「食塩相当量」は食品自体に含まれる塩分を指します。表現は異なりますが、摂取する塩分の量は同じです。
※サルコペニアを合併した場合、ステージ G3 ～ G5 では医師と相談のうえ、たんぱく質制限の緩和を検討します。

腎臓病の原因となる生活習慣病と改善のコツ

腎臓病の原因となる危険因子のひとつが、生活習慣病です。加齢や体質などとは異なり、生活習慣病は日常生活を見直すことで改善、予防ができます。改善のコツを学び、腎臓病の危険因子を自分で管理しましょう。

努力で改善できる危険因子はすぐに管理する

慢性腎臓病は、さまざまな病気が原因になります。また、その原因を引き起こす危険因子には、さまざまなものがあります（下図）。

危険因子のなかには、自分で管理できるものとできないものがあります。加齢や体質はもちろん危険因子になりますが、努力で避けられるものではありません。

しかし、**糖尿病や高血圧症、脂質異常症などの生活習慣病は、毎日の生活を見直すことで改善、予防ができます。喫煙や運動不足も、自分の意思で改めることができます。**

検査で慢性腎臓病と診断される、あるいは要注意と言われたら、自分でできる

腎臓病の原因となる危険因子

乱れた生活習慣

喫煙、食べすぎ、運動不足、過度の飲酒、ストレスなど

生活習慣病

糖尿病、高血圧症、脂質異常症、高尿酸血症などの生活習慣病

慢性腎臓病

肥満・メタボリックシンドローム

内臓脂肪があり、高血圧や高血糖、脂質異常のうち２つ以上の症状をもつ

その他の危険因子

高齢、家族に腎臓病の人がいるなどの遺伝

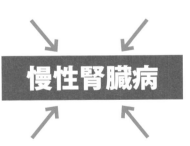

生活改善からまずはじめてください。

メタボリックシンドロームの改善からはじめる

ＢＭＩの値が25以上の場合は肥満となり、なかでも内臓脂肪があり高血圧や高血糖、脂質異常のうち２つ以上の症状をもつ状態が、いわゆる〝メタボ〟、つまり「メタボリックシンドローム」です。

過食や喫煙、運動不足などの生活習慣によって引き起こされますが、この状態は慢性腎臓病とも非常に深く関係しています。

メタボで一番問題なのが、血液中のブドウ糖を処理するインスリンというホルモンのはたらきが悪くなることです。これは糖尿病をまねくだけでなく、糸球体を傷つけ腎機能を低下させます。するとさらにインスリンのはたらきが悪くなるという悪循環をもたらします。

メタボはまた高血圧を引き起こしやすく、これも腎機能低下の原因になります。肥満のある人は、まずは減量して標準体重を目指すことが大切です。

自分で管理できる危険因子

肥満・メタボの人は減量して標準体重を目指す

ＢＭＩの数値が22（標準体重）になる体重を計算式で求め、食事摂取エネルギー量のコントロールと運動をはじめましょう（BMI は下の計算式、標準体重は16ページ参照）。脂質異常がある人はコレステロールを下げる食事をとるなどの食事改善も必要です

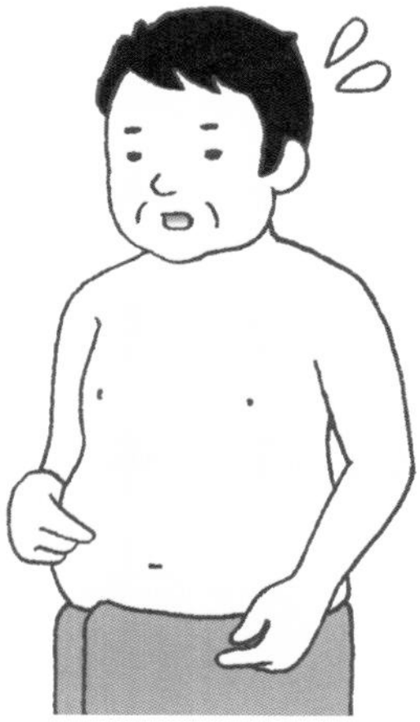

BMIの求め方

体重 □kg ÷身長 □m ÷身長 □m =BMI

㊀ 身長 165㎝、体重 75kg の場合
75kg ÷ 1.65m ÷ 1.65m=27.5 となり肥満

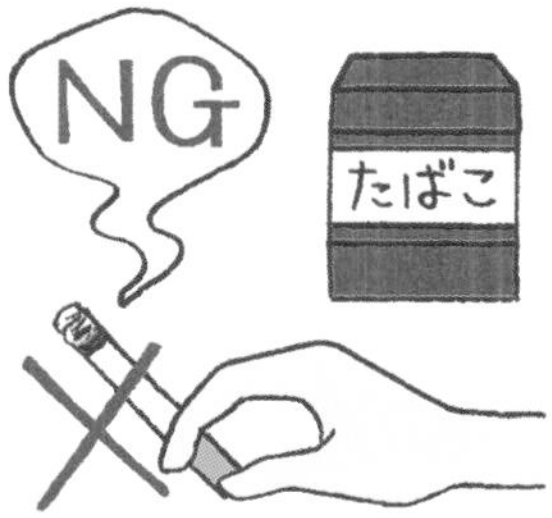

喫煙をやめる

喫煙は腎臓に深く関係している心臓や肺にも悪影響を及ぼします

暴飲暴食しない

塩分やエネルギーのとりすぎは、生活習慣病の原因にもなります

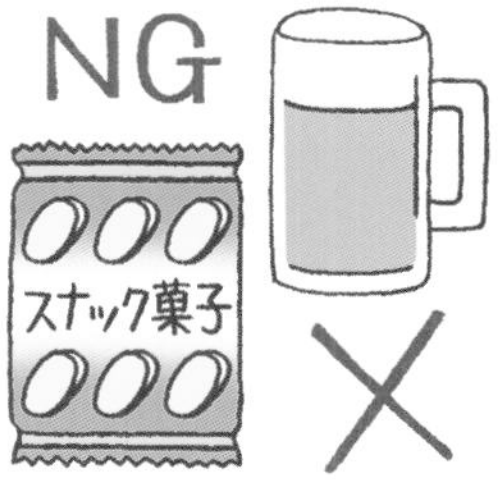

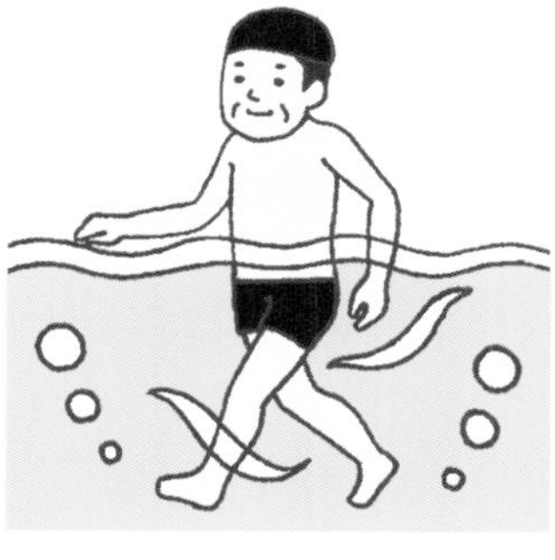

運動不足解消

軽く汗をかく運動を習慣にしたり、日常生活でもひとつ手前の駅で降りて歩くなどの工夫を

慢性腎臓病の原因となる病気・治療法

自覚的な症状がないまま進行する慢性腎臓病。原因となる病気には、大きく分けて腎臓自体の病気と、それ以外の病気があります。どのような病気が慢性腎臓病を引き起こすのか、原因になるおもな病気について紹介します。

慢性腎臓病の原因はさまざま

慢性腎臓病は症状があらわれずに進行するため、原因がはっきりしないこともあります。ただ、慢性腎臓病を引き起こす病気は、腎臓自体に起こる病気と、それ以外の病気に大きく分けられます。

腎臓自体の病気は、糸球体に慢性的な炎症が起こる慢性糸球体腎炎、多発性嚢《のう》胞腎《ほうじん》、腎盂腎炎《じんうじんえん》などがあります。腎臓以外の病気は、糖尿病が原因の糖尿病性腎症、高血圧が原因の腎硬化症、膠原病《こうげんびょう》が原因のループス腎炎、高尿酸血症が原因の痛風腎などです。

そのほか、原因を問わず大量のたんぱく尿により症状が出るネフローゼ症候群も腎臓病のひとつです。

慢性腎臓病の原因になるおもな病気

ほかの病気が原因の慢性腎臓病

糖尿病性腎症（→P147）
腎硬化症（→P148）
痛風腎（→P151）
ループス腎炎（→P151）

腎臓自体の病気が原因の慢性腎臓病

慢性糸球体腎炎（→P149）
多発性嚢胞腎（→P151）
腎盂腎炎（→P151）
急性腎炎（→P151）

ネフローゼ症候群

原因を問わず大量のたんぱく尿や低たんぱく血症、むくみ、脂質異常症がある状態（→P150）

慢性腎臓病の原因が何であるかによって、治療法も異なる

慢性腎臓病の原因となる病気・治療法

①糖尿病性腎症

慢性腎臓病の原因となる糖尿病性腎症は、糖尿病の合併症のひとつです。発症するまでは比較的ゆっくり進むものの、発症してしまうと進行が速い場合も多くあります。食事療法と運動療法で血糖値をコントロールしましょう。

血糖値のコントロールがもっとも重要

糖尿病で血糖値（血液中のブドウ糖の濃度）が高い状態が続くと、神経障害や網膜症などの合併症が起こります。それと同様に多い合併症が「糖尿病性腎症」です。**「糖尿病性腎症」は、血液中のブドウ糖（血糖）の濃度が持続的に高いと、糸球体の血管が傷つき、たんぱく尿が出て、腎臓のろ過機能が低下する病気です。**

糖尿病性腎症は、発症するまでは比較的ゆっくり進みますが、発症すると進行が速いことが多く、慢性腎不全になりがちです。実際に、透析療法を開始する患者の約4割が、糖尿病性腎症が原因となっています。

糖尿病の進行と合併症を抑えるためには、血糖値をコントロールすることがもっとも重要です。そのためには、食事療法と運動療法は必須です。糖尿病の食事療法の基本は、摂取エネルギーを抑えることですが、腎機能が低下している場合には、たんぱく質の制限もかかるため、エネルギー不足にも気を配らなければいけなくなります。そういった場合には、血糖値を下げる薬やインスリン注射などの薬物療法も行って血糖値を管理します。

治療のポイント

糖尿病の食事療法と
運動療法を基本に、
薬物療法で血糖を管理する

「糖尿病性腎症」と「糖尿病性腎臓病」

健康診断や病院の外来で行われる尿検査では、明らかな「たんぱく」が出ないと「たんぱく尿」と診断されません。しかし糖尿病性腎症を進行させないためには、微量のたんぱく（アルブミン）しか出ていない早期の段階で発見する必要があります。糖尿病と診断されたら定期的に微量アルブミン尿検査を受けましょう。また最近では糖尿病でも「たんぱく尿」が出ない、あるいは出ても量が少ない腎臓病もあることがわかってきました。従来の「糖尿病性腎症」と、たんぱく尿が増えないのに腎機能が低下する病気を合わせて、「糖尿病性腎臓病」という新しい病名が使われています。「糖尿病性腎臓病」は、糖尿病のほかに加齢や高血圧、脂質異常症などを伴います。この場合たんぱく尿はあまり増えず血清クレアチニンが上昇するので、検尿だけでなく定期的な血液検査が必要です。

慢性腎臓病の原因となる病気・治療法

②腎硬化症

高血圧が原因で、腎臓の糸球体で動脈硬化のような状態になると、腎硬化症を引き起こします。腎機能と血圧は深い関係があり、どちらかが悪くなると悪循環におちいります。食事療法と生活習慣改善で適正な血圧を保ちましょう。

高血圧と腎機能低下の悪循環を断つこと

血液が血管を流れるときに、血管壁にかかる圧力を血圧といいます。血管壁に常に高い圧力がかかっていると（＝高血圧）、血管壁の内側にある細胞が圧力で刺激を受けて増殖し、壁が厚く硬くなって、動脈硬化になります。

腎臓の糸球体で同じことが起こると、血流が悪くなって腎機能が衰え、やがて腎臓が少しずつ硬く小さくなっていきます。これを「腎硬化症」といいます。

腎臓と血圧には深い関係があり、腎機能の低下がまねく高血圧もあります。腎機能が低下すると、体内の水分やナトリウム量などを整える機能も落ちます。血液中にナトリウムが多くなると、その濃度を薄めようと水分が蓄積され、血液量が増えて血圧が上がるのです。これを腎性高血圧といいます。

腎機能か血圧のどちらかが悪くなると、互いに影響し合って悪循環を助長します。この悪循環を断ち切るためには、血圧をコントロールすることが重要です。

腎動脈にコレステロールがたまる動脈硬化でも、腎機能が低下し、血圧も上がりますので、食事療法も大切です。

治療のポイント

食事と運動、

生活習慣改善で

血圧をコントロールする

血圧の計測を習慣に

腎臓病になったら、毎日の血圧測定が必要です。１日２回、決まった時間に測り、記録します。降圧薬などの薬物療法を行っている場合は、効果を確かめるのにも役立ちます。あわせて、毎日１回は決まった時間に体重も測り、記録しましょう。やせてしまう場合は、食事療法の見直しが必要です。毎日の記録と、医療機関での定期的な検査によって、高血圧と腎臓病の進行が抑えられます。

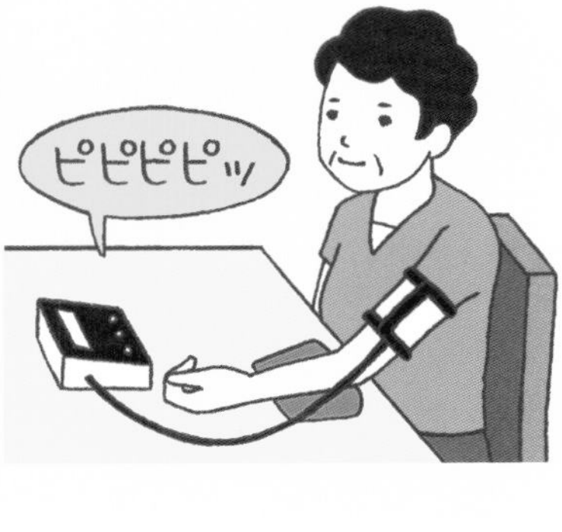

慢性腎臓病の原因となる病気・治療法

③慢性糸球体腎炎

自覚症状がほぼない慢性糸球体腎炎。多くの場合、健康診断の際に血尿やたんぱく尿で発見されます。診断後は、食事療法に加えてホルモン薬による薬物療法など、腎機能を維持する治療をすぐにはじめましょう。

腎機能を維持し、進行を防ぐこと

糸球体に慢性的な炎症が起きている状態を、「慢性糸球体腎炎」といいます。糸球体に炎症が起こった原因が腎臓そのものにある場合は、原発性糸球体腎炎に分類されます。

原発性糸球体腎炎の原因はまだよくわかっていませんが、何らかの免疫異常が関わっているとされています。免疫反応は、細菌やウイルスから体を守るためにはたらくものですが、そのはたらきが正常ではなくなることで糸球体腎炎が生じると考えられています。**原発性糸球体腎炎でもっとも多いのは、ＩｇＡ腎症（下記参照）です。**

また、膠原病《こうげんびょう》などのほかの病気で引き起こされる場合もあります。

自覚症状はほぼないため、ほとんどが健康診断でのたんぱく尿や血尿で発見されます。この病気と診断されたら、腎機能の維持の治療をすぐにはじめます。

治療法は、食事療法に加え、副腎皮質ホルモン薬などによる薬物療法も必要になります。扁桃《へんとう》に病原体が感染したことが原因になっている場合には、扁桃の切除手術が行われることもあります。

治療のポイント

食事療法と
薬物療法を中心に行い、
腎機能低下を防ぐ

日本人に多いIgA腎症

日本では慢性糸球体腎炎の30～40%がＩｇＡ腎症です。すべての年代で発症し、特に40歳代、10歳代後半に多く発症します。ＩｇＡ腎症は免疫グロブリンＩｇＡが糸球体に沈着して炎症が起こる病気です。そのために、糸球体のろ過機能がだんだん低下します。血尿が特徴で、尿中の赤血球に変形が生じます。進行をおさえる長期治療を行い、安定した病状で経過する人も多いのですが、30～40パーセントは透析療法が必要になります。

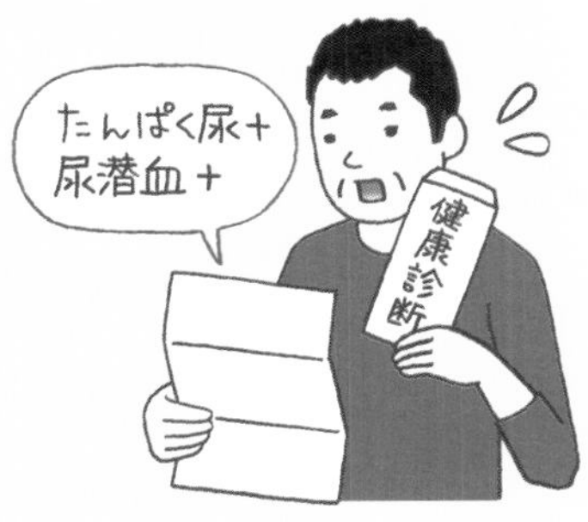

慢性腎臓病の原因となる病気・治療法

④ネフローゼ症候群

ネフローゼ症候群とは病名ではなく、大量のたんぱく尿やむくみ、脂質異常が起こっている状態を指します。腎臓自体の病気が原因となって発症することが多いため、治療によって腎機能の改善を目指しましょう。

大量のたんぱく尿が出て血液は低たんぱく状態に

大量のたんぱく尿があり、血液中のアルブミン濃度が低下して、むくみ、脂質異常が起こっている状態を、「ネフローゼ症候群」といいます。ネフローゼ症候群とは病名ではなく、これらのような症状が現れた状態を指します。

糸球体毛細血管に異常が起こると、ろ過機能が正常にはたらかなくなるために、大量のたんぱく尿が出ます。

ネフローゼ症候群は、原因によって大きく2つに分類できます。ひとつは、慢性糸球体腎炎（→P149）などの腎臓自体の病気が原因の原発性ネフローゼ症候群、もうひとつは、ほかの病気が原因となる続発性ネフローゼ症候群で、膠原病《こうげんびょう》や糖尿病などが原因になります。

原発性ネフローゼ症候群のほうが発症数が多く、なかでも慢性糸球体腎炎が全体の7～8割を占めます。

症状としては、手足のむくみや急な体重増加が現れ、異変に気がつきます。排尿後に水を流しても泡がなかなか消えない場合は大量のたんぱく尿のサインです。

食事療法や生活改善、薬物療法で腎機能の改善を目指します。

治療のポイント

食事療法と生活改善に加え、むくみ、たんぱく尿などに対し薬物療法を

尿と血液の成分からさまざまなことがわかる

腎臓病の検査では、おもに尿と血液の検査をします。腎臓は尿をつくる器官なので、尿検査、特に尿中のたんぱく量を調べることで、腎臓の状態がわかります。健康でも一定量のたんぱく質は尿に含まれますが、腎臓が障害されるとその量が増大します。また腎機能の低下によって、通常は老廃物として尿中に排泄される物質が血液中に増えたり、逆に本来は必要な物質が減ったりします。そのため、血液成分を調べる血液検査も有効です。

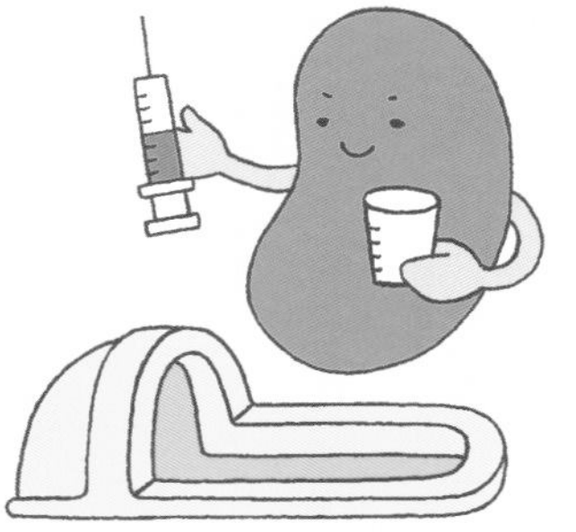

慢性腎臓病の原因となる病気・治療法
⑤その他の腎臓病

①〜④以外に慢性腎臓病の原因となるのが、痛風腎や腎盂腎炎、急性腎炎、多発性嚢胞腎、ループス腎炎、腎不全など、その他の腎臓病です。これらの病気について、基礎知識とおもな治療法を紹介します。

多発性嚢胞腎

腎臓に多数の嚢胞《のうほう》（液体の入った袋状のもの）ができる遺伝性の病気で、難病に指定されています。初期は無症状ですが、腎臓に嚢胞がたくさんできてくると、腎臓が大きくなり圧迫され、腎機能障害が進行します。進行後の症状は、食欲低下、疲れやすい、だるい、夜間多尿などが現れます。心臓病や高血圧を合併することが多く、脳出血なども高い頻度で起こります。根本的治療はありませんが、病状を緩和させる薬の臨床試験が行われています。

ループス腎炎

全身性エリテマトーデス（ＳＬＥ）という、若い女性に多く発症する膠原病の合併症です。膠原病とは、自分の体を自分の免疫系が攻撃してしまう病気で、発熱、全身倦怠感や関節、皮膚、内臓などにさまざまな症状が起こります。ループス腎炎は、自分の体が攻撃されたときにできる免疫複合体が糸球体にくっついて炎症を起こし、腎機能を低下させます。治療は、副腎皮質ホルモンを用いたＳＬＥと腎炎に対する治療が基本です。

腎不全

腎臓が正常にはたらかなくなる状態が「腎不全」。なかでも腎機能が徐々に低下する状態を「慢性腎不全」と呼びます。さらに腎機能が正常時の10%以下になると「末期腎不全」へ進行し、透析療法や腎移植が必要になります。そのほか、腎臓への血流の減少や、腫瘍や結石による尿の通りみちの閉塞などが原因で、短期間で急激に腎機能が低下する、「急性腎障害」という病気も。この場合、早期の治療で原因を取り除けば、数日間で回復する可能性もあります。

痛風腎

痛風は、血液中に増えたプリン体というたんぱく質が分解されるときにできる尿酸の結晶が関節に沈着し、強い痛みを生じる病気です。痛風腎は、尿酸の結晶が腎臓に沈着し、腎機能が低下する病気で、尿路結石とともに痛風の合併症です。治療法は、尿酸生成抑制薬や尿酸排泄促進薬の服用と食事療法で血中尿酸値を下げます。また、尿のpHを弱酸性からアルカリ性に保つほか、水分を多くとって尿量を増やすことなども行います。

腎盂腎炎

尿道から膀胱《ぼうこう》に入った細菌が、尿管を逆流した尿によって腎臓に運ばれ、腎《じん》盂《う》や腎杯《じんぱい》、さらには腎実質《じんじっしつ》（腎臓そのもの）に感染を起こす病気です。まれに、からだのほかの部位から細菌が腎臓に運ばれて起こることもあります。尿路を逆流させる病気があると、起こりやすくなります。急性の場合は高熱が出て、悪寒やだるさなどの症状が現れます。感染経路や尿の逆流の問題が解決しないと再発をくり返し、慢性化して腎機能が低下します。

急性腎炎

正確には、急性糸球体腎炎といいます。細菌やウイルスの感染による扁桃炎が起こった１〜２週間後に急に糸球体に炎症が起こる、子どもに多い病気です。おもに、細菌の腎炎惹起《じんえんじゃっき》抗原《こうげん》に対する抗体からなる免疫複合体が糸球体で形成されるか、もしくは血中にできて糸球体に沈着することで炎症を起こします。急激なむくみや血尿などが現れますが、安静にして早期に治療すれば治ります。しかし、慢性化することもあるので、早期治療が重要です。

腎臓病Q&A

本書で紹介した腎臓病の基礎知識以外にも、気になる腎臓病に関するトピックや疑問について、Q&A形式で紹介します。

Q 薬はどのようなものを服用するの？

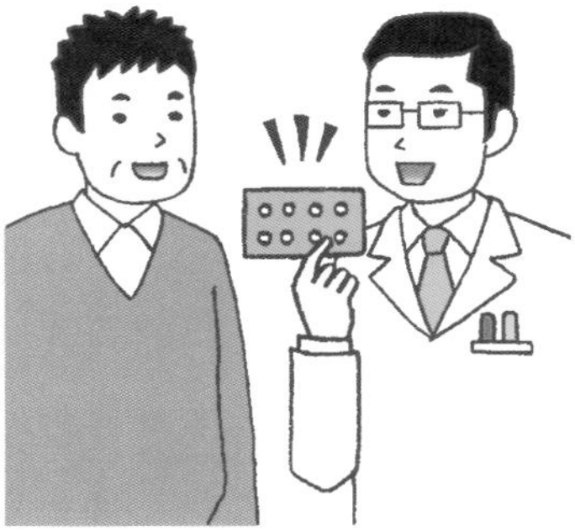

A 初期は、危険因子（糖尿病、高血圧症、脂質異常症、高尿酸血症などの生活習慣病）の治療と慢性腎臓病の原因（ネフローゼ症候群や慢性糸球体腎炎など）の治療のための薬剤を使います。病気が進行すれば（ステージ G3 以降）、腎機能低下による症状（貧血、高カリウム血症、尿毒症など）の治療の薬剤も加わり、使用量や種類を変えるなど慎重に対処します。

Q 運動は必要？食事療法だけでも大丈夫？

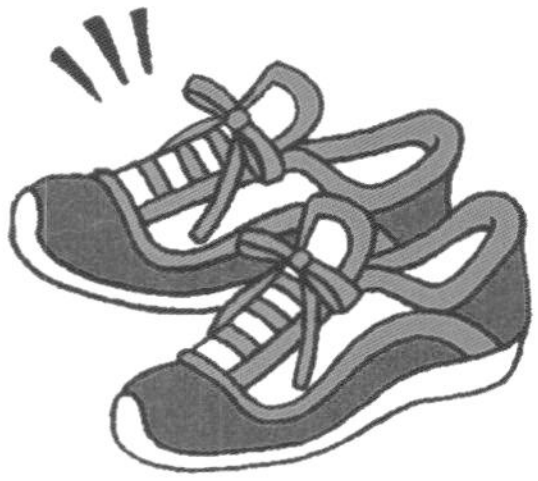

A 肥満や糖尿病などの生活習慣病がある人は、食事療法だけでなく運動も行うことが大切です。運動は、血糖値管理や減量だけでなく、腎臓のろ過機能やたんぱく尿の改善効果が期待できます。短距離走などのような無酸素運動ではなく、ウォーキングやジョギングなど、呼吸を続けながら行う有酸素運動が適しています。ただし、運動の程度は医師とよく相談してください。

Q 腎臓病は遺伝するの？

A 遺伝する腎臓病はいくつかあります。多発性嚢胞腎（→ P151）は最も多く、3000 ～ 7000 人に 1 人の割合で発症します。一般的な場合、発症までは無症状で、遺伝しないこともあります。アルポート症候群は 5000 人に 1 人の割合で、腎炎、聴力障害、眼球障害を特徴とし、多くは血尿で発見されます。遺伝性腎疾患の有効な治療法はまだないため、症状管理や腎機能低下防止などの対症療法を行います。

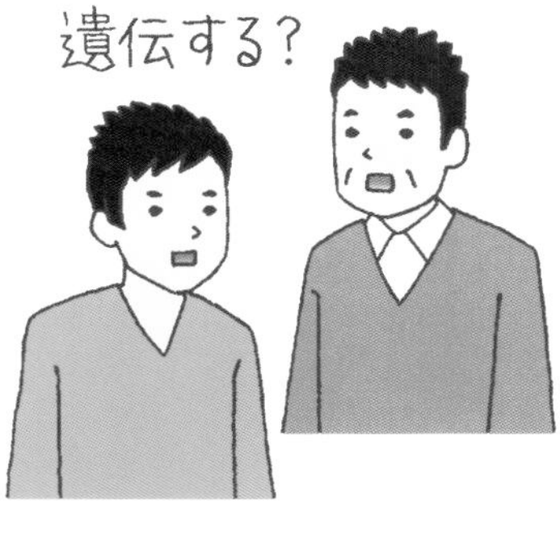

Q 腎臓病で貧血になるって本当？

腎機能低下

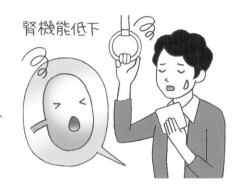

A 腎臓は尿をつくるだけでなく、さまざまなホルモンを分泌しています。赤血球をつくるはたらきを促すエリスロポエチンというホルモンもそのひとつです。腎機能が低下するとホルモンの分泌量が減り、赤血球をつくる能力が低下して腎性貧血になります。ステージＧ３になると、腎性貧血が現れやすくなります。定期的な血液検査でヘモグロビン値を調べて、症状に合った薬物療法や食事療法を行います。

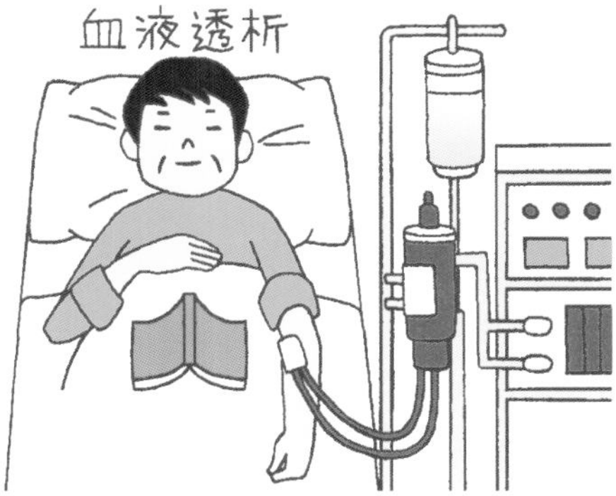

Q 透析療法にはどんな方法があるの？

A 機械に血液を通して行う血液透析《とうせき》と、自分の腹膜を使う腹膜透析があります。血液透析は、透析が必要な人のほとんどが受けている療法で、シャントという腕の動脈と静脈をつなぐ手術をして太い血管をつくり、そこから血液をとり出します。週３回、１回３～５時間透析を行います。腹膜透析は約１万人が行い、月１～２回の通院で自宅でできますが、いずれは血液透析に移行します。

Q 透析療法や腎移植にはどれくらいお金がかかるの？

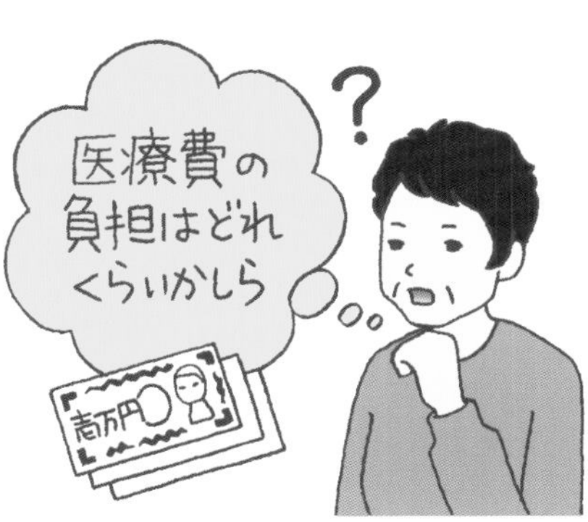
医療費の
負担はどれ
くらいかしら
壱万円

A 透析療法や腎移植にかかる費用は保険がききます。さらに高額療養費の「長期高額疾病」の認定を受けると、所得などに応じて自己負担額が月１万円か２万円になります。さらに「自立支援医療（更生・育成医療）」や「障害者医療費助成制度」が認定されると、自己負担金はほとんどかかりません。助成制度については、自治体や加入している健康保険の窓口に問い合わせてみましょう。

食材別索引

※レシピの中のメイン食材を索引にしています。

汁物・スープ

麺・丼・ワンプレート

※通常／低たんぱく食品として、エネルギー量を記載しています
※低たんぱく食品のエネルギー量が低い順に記載しています
※「揚げビーフンのあんかけやきそば風」は通常のエネルギー量のみです

もう一品（低塩・低たんぱく）

もう一品（デザート）

エネルギー量別索引

※主菜、副菜、汁物・スープ、麺・丼・ワンプレート、もう一品（低塩・低たんぱく、デザート）ごとに、エネルギー量が少ない順番に並べています。

ページ

汁物・スープ

麺・丼・ワンプレート

※通常／低たんぱく食品として、たんぱく質量を記載しています
※低たんぱく食品のたんぱく質量が低い順に記載しています
※「揚げビーフンのあんかけやきそば風」は通常のたんぱく質量のみです

もう一品（低塩・低たんぱく）

もう一品（デザート）

たんぱく質量別索引

※主菜、副菜、汁物・スープ、麺・丼・ワンプレート、もう一品（低塩・低たんぱく、デザート）ごとに、たんぱく質量が少ない順番に並べています。

監修

富野 康日己（とみの・やすひこ）

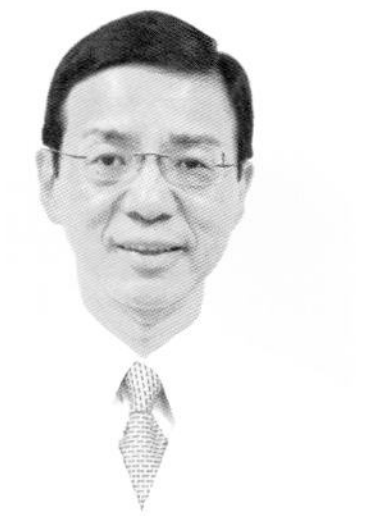

順天堂大学名誉教授／医療法人社団松和会理事長。1949年生まれ。1974年順天堂大学医学部卒業、専門は腎臓内科学。日本腎臓学会（名誉会員）、日本糖尿病学会（功労学術評議員）、日本内科学会（名誉会員）、日本成人病（生活習慣病）学会（名誉会員）などに所属。『慢性腎臓病・透析＆糖尿病の運動サポート』（法研）、『血液透析の理論と実際』（中外医学社）など著書多数。

料理制作

牧野 直子（まきの・なおこ）

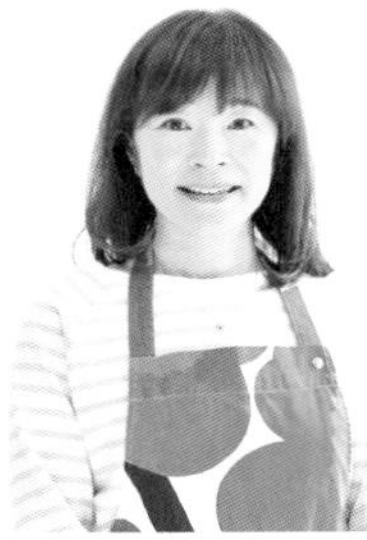

有限会社スタジオ食《くう》代表。管理栄養士、料理研究家。女子栄養大学卒業。在学中より栄養指導や料理教育に携わる。書籍、雑誌、新聞、テレビ、ラジオ、講演会やセミナーなど幅広い分野で活躍。『腎臓病の食品早わかり』『２品おかずで塩分一日６g生活』（以上、女子栄養大学出版部）、『計算いらず　糖尿病のおいしいレシピ』（学研プラス）など著書・監修書多数。

料理アシスタント	徳丸美沙（スタジオ食）
栄養価計算	徳丸美沙、石垣晶子（スタジオ食）
撮影	武井メグミ
スタイリング	カナヤマヒロミ
本文デザイン・DTP	シーツ・デザイン
DTP協力	オノ・エーワン
本文イラスト	斉藤ヨーコ
執筆協力	石井悦子（クロスロード）
校正	ヴェリタ
編集協力	オメガ社

＜協力＞
●UTUWA
〒151-0051　渋谷区千駄ヶ谷3-50-11明星ビルディング1F
Tel　03-6447-0070
http://www.awabees.com/

改訂新版　腎臓病の基本の食事

2020年 6 月 9 日　第 1 刷発行
2021年11月 4 日　第 3 刷発行

発 行 人	中村公則
編 集 人	滝口勝弘
発 行 所	株式会社 学研プラス 〒141-8415　東京都品川区西五反田２－１１－８
印 刷 所	大日本印刷株式会社
DTP製作	株式会社グレン

●この本に関する各種お問い合わせ先
本の内容については、下記サイトのお問い合わせフォームよりお願いします。
https://gakken-plus.co.jp/contact/
在庫については　Tel 03-6431-1250（販売部）
不良品（落丁、乱丁）については　Tel 0570-000577
学研業務センター　〒354-0045　埼玉県入間郡三芳町上富 279 － 1
上記以外のお問い合わせは　Tel 0570-056-710（学研グループ総合案内）